U0221459

CHALLENGING CASES OF INFLAMMATORY

炎症性肠病疑难病例集
（第一辑）

BOWEL DISEASE
(VOLUME Ⅰ)

吴开春 / 主编

ZHEJIANG UNIVERSITY PRESS
浙江大学出版社
·杭州·

图书在版编目（CIP）数据

炎症性肠病疑难病例集. 第一辑 / 吴开春主编.

杭州 : 浙江大学出版社, 2024. 11. -- ISBN 978-7-308-25602-5

Ⅰ. R516.1

中国国家版本馆 CIP 数据核字第 2024WY8724 号

炎症性肠病疑难病例集（第一辑）

吴开春　主编

策划编辑	殷晓彤
责任编辑	殷晓彤
责任校对	潘晶晶
封面设计	浙信文化
出版发行	浙江大学出版社
	（杭州市天目山路148号　邮政编码310007）
	（网址：http://www.zjupress.com）
排　　版	杭州林智广告有限公司
印　　刷	浙江省邮电印刷股份有限公司
开　　本	787mm×1092mm　1/16
印　　张	20
字　　数	365千
版 印 次	2024年11月第1版　2024年11月第1次印刷
书　　号	ISBN 978-7-308-25602-5
定　　价	228.00元

《炎症性肠病疑难病例集（第一辑）》
编委会

主　编：吴开春　空军军医大学西京医院

副主编（排名不分先后）：

　　　杨　红　北京协和医院

　　　何　瑶　中山大学附属第一医院

　　　王玉芳　四川大学华西医院

　　　郑　青　上海交通大学医学院附属仁济医院

编　委（按姓名拼音排序）：

　　　曹　倩　浙江大学医学院附属邵逸夫医院

　　　曹晓沧　天津医科大学总医院

　　　陈春晓　浙江大学医学院附属第一医院

　　　陈　焰　浙江大学医学院附属第二医院

　　　范一宏　浙江中医药大学附属第一医院

　　　郭　红　重庆市人民医院

　　　郝菁华　山东省立医院

　　　胡益群　厦门大学附属中山医院

　　　黄梅芳　武汉大学中南医院

　　　霍丽娟　山西医科大学第一医院

　　　梁　洁　空军军医大学西京医院

　　　吕　文　杭州市第一人民医院

　　　毛　仁　中山大学附属第一医院

　　　庞　智　苏州市立医院

　　　冉志华　上海市浦东新区周浦医院

　　　沈　洪　江苏省中医院

沈　骏　上海交通大学医学院附属仁济医院

唐　文　苏州大学附属第二医院

田　丰　中国医科大学附属盛京医院

王承党　福建医科大学附属第一医院

王贵宪　郑州大学第一附属医院

王　琳　厦门大学附属中山医院

王学红　中南大学湘雅二医院

肖　芳　华中科技大学同济医学院附属同济医院

张红杰　江苏省人民医院

张晓岚　河北医科大学第二医院

张晓琦　南京大学医学院附属鼓楼医院

赵　晔　郑州大学第一附属医院

郑长清　中国医科大学附属盛京医院

钟　捷　上海交通大学医学院附属瑞金医院

朱兰香　苏州大学附属第一医院

朱良如　华中科技大学同济医学院附属协和医院

左秀丽　山东大学齐鲁医院

秘　书：陈　敏　空军军医大学西京医院

前　言

在我从业的几十年间，我国炎症性肠病（inflammatory bowel disease，IBD）的发病率越来越高。IBD包括溃疡性结肠炎（ulcerative colitis，UC）和克罗恩病（Crohn's disease，CD）。有文献报道，我国有的地区IBD发病率在过去30年增加了30倍。所以，对于消化科医生，IBD诊治带来的挑战还是很大的，IBD虽然以肠道病变为主，但可累及全身各个系统和器官，其诊断和治疗涉及几乎所有的临床科室。而且IBD往往反复发作，甚至可以伴随患者终生，面对这样的疑难、复杂、危重性疾病，亟须提高医生的诊治能力和水平。根据2021年发布的《IBD蓝皮书：中国炎症性肠病医患认知暨生活质量报告》，不同城市IBD诊疗水平参差不齐、个性化诊疗存在诸多不足，患者被误诊、误治的情况时有发生。随着全国IBD诊疗区域中心的数量不断增加，各地标准化、规范化的诊疗体系逐渐建立，IBD的诊疗水平有了很大的提升。如何把IBD的诊断、治疗经验分享给全国各地的消化科医生，是我一直在思考的问题。指南应该是一个很好的临床工具，2024年IBD学组将炎症性肠病的诊疗共识升级为指南，更好地指导临床。但由于临床病例较复杂，除规范化诊疗外，还需要个性化诊疗，仅靠指南是不够的。

近几年，中华医学会消化病学分会炎症性肠病学组牵头组织了多届"安肠有道"炎症性肠病诊疗及鉴别诊断病例赛，搭建了一个非常好的IBD诊疗经验交流平台。全国各地的年轻医生带着优秀病例在平台上充分展示了个人和科室的风采，这些病例涵盖了不同地区、年龄、性别和不同疾病严重程度，患者就诊症状以腹痛、腹泻、便血等为主，虽症状与IBD类似，但实则暗藏玄机，需要深入了解患者的病史和症状，结合实验室和影像学检查仔细评估病情进展，全面地分析和推理，通过不断思考、总结经验，从复杂的病例信息中抽丝剥茧，最终得出正确的诊断并调整治疗方案。每一场病例赛我都觉得受益匪浅，我想如果这么多优秀的病例仅仅是在病例赛中展示，受众就太局限了，那就太可惜了。而且病例学习一直都是医学教育和临床实践中不可或缺的重要资源。因此，我们把病例收集起来让更多的医生得以学习。

  本书中的病例多聚焦在疑难复杂病例，为临床医生提供了宝贵的实践经验和借鉴，帮助他们更好地理解疾病的特点和诊疗过程中可能遇到的挑战。通过这些病例，我们可以看到多学科协作在复杂性肠病的诊疗中发挥着越来越重要的作用。经过多学科讨论，汇集多学科医生的观点和经验，可以更全面地评估患者病情，在诊疗困惑时打开思路，避免单一学科的局限性，从而制定更加精准有效的个性化治疗方案，提高患者的治疗效果和生活质量。近年来，IBD 的治疗领域取得了显著的进展，生物制剂和小分子药物的应用为患者带来了新的治疗选择。然而，尽管这些新型药物在一定程度上改善了患者的生活质量，但这些药物的长期疗效和安全性仍需进一步观察和评估。另外，部分患者对生物制剂和小分子药物的应答存在差异，当患者出现失应答时需要寻找替代治疗方案。生物制剂和小分子药物的应用在未来还需要不断探索，而传统药物治疗仍不可替代。美沙拉秦作为轻中度 UC 的一线用药被广泛应用，其疗效和安全性也在长期的临床实践中得到了很好的验证。类固醇皮质激素和免疫抑制剂由于有一定副作用，临床使用时需要规范使用、定期监测，警惕感染和骨髓抑制等情况。除药物治疗本身外，患者的依从性也直接影响着疗效和预后。因此，医生需要与患者良好沟通，建立信任关系，帮助患者理解疾病的特点和积极治疗的重要性，同时也需要关注患者在治疗过程中可能出现的困难和问题，共同制定合理的治疗方案，提高患者的依从性，从而达到更好的治疗效果。

  作为医生，面对临床上的每一位患者，我们都力求给他们最好的治疗，但事实并不如我们期望的美好。所以在整理病例时，我也邀请了很多志同道合的 IBD 专家，借助他们的临床经验对病例进行点评，指出病例中值得大家学习和借鉴的地方，或者有哪些考虑不周之处，或者分享类似的经验，这样在遇到类似的病例时可以更好地应对，从而提高诊断的准确性和治疗的有效性，少走弯路。

  最后，我要衷心感谢所有为本书提供病例和点评的医生和专家。感谢他们在繁忙的临床工作中抽出时间参与本书的编撰，提供宝贵的病例资料和分享经验。同时也要感谢辉凌公司的支持，使本书得以顺利出版。愿本书能够成为临床实践中的得力助手，为 IBD 的诊疗工作提供帮助和启发。

2024 年 2 月 西安

目 录

第四章　其他疾病

良性感染性疾病

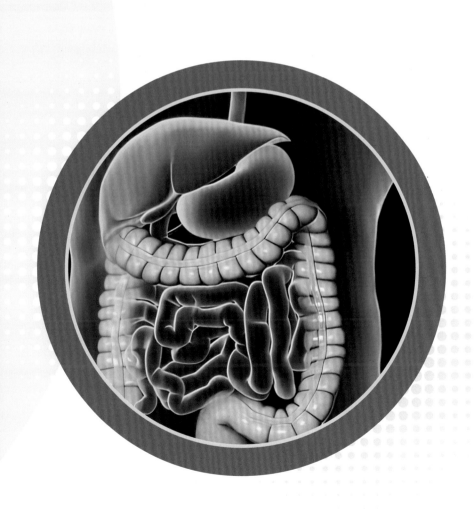

Case 1

疑诊为肠结核的结肠多发溃疡一例

／方洒　陈敏　空军军医大学西京医院／

病　史

患者，女性，23 岁，因"间断腹痛 1 年余，加重 2 个月"于 2021 年 12 月至空军军医大学西京医院就诊。患者于 2020 年 11 月始，无明显诱因出现腹痛，位于脐周，阵发性绞痛，无放射痛，伴稀便 2 次/d，偶有黏液血便，腹痛与进食、排便无关，无发热、乏力。既往史、个人史、月经史、家族史无特殊，未婚未育。外院行结肠镜检查，怀疑克罗恩病（未见报告单），给予美沙拉秦肠溶片口服（1.5g/d），地塞米松片口服（2.25mg/d，1 周后自行停药），症状无缓解。2021 年 3 月复查肠镜，肠黏膜病变无改善，后继续上述治疗。2021 年 12 月患者腹痛症状加重，性质同前，排便 1 次/d，外院行肠镜检查（见图 1-1）示结肠多发溃疡型病变性质待定并不全梗阻，考虑克罗恩病（CD）。其间患者腹痛症状持续，大便 1 ～ 2 次/d，黄色成形便；为求进一步诊治，2021-12-23 转诊我院，门诊收治入院。

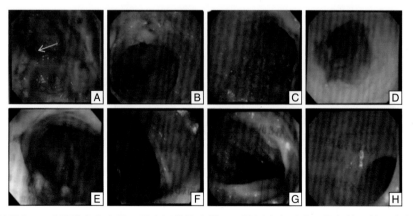

肠镜示横结肠（A～E）黏膜充血水肿，见广泛片状糜烂及不规则溃疡形成，覆白苔，并见多发结节样增生及隆起，表面糜烂，管壁变硬，病变呈阶段性分布，活检质韧，病变至肠管狭窄，镜身不能通过（A）。降结肠（F）、乙状结肠（G）及直肠（H）。

图 1-1　2012 年 12 月外院肠镜

▶ **入院查体**

T 36.5℃，P 98 次/min，R 19 次/min，BP 112/75mmHg（1mmHg≈0.133kPa），体重指数（body mass index，BMI）19.0kg/m²。营养不良，贫血貌。腹平坦，未见胃肠型蠕动波，未见腹壁静脉曲张，脐周及右下腹压痛，无反跳痛，余腹部无压痛、反跳痛，墨菲征阴性，全腹未扪及包块，肝、脾肋下未触及，肝、肾区无叩击痛，腹部移动性浊音阴性。

▶ **实验室检查**

Hb 72g/L，大便隐血阳性。碱性磷酸酶 108U/L。肾功能、血清离子、凝血功能、尿常规、粪便培养阴性。超敏CRP 46.3mg/L，红细胞沉降率（erythrocyte sedimentation rate，ESR）132mm/h，免疫球蛋白G 7.76g/L。结核感染T细胞斑点试验（T-SPOT）：抗原A 98，抗原B 21。艰难梭菌培养、病毒抗体系列、自身抗体系列阴性。

▶ **病理检查**

外院病理切片及蜡块会诊（见图 1-2A），黏膜急性活动性炎伴溃疡形成，局部组织细胞增生，未见肉芽肿结构，抗酸染色阴性，TB-DNA 阴性。

▶ **影像学检查**

肠道双源CT（见图 1-2B、C）示腹腔内空肠、回肠、阑尾、升结肠、横结肠、降结肠、乙状结肠多发局限性、节段性肠壁增厚，黏膜强化，肠系膜多发稍大淋巴结，可符合克罗恩病改变。胸部CT（见图 1-2D、E）右肺上叶、右肺下叶索条灶及小结节灶，右肺下叶支气管内黏液嵌塞。

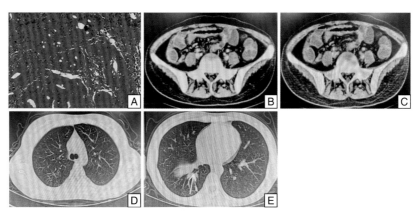

A：外院病理切片未见肉芽肿结构，抗酸染色、TB-DNA 阴性。B、C：肠道双源CT示肠腔多发局限性、节段性急慢性炎性改变，肠系膜多发稍大淋巴结，可符合克罗恩病改变。D、E：胸部CT示右肺上叶、右肺下叶索条灶及小结节灶，右肺下叶支气管内黏液嵌塞。

图 1-2　患者病理和影像学

诊治经过

　　患者为年轻女性，慢性病程，以腹痛为主要表现，实验室检查 T-SPOT 轻度升高，结肠镜有鼠咬征（见图 1-1D）、肠腔狭窄表现，不排除肠结核（TBI）。然而，活检病理未见肉芽肿结构，组织抗酸染色及 TB-DNA 阴性，肺部结节性质不明确，无明确肠外结核证据，结核诊断证据暂不足。但是，肠镜下溃疡形态仍高度提示肠结核，鉴于患者腹痛症状明显，应尽可能寻找结核证据后进行精准治疗。经呼吸科会诊后行支气管镜检查（见图 1-3A ～ D），灌洗液标本抗酸染色（＋＋），结核分枝杆菌检测阳性，TB-DNA $2.33×10^5$ 拷贝 /mL。病理提示支气管黏膜慢性肉芽肿性炎伴干酪样坏死；特殊染色查见抗酸阳性杆菌，分子病理检测到 TB-DNA。

　　诊断进一步明确：1. 肠结核可能性大，2. CD 不除外，3. 肺结核，4. 中度贫血，5. 低蛋白血症。

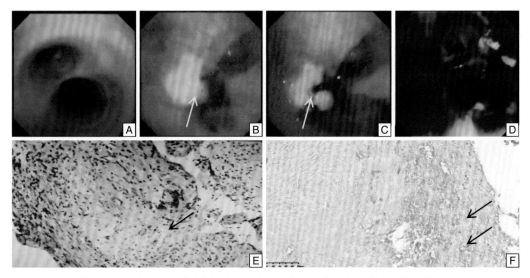

A～D：支气管镜示右肺下叶开口黏膜肿物闭塞表面大量白色坏死物覆盖，灌洗活检后管腔通畅。E、F：支气管黏膜慢性肉芽肿性炎伴干酪样坏死，特殊染色查见抗酸阳性杆菌。

图 1-3　患者气管镜和病理

　　2022-02-24，患者于结核病医院住院，结肠镜示回结肠多发性溃疡（见图 1-4A、B）。予以利福平、异烟肼、左氧氟沙星、盐酸乙胺丁醇抗结核治疗，3 天后腹痛症状缓解。治疗后随访，患者无腹痛等不适症状，排便 1 次 /d。

　　2023-04-26 复查结肠镜，呈治疗后改变、升结肠环形狭窄（见图 1-4C、D）。

　　2024-04-01 随访，患者无特殊不适。

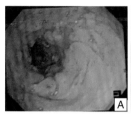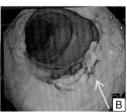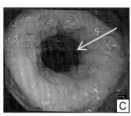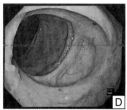

抗结核治疗前结肠镜示升结肠（A）至横结肠（B）多发近环周溃疡。抗结核后复查肠镜示，升结肠环形狭窄（C），治疗后横结肠改变（D）。

图1-4　2022-02-24 肠镜

总结与思考

对于发病缓慢，病变范围广泛，非连续性的结肠多发溃疡的病因，需要考虑CD、肠结核（TBI）、阿米巴性结肠炎、肠型白塞病、单纯性溃疡等[1]，而CD与TBI在临床上一直以来都鉴别困难，主要因为[2, 3]两者临床特征、影像学、内镜检查和手术标本组织学特征都非常相似；均为肉芽肿性疾病，可累及消化道的任何部分；没有简单的检查能可靠地区分CD与TBI；抗结核治疗可使部分CD患者临床应答，甚至出现内镜下黏膜愈合；治疗CD过程中部分潜伏性TBI可能会被激活。

对于慢性回肠和（或）结肠炎症的患者，如结肠黏膜病变组织中没有发现干酪样肉芽肿、抗酸染色阴性，且未在肠外部位发现结核病变，通常要关注以下几方面[4]：有无结核病史及接触史、胸部X线或胸部CT有无异常、是否合并HIV感染、潜伏性结核检测如T-SPOT及结核菌素（PPD）试验是否阳性，以及内镜下、组织学及腹部影像学是否存在特征性的CD或TBI表现。本例患者门诊已经按CD使用5-ASA治疗，但炎症指标及临床症状都没有明显缓解。此次入院后查T-SPT轻度升高、内镜下有"鼠咬征"等特异性肠结核表现，虽然诊断证据不足，但应给予经验性/试验性抗结核治疗，治疗2个月后复查，根据患者结核杆菌培养情况、炎症指标有无下降及临床症状改善情况，再决定后续治疗。

经验性/试验性抗结核治疗实际上存在很大局限性。因为，它可能延迟对CD的确诊和治疗，可能会加速CD狭窄性病变的发展，增加患者的手术风险，并且之后很难推翻结核病的诊断[5]。此外，抗结核药物的严重不良反应会增加疾病管理的复杂性。对于CD患者，如未排除肠结核，使用激素、免疫抑制药物会带来灾难性后果，可能会导致合并结核感染者全身性免疫抑制状态加剧、结核播散等而危及生命[2]。本例患者 T-SPOT 轻度升高，肺部 CT 提示肺部多发小结节、右肺下叶支气管内黏液嵌塞。为获取肺部组织来进一步排查结核，请呼吸科会诊后行支气管镜检查。通过支气管镜肺泡灌洗液及肺部组织病理检查，明确诊断为肺结核。经规范抗结核治疗后，患者腹痛症状及结肠溃疡均消失。故临床工作中，在对回结肠溃疡患者使用激素、生物制剂前，应充分排查结核。结肠镜下表现考虑肠结核患者，即使胸部影像学表现不典型，仍应请相关科室会诊，积极寻找诊断证据。

专家点评

该病例为年轻女性，腹痛症状较为突出，主诉有黏液血便病史，CT 显示空、回肠多发局限性、节段性病变，院内外多次肠镜检查均发现特征性结肠溃疡，但病理检查未能提供诊断依据，肺部病原学、组织病理及影像学检查等均强烈提示结核病，抗结核治疗后肠道病变改善。

明确肠道溃疡性病变的诊断，需要收集多方面诊查资料并结合病史及随访等信息后寻找诊断依据并综合分析。在临床诊疗过程中，全面查体、完善各项检查、掌握患者全方位信息是作出正确诊断的基础。

患者肠镜发现肠道狭窄，CT 显示回结肠多发阶段性病变，与患者长期腹痛症状相吻合。肠黏膜病理检查未能提供诊断依据，在肺结核诊断确立后行抗结核治疗，肠道溃疡病变好转，应继续积极寻找肠黏膜病理检查线索。该病例的随访时间为 2 个月，延长随访时间，同时复查肠镜及综合生化检查评估全身炎症指标变化，并结合影像学随访信息了解回结肠病变的演变，动态观察病情变化，对进一步明确诊断有很大帮助，也将为肠道病变最终诊断的确立寻找更多依据。

对于肠道溃疡伴狭窄的患者，诊断思路宜开阔，需要在结核病以及肿瘤性疾病、炎症性疾病、感染性疾病、自身免疫疾病、缺血性疾病等多种疾病中进行充分鉴别。Ronald Anderson 教授曾说过[6]："Once you make a diagnosis, you stop thinking. Question your own diagnosis so that you never stop thinking, and remember that part of the differential diagnosis is that you are wrong." 对于一时难以获得确诊证据的病例，密切随访并全面评估病情是十分必要的。

在随访等待确诊期间，也需要对症治疗以改善患者机体状态并缓解症状。在此期间，用药选择需要充分考虑患者机体状态及相关各种可能的诊断，综合分析后作出恰当选择。包括药学专家在内的多学科团队参与诊疗过程是作出恰当诊疗决策的基础。

对于病情复杂的患者，及时作出准确的诊断、给予充分恰当的治疗是临床诊疗工作所要努力追求的方向，而在这个过程当中所给予的治疗方案均应遵循有益无害的原则。

天津医科大学总医院　曹晓沧

参考文献

[1] 吴开春，梁洁，冉志华，等. 炎症性肠病诊断与治疗的共识意见(2018年·北京)[J]. 中国实用内科杂志, 2018, 38(9): 796-813.

[2] Banerjee R, Ali RAR, Wei SC, et al. Biologics for the Management of inflammatory bowel disease: A review in tuberculosis-endemic countries[J]. Gut Liver, 2020, 14(6): 685-698.

[3] Dai C, Jiang M, Huang YH. Anti-tubercular therapy on the long-term disease course of patients with Crohn's disease[J]. J Crohns Colitis, 2021, 15(1): 169.

[4] He Y, Zhu Z, Chen Y, et al. Development and Validation of a Novel Diagnostic nomogram to differentiate between intestinal tuberculosis and crohn's disease: a 6-year prospective multicenter study[J]. Am J Gastroenterol, 2019, 114(3): 490-499.

[5] Gupta A, Pratap Mouli V, Mohta S, et al. Antitubercular therapy given to differentiate Crohn's disease from intestinal tuberculosis predisposes to stricture formation[J]. J Crohns Colitis, 2020, 14(11): 1611-1618.

[6] Tedeschi S. Unexpected closure[J]. N Engl J Med, 2022, 386(25): 2359-2361.

Case 2

克罗恩病合并肠结核一例

／陈瑞东　唐文　苏州大学附属第二医院／

病　史

患者，男性，26 岁，2016-10-20 至苏州大学附属第二医院就诊。2016 年 4 月，患者无明显诱因下出现上腹及脐周不适，当地医院胃镜示浅表性胃炎，未治疗。2016 年 5 月起，出现干咳、乏力、夜间盗汗、口腔溃疡等不适，伴随体重下降；6 月 10 日当地医院胸部 CT 示右肺上叶后段少许小斑片状模糊影，右肺下叶小结节影，考虑"肺结核"可能，转当地传染病医院诊治。入院实验室检查：血 WBC 10.2×10^9/L、NEUT# 7.34×10^9/L、Hb 125g/L、PLT 428×10^9/L、ALB 33.3g/L、超敏 CRP 91.4mg/L；结核等病原体筛查示，血液 HIV 抗原抗体、梅毒抗体、结核分枝杆菌核酸、T-SPOT 均阴性，痰液抗酸杆菌 ×3 次、TB-DNA×2 次均阴性。结核抗体＋结明试验（血）示 16kda 抗体（蛋白芯片）（－）、38kda 抗体（蛋白芯片）（＋）、LAM 抗体（蛋白芯片）（＋）、结核抗体 -IgG（胶体金）（＋／－）、结核抗体 -IgM（胶体金）（－）。患者每天午后低热、脐周腹痛，给予头孢他啶抗感染治疗 2 周，盗汗减轻，低热及腹痛症状无改善，复查胸部 CT，较 6 月 10 日胸部 CT 无明显改变。给予诊断性抗结核治疗（2HRZE/4HR），治疗后 3 ～ 5 天，盗汗、午后低热缓解，腹痛不缓解，解糊状便 2 ～ 3 次/d，超敏 CRP 下降至 37mg/L，约 6 周后复查 CT 示肺内部分病灶吸收、减少。抗结核治疗近 4 个月，过程中腹痛、腹泻加重、口腔溃疡频繁发作、体重持续下降，并频繁发热，热峰在 38℃ 左右，遂至我院就诊。否认"高血压、糖尿病"等其他慢性病史；否认重大手术外伤史及输血史；有"青霉素"过敏史；无家族史。

▶ 入院查体

消瘦，BMI 15.8kg/m^2，贫血貌，无皮肤、黏膜破损及溃疡发生。心肺未见明显异常，腹软，无明显压痛，无肌卫，未见异常包块。全腹叩诊呈鼓音，肝、肾区无叩击痛，移动性浊音阴性，肠鸣音活跃。

▶ **实验室检查**

WBC $10.4×10^9$/L、NEUT# $8.1×10^9$/L、Hb 114g/L、PLT $455×10^9$/L、ALB 31.9g/L、ESR 116mm/h、C-反应蛋白（C-reactive protein，CRP）69.3mg/L。

粪便：OB 阳性、WBC 满视野/HPF；粪培养 3 次、体液免疫（IgG＋补体）、自身抗体、EB 病毒（EBV）-DNA、巨细胞病毒（CMV）-DNA、T-SPOT、男性常规肿瘤指标全套、ASCA IgG、pANCA 等均阴性。

▶ **影像学检查**

腹部CT平扫＋增强：横结肠及右半结肠、回盲部肠壁较厚；右半结肠可疑息肉样病变。腹部及盆腔磁共振：1.回肠末端、结肠节段性增厚、强化，部分肠腔狭窄；2.肛周瘘管形成，周围少许炎症。

▶ **内镜检查**

胃镜：慢性胃炎，未见糜烂或溃疡。胶囊内镜：空肠、回肠多发浅溃疡。结肠镜：探及回肠末端约 20cm，见多发形态各异溃疡灶；盲肠末端，全结肠见大量大小不一、形态各异溃疡灶及息肉样增生，肠壁柔软，柔顺性良好。

▶ **病理（浙江大学医学院附属邵逸夫医院病理科会诊）**

肠镜活检标本：黏膜弥漫性全层炎，局灶活动性炎伴隐窝脓肿，黏膜下层炎症明显，隐窝萎缩，淋巴组织增生，局灶见肉芽肿。胃镜活检标本：胃黏膜局灶性增强炎，十二指肠黏膜活动性炎，局部绒毛轻度萎缩。

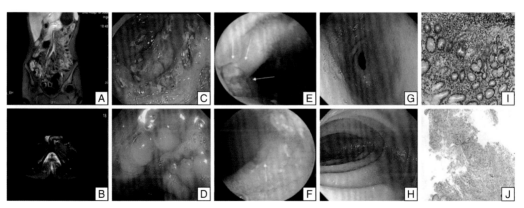

A、B：提示小肠、结肠及肛周病变。C、D：可见结肠溃疡形态多样，部分：虫蚀样，部分：纵向。E、F：可见小肠多发浅溃疡。G、H：胃窦及十二指肠。I：可见胃窦局灶增强性炎。J：直肠活检病理，可见一枚较大黏膜下上皮样肉芽肿边缘，怀疑结核类型。

图 2-1　2016 年初诊时影像学、肠镜、胶囊内镜、病理

诊治经过

综合相关检查结果，给予患者初步诊断：1.结肠多发溃疡：肠结核？克罗恩病？2.小肠多发溃疡，3.肛瘘，4.肺结核，5.营养不良。根据诊断，继续予以抗结核治疗，同时行鼻饲完全肠内营养治疗。20天后，患者一般情况明显好转，无腹痛，大便1次/d，BMI 16.6kg/m²（治疗前15.8kg/m²），CRP 18.0mg/L（治疗前69.3mg/L），ESR 78mm/h（治疗前116mm/h）。2016年12月复查CT示肺部病灶较前加重，2017年1月至上海肺科医院调整抗结核治疗方案，计划按新方案持续治疗18个月。抗结核治疗期间，患者持续完全肠内营养治疗，无不适，每半年左右复查胃肠镜。2017年7月，肠镜见回肠末端散在糜烂，结肠虫蚀样溃疡基本消失，溃疡形态仍多样，回结肠溃疡病灶面积较前缩小；胃镜见胃窦散在糜烂、十二指肠球降交界浅溃疡。2018年2月，肠镜见大多数溃疡呈愈合状态，结肠见多发口疮样溃疡，回肠末端见类圆形溃疡；胃镜见胃体、胃窦散在糜烂，十二指肠球部散在浅溃疡。2018年8月，肺部CT示肺结核愈合，肺科医院评估抗结核治疗结束，复查肠镜见多发纵向及口疮样溃疡；胃镜见贲门下、胃窦散在糜烂，十二指肠球部浅溃疡。2016—2018年的历次胃肠镜活检病理送至武汉大学中南医院病理科会诊，提示在第一次的肠镜活检中，直肠黏膜显示一枚较大黏膜下上皮样肉芽肿边缘，怀疑结核类型，后续多次的活检病理学表现还是倾向于克罗恩病诊断，这可能与抗结核治疗有关。且在2016年10月胃窦病理提示局灶增强性炎症；2017年7月胃窦病理提示重度慢性胃炎（非幽门螺杆菌感染型），局部可见淋巴细胞浸润和腺体破坏，另可见疑似肉芽肿；2018年2月的胃窦病理提示慢性胃炎伴局部浅表腺体破坏。

结合患者的相关病史、各项检查结果，以及长期随访结果，诊断患者：1.克罗恩病（A2L3＋L4B1p），2.肠结核，3.肺结核。抗结核治疗结束并诊断明确后，与患者沟通后续克罗恩病治疗方案，建议加用相关药物治疗，患者出于安全性考虑要求暂不添加，继续完全肠内营养治疗。至2019年12月，共计肠内营养治疗近38个月，复查肠镜提示结肠黏膜接近愈合，后患者开始自行肠内营养减量，以日常进食为主，电话随访期间建议患者考虑加用药物治疗，但患者未采纳。

2020年11月，患者腹痛、腹泻不适，复查肠镜提示结肠溃疡复发，MR提示肛周病变较前活动。再次沟通药物治疗，患者基于治疗安全性，选择首先尝试维得利珠单抗治疗，15个月内共计注射16次。用药后腹痛、腹泻好转，CRP、

ESR、粪钙卫蛋白等指标下降，但始终未达正常范围，第4次及第5次用药前复查肠镜仍见回结肠多发溃疡。第6次治疗前2周出现腹痛、腹泻，且CRP、ESR较前明显上升，维得利珠单抗血药谷浓度0.6μg/mL，第6次用药后治疗周期缩短时间至4周一次，缩短后腹痛间断发作，腹泻2～4次/d，CRP 19～45mg/L，ESR 20～50mm/h，粪钙卫蛋白＞1800μg/g。第9次注射前出现肛周分泌物增多，磁共振示肛周脓肿，行切开及挂线引流治疗后好转。2022年6月，转换乌司奴单抗治疗，体重62kg，剂量390mg，前7次用药为每8周1次，治疗后腹痛、腹泻好转，但CRP、ESR、粪钙卫蛋白一直未达到正常水平。第8次计划用药前2周，患者出现腹痛、腹泻不适，故提前用药。随后重新静脉诱导2次，两次之间间隔6周，诱导结束后继续以8周为间隔行皮下注射治疗。重新诱导后未再有腹痛、腹泻，炎症指标水平下降不明显，CRP 14～32mg/L，ESR 17～40mm/h，粪钙卫蛋白＞1800μg/g。乌司奴单抗治疗21个月（13次）后复查肠镜示回肠末端、回盲瓣、升结肠仍可见多发溃疡，左半结肠及直肠散在糜烂及多处溃疡瘢痕，总体较前好转。

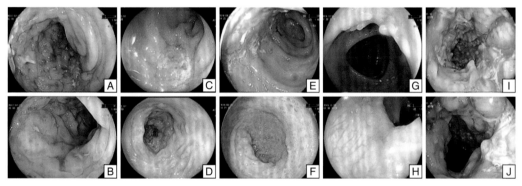

A、B：2017年7月，较2016年10月溃疡病灶面积较前缩小，虫蚀样溃疡基本消失，溃疡形态仍多样。C、D：2018年2月，见大多数溃疡呈愈合状态，结肠见多发口疮样溃疡，回肠末端见类圆形溃疡。E、F：2018年8月，见纵向溃疡及口疮样溃疡。G、H：2019年12月，近黏膜愈合。I、J：2020年11月，复发，见多发纵向溃疡。

图2-2　2017—2020年肠镜

总结与思考

本例患者临床表现以呼吸系统和消化系统为主，伴发热等全身症状，检查发现肺部、小肠、结肠及肛周病变。诊断肺结核病治疗后，肺部病灶较前有明显好转。患者消化系统症状与呼吸系统症状同步出现，以一元论考虑，应主要考虑肠

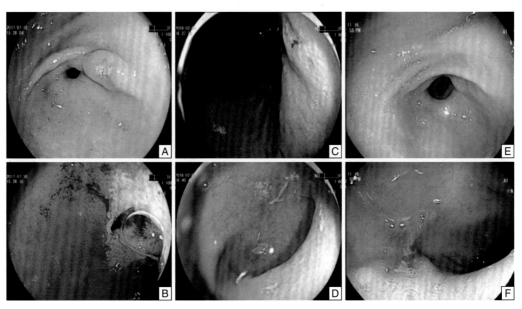

A、B：2017 年 7 月，胃窦糜烂、十二指肠球降交界浅溃疡。C、D：2018 年 2 月，胃体、胃窦散在糜烂，十二指肠球部散在浅溃疡。E、F：2020 年 11 月，十二指肠球部散在糜烂。

图 2-3　2017—2020 年胃镜

结核。在抗结核治疗过程中，肺部病变好转，消化系统症状却逐渐加重，一元论无法合理解释。小肠病变、肛周病变这些特征指向克罗恩病诊断，内镜表现上却又兼具克罗恩病和肠结核的特征，使得确诊克罗恩病和排除肠结核均有一定困难。面对患者日益加重的消化道症状，是否应该积极地针对克罗恩病进行治疗？以及如何治疗？成为临床决策的难点。

克罗恩病与肠结核在治疗上存在一定矛盾，前者的治疗涉及激素、多种免疫调节剂以及生物制剂，会影响肠结核的治疗。本例采取的是完全肠内营养治疗的方案，目前肠内营养对克罗恩病的治疗作用已形成共识[1]，其独特优势是不干扰结核的治疗，并能提供足够的营养物质对抗消耗。在本例的营养治疗中，患者获益颇丰，达到了临床缓解，甚至黏膜愈合。希望通过本例，为克罗恩病合并活动性结核的早期治疗提供方案参考。

为进一步明确诊断，我们对患者进行了持续 3 年的内镜随访。肠镜表现由初期的溃疡形态各异、难以判断，逐渐转变为虫蚀样溃疡消失、典型的纵向溃疡出现，且得益于多次的规范病理活检，最终在病理上也看到了疾病的演变过程。因此，长期随访资料较好地展现了克罗恩病合并肠结核在各个治疗阶段的内镜及病理表现，有助于提升对此类患者的认知及诊断能力。

对于既往感染结核的克罗恩病患者，治疗方案的选择是另一临床难点，需要兼顾治疗的安全性和有效性，方案的制定过程中医患共同决策是十分重要的。根据既往文献，对以往发生过严重感染的克罗恩病患者，如疾病处于中度活动期，可将维得利珠单抗作为一线治疗方案，乌司奴单抗作为二线治疗方案；对于重度活动期患者，将乌司奴单抗作为一线治疗方案，英夫利昔单抗、阿达木单抗以及维得利珠单抗联合巯嘌呤类或者甲氨蝶呤作为二线治疗方案[2]。不过，近期相关文献更新后认为如疾病处于中到重度活动期，可以选择乌司奴单抗、瑞莎珠单抗、维得利珠单抗作为一线治疗药物，英夫利昔单抗和阿达木单抗作为二线治疗药物[3]。本例患者病变范围累及上消化道，存在肛周病变，且复发时疾病活动度较高。因此，从医方角度出发，在兼顾治疗安全性的基础上，乌司奴单抗是较为合适的选择，而患者本人及其家属尤其关注的安全性问题，在了解乌司奴单抗、维得利珠单抗、英夫利昔单抗、阿达木单抗等国内临床常用生物制剂的各项利弊后，还是决定首选尝试维得利珠单抗治疗，在实际使用后发现效果欠佳，不能满足治疗需求，随后才更换为乌司奴单抗进行治疗。随访至今，患者达到了临床缓解，仍未达到血清/粪便炎性指标正常、内镜下黏膜愈合等中长期的治疗目标[4]。本例中不同药物的治疗效果可以作为个案参考。

专家点评

肠结核和CD在鉴别及诊治过程中存在一定困难。本例患者兼具二者特征，在充分抗结核及肠内营养治疗下，临床医生进行了长期密切的随访，最终病理"拨云见日"，终于找到了克罗恩的证据，没有耽误患者下一步的治疗。克罗恩病与肠结核在药物选择上存在一定矛盾，需要兼顾治疗的安全性和有效性，不管是肠内营养还是其后药物的选择均遵循以上原则，让患者达到了黏膜愈合，提高了其生活质量。

临床病例疑难复杂，医师可以用一元论思考问题，但不能忘了用多元论去解决问题。

重庆市人民医院　郭　红

参考文献

[1] 中华医学会肠内肠外营养学分会, 中国医药教育协会炎症性肠病专业委员

会.中国炎症性肠病营养诊疗共识[J/OL].中华消化与影像杂志（电子版），2021, 11(1): 8-15.

[2] Nguyen NH, Singh S, Sandborn WJ.Positioning therapies in the management of Crohn's disease[J]. Clin Gastroenterol Hepatol, 2020, 18(6): 1268-1279.

[3] Singh S.Positioning therapies for the management of inflammatory bowel disease[J]. Nat Rev Gastroenterol Hepatol, 2023, 20(7): 411-412.

[4] 中华医学会消化病学分会炎症性肠病学组, 中国炎症性肠病诊疗质量控制评估中心. 中国克罗恩病诊治指南（2023 年·广州）[J]. 中华炎性肠病杂志, 2024, 8(1): 2-32.

Case 3

缺血性结肠炎合并新冠病毒感染一例

／洪理文　顾于蓓　上海交通大学医学院附属瑞金医院／

病　史

患者，男性，67岁，因排便次数增加2个月，黏液血便2周，于2022年12月下旬就诊于上海交通大学医学院附属瑞金医院。患者2022-10-08于外院行胃肠镜体检，此后出现大便次数增多，3～4次/d，性质为黄色稀便，无腹痛等其余不适；2022年12月中旬，大便出现黏液和血丝，伴腹胀。患者自述12月20日前后在家中自测新冠抗原结果为阳性。12月下旬，出现暗红色血便，伴腹胀，无发热、腹痛、恶心呕吐等不适。2022-12-23，再次在外院就诊，查下腹部CT示乙状结肠、直肠肠壁增厚，肠腔狭窄，浆膜面脂肪间隙模糊，周围见片絮状渗出影，炎症性病变可能。胸部CT示左肺术后两肺散在炎症。服用富马酸伏诺拉生、双歧杆菌活菌胶囊、蒙脱石等药物治疗，上述症状无好转。发病以来，患者自觉疲劳、睡眠不足、食欲下降，2个月体重下降约5kg。患者既往有高血压病史十余年，体检发现空腹血糖异常未进一步诊治，否认免疫疾病史，否认慢性病、肿瘤、遗传病家族史，否认传染病史、药物食物过敏史、手术史、近期旅游史。

▶ 入院查体

T 36.7℃，P 80次/min，R 19次/min，BP 116/78mmHg，H 172cm，WT 71kg，BMI 24.0kg/m²。神清，精神可，皮肤、巩膜无黄染，表浅淋巴结未及肿大，两肺泡呼吸音粗，未及干湿啰音，心律齐，未及心脏杂音。腹软，下腹轻压痛，无反跳痛、肌紧张，肝、脾肋下未触及，墨菲征阴性，移动性浊音阴性，肠鸣音3～4次/min，双下肢无水肿，神经病理征阴性。

▶ 实验室检查

Hb 152g/L，WBC $9.34×10^9$/L，NEUT% 76.6%，CRP 113mg/L，Glu 7.08mmol/L，Pre-Albumin 97g/L，ALB 33g/L，UA 450μmol/L，Cr、ALT、AST、ALP、GGT、

Tbil、Dbil、CK-MB、cTnI 和 proBNP 均在正常范围，D-二聚体 2.40mg/L，消化道肿瘤标志物正常范围。动脉血气：pH 7.40，PaO_2 10.26kPa，$PaCO_2$ 4.56kPa，SaO_2 95.6%，HCO_3^- 21.5mmol/L。

大便常规：RBC（＋），OB（＋＋），WBC（－）；ESR、铁蛋白、TNF-α 正常范围。

免疫指标：IFA 1：80 ＋。

其他自身抗体阴性，白介素（IL）-8 42.3pg/mL；EBV、CMV、HIV、RPR、HBV、HCV 和 HSV 均阴性；T-SPOT（－）；粪培养普通变形杆菌（＋）、粪肠球菌（＋）；粪便轮状病毒、诺如病毒、星形病毒、通用肠道病毒、肠道病毒 71 型、柯萨奇 A16 型和艰难梭菌均阴性。

▶ **影像学检查**

2022-12-28 腹部增强 CT：直乙结肠肠壁增厚，较厚部分约为 20mm。病变范围广，肠壁浆膜层边界不清楚。肠壁分层强化，周围肠系膜密度增加，可见多个淋巴结显示。结论：直乙结肠炎性改变，MT 待排（见图 3-1A）。

▶ **内镜检查**

2022-10-08 于外院行肠镜：所见结肠未见明显异常（见图 3-1B）。2023-01-06 于我院行直乙结肠镜：直肠未见明显异常，乙状结肠可见宽而深的溃疡，呈纵向趋势，部分环周累及，上见较厚伪膜，周围黏膜发红呈鳞状花纹样改变。距肛门 25cm 处见清晰溃疡边缘。乙状结肠活检病理：结肠黏膜间质水肿，少量淋巴细胞及浆细胞浸润，黏膜血管扩张淤血，腺管无明显损伤或异型（见图 3-1C ～ F）。

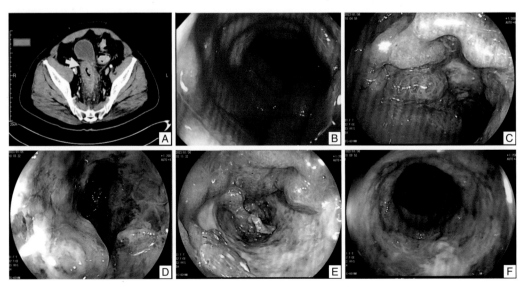

图 3-1 内镜和影像学

诊治经过

结合患者既往高血压、空腹血糖异常病史，腹泻次数增多发生在结肠镜检查之后，以及本次入院后的辅助检查、病理特点，考虑患者主要诊断为缺血性结肠炎急性加重期。重点鉴别诊断以下疾病：①克罗恩病累及结肠，该患者病灶位置非典型克罗恩病多发部位，缺乏肠外表现和特异性病理表现；②溃疡性结肠炎合并病毒感染，该患者仅累及乙状结肠，而直肠黏膜相对正常，入院后各项病毒检查结果阴性，无肠外表现；③化学性结肠炎，该患者近期无化学性结肠炎相关的阿司匹林或抗生素等药物用药史；④结肠恶性肿瘤，该患者起病前外院内镜检查同节段结肠黏膜未见明显异常，入院后病灶处活检病理阴性；⑤肠结核，患者入院T-SPOT阴性，肺CT未见结核感染征，既往否认结核感染病史。结合患者12月中旬自测新冠阳性，入院后完善新冠鼻咽拭子核酸检测，结果阳性，对患者结肠黏膜活检标本加做SARS-Cov2 IHC和免疫荧光染色，均为阳性结果（见图3-2A、B）。考虑患者可能因为新冠病毒感染处于系统性异常高凝状态，导致缺血性结肠炎病情加重。治疗上予以左氧氟沙星抗感染，地尔硫草、单硝酸异山梨酯、丹参注射液改善微循环，美沙拉秦控制肠道炎症，米雅调节肠道菌群，低分子量肝素抗凝，营养支持治疗。治疗数日后，患者腹胀和便血的症状迅速缓解，入院一周后呼吸道COVID-19核酸转阴，半月后复查肠镜和CT检查均提示乙状结肠溃疡炎症情况明显缓解（见图3-2C、D），肠壁水肿显著减轻。半年后，患者来院复查结肠镜和腹部CT均未见明显异常征象（见图3-2E、F）。

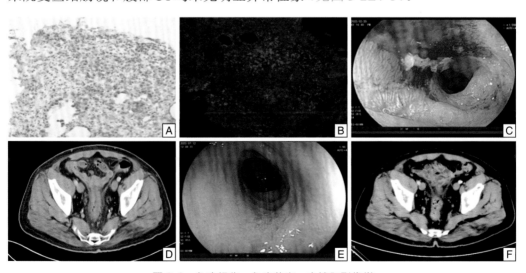

图 3-2　免疫组化、免疫荧光、内镜和影像学

总结与思考

新冠疫情给全世界范围的医疗体系都造成了严重的冲击，新冠病毒感染不仅会表现出呼吸道症状，也可合并多种消化道症状。有研究表明，缺血性结肠炎的发病可能与COVID-19感染导致的高凝状态相关[1]，也有研究者提出了"新冠病毒感染相关性结肠炎"的概念[2, 3]，甚至有学者报道了COVID-19感染导致的高凝状态诱发肠系膜上动脉血栓[4]。新冠病毒感染本身可通过激活多条炎症通路，导致机体处于系统性异常高凝状态，同时它可靶向分布于消化道的ACEI受体，由此引起多种消化道病理改变和功能障碍[5]。另一方面，缺血性结肠炎是多种因素导致结肠低灌注，进而引起一系列功能异常和消化症状，去除诱因，扩张血管改善循环是缺血性结肠炎的主要治疗手段，肝素抗凝并不作常规推荐[6]。但是对新冠患者而言，系统性抗凝治疗可显著改善患者预后[7, 8]。肝素和低分子量肝素的应用可直接纠正新冠病毒感染相关的异常高凝状态，并通过多种通路调节免疫微环境异常，从而使新冠患者获益[9]。我们在本例患者肠道组织中找到了新冠病毒存在的直接依据，但由于患者消化道症状在新冠病毒感染前已经存在，因此不能用单纯的新冠病毒感染相关结肠炎来解释患者的病情。我们认为，患者存在多项缺血性结肠炎的易感因素，而肠镜检查、新冠病毒感染是其病情加重的诱因，考虑患者为缺血性结肠炎合并新冠病毒感染相关性结肠炎，而患者接受抗凝、改善肠道微循环等治疗后病情迅速缓解也能反证我们的推测。

本病例为一例特殊的缺血性结肠炎病例，发病过程中合并新冠病毒感染。在诊疗过程中重视新冠病毒感染对消化道可能产生的多方面影响，合理调整治疗方案，有助于改善疾病预后。

专家点评

缺血性肠病是老年患者的常见病之一，特别是在疲劳或者寒冷时节容易诱发，其发病原因与血管栓塞、痉挛乃至高凝状态相关。本病例非常完整地呈现了一例缺血性肠病的诊治经过，包括起病及诊治，体现了良好的诊疗思维。本病例的出彩之处在于对合并新冠病毒感染的识别以及相应处理，值得学习与借鉴。首先，我们对新冠病毒的认识在不断加深。2020年，*Gut*上以背靠背的形式发表了两篇新冠肺炎消化道相关论文，其中第一篇首先报道了新冠肺炎患者不仅有呼吸道症状，而且有约11%的患者有包括腹痛、腹泻、恶心、呕吐等在内的消化道症状；1周后上线的后一篇则报道了在新冠肺炎患者食管溃疡的活检标本中检测到新冠病毒，为其消化道存在提供了直接证据，而本病例则在缺血性肠病患者的结肠组织中找到新冠病毒，为其与缺血性肠病发病相关性提供了证据。其次，正如编者所言，普通缺血性肠病常规不抗凝，但由于针对新冠病毒的系统性抗凝可改善疾病预后，因此在本例中添加了抗凝治疗，而且事实也证明经过上述治疗后患者病情明显缓解，这可为后续类似疾病的诊治提供借鉴和思路。最后，虽然新冠病毒会增加系统性高凝风险，但对于缺血性肠病而言，由于在结肠组织中亦找到新冠病毒，故其对缺血性肠病的发病是影响到肠系膜血管的高凝状态还是黏膜/黏膜下层毛细血管的高凝状态，仍是未知的，值得进一步研究。特别是半月后复查肠镜，该患者结肠溃疡已明显缓解，此时如能了解到结肠组织中是否仍有新冠病毒，对于理解其与缺血性肠病发病关系的因果关系，将大有裨益。

浙江大学医学院附属第一医院　金　希　陈春晓

参考文献

[1] Kok Hoe Chan, Su Lin Lim, Ahmad Damati, et al. Coronavirus disease 2019 (COVID-19) and ischemic colitis: An under-recognized complication[J]. American Journal of Emergency Medicine. 2020, 38(12): 2758.e1-2758.e4.

[2] Plut S, Hanzel J, Gavric A. COVID-19-associated colitis[J]. Gastrointest Endosc. 2023, 98(1): 130-131.

[3] Vlasta Oršiˊc Friˇc, Vladimir Borzan, Andrej Borzan. Colitis as the Main Presentation of COVID-19: A Case Report[J]. Medicina 2023, 15, 59(3): 576.

[4] James Michael Mitchell, Dinesh Rakheja, and Purva Gopal. SARS-CoV-2-related Hypercoagulable State Leading to Ischemic Enteritis Secondary to Superior Mesenteric Artery Thrombosis[J]. Clinical Gastroenterology and Hepatology, 2021, 19: e111.

[5] Xiao F, Tang M, Zheng X, et al. Evidence for gastrointestinal infection of SARS-Cov-2. Gastroenterology. 2020, 158: 1831-1833.e8.

[6] Brandt LJ, Feuerstadt P, Longstreth GF, et al. American College of Gastroenterology. ACG clinical guideline: epidemiology, risk factors, patterns of presentation,

diagnosis, and management of colon ischemia (CI). Am J Gastroenterol, 2015, 110(1): 18-44, quiz 45.

[7] ATTACC Investigators, ACTIV-4a Investigators, REMAP-CAP Investigators, et al. Therapeutic anticoagulation with heparin in noncritically ill patients with COVID-19[J]. N Engl J Med, 2021, 385(9): 790-802.

[8] Sholzberg M, Tang G. H, Rahhal H, et al. Effectiveness of therapeutic heparin versus prophylactic heparin on death, mechanical ventilation, or intensive care unit admission in moderately ill patients with COVID-19 admitted to hospital: RAPID andomized clinical trial[J]. BMJ (Clinical research ed.), 2021, 375, n2400.

[9] Buijsers B, Yanginlar C, Maciej-Hulme ML, et al. Beneficial non-anticoagulant mechanisms underlying heparin treatment of COVID-19 patients[J]. EBio Medicine, 2020, 59: 102969.

Case 4

克罗恩病合并 EB 病毒感染一例

／张杰　昆山市第二人民医院／

病　史

患者，男性，38 岁，因"诊断克罗恩病 4 年余，黏液血便半年"于 2020-10-10 收治入昆山市第二人民医院消化内科。患者 2016 年因腹痛伴肛周不适行肠镜示"溃疡性结肠炎？"，胃镜示"十二指肠球部溃疡，慢性胃炎"，小肠 CTE 示"小肠、结肠多节段增厚强化，克罗恩病可能性大"，盆腔 MRI 示"肛周脓肿"，口服美沙拉秦肠溶片。同年就诊于上海交通大学附属瑞金医院，行小肠 MRE 示"空肠、回肠、回盲部、升结肠、横结肠、降结肠克罗恩病可能，空回肠、横结肠肠管壁增厚"，诊断为克罗恩病，口服美沙拉秦肠溶片及醋酸泼尼松片抗炎，症状逐步缓解。2018—2019 年，间断口服 5-ASA 制剂，且未定期门诊复查。2020 年，出现腹泻，每天排便 5 ～ 6 次，偶有鲜血便，伴有纳差、体质量减轻；同年 10 月，行结肠镜示"回肠末端少许炎性息肉，结肠各段及直肠黏膜节段性充血、糜烂，广布炎性息肉，考虑克罗恩病"（见图 4-1A 至 D）。既往无高血压、糖尿病及其他免疫性疾病。

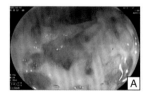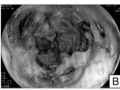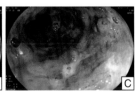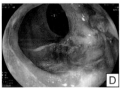

回肠末端炎性息肉，结肠各段及直肠黏膜节段性充血、糜烂，广布炎性息肉。

图 4-1　2020-10-10 结肠镜

▶ **入院查体**

T 36.3℃，P 138 次 /min，BP 100/75mmHg，H 176cm，WT 48kg，BMI 15.5kg/m^2，

NRS 2002 评分 7 分。体形消瘦，贫血貌，心肺无特殊，舟状腹，全腹部无压痛，肠鸣音正常。

▶ **实验室检查**

WBC 7.82×10^9/L，NEUT# 5.40×10^9/L，PLT 389×10^9/L，RBC 3.12×10^{12}/L，HT 23.5%，Hb 72.0g/L，ESR 58mm/h，ALT 16U/L，AST 10U/L，胆红素 12.8μmol/L，ALB 21.3g/L，CRP 79.29mg/L，尿素氮 2.58mmol/L，肌酐 82.7μmol/L，钾 3.6mmol/L，钠138.3mmol/L，钙1.88mmol/L。肿瘤标志物正常，抗核抗体全套阴性。T-SPOT阴性。巨细胞病毒、EB病毒阴性，粪便细菌培养阴性。

▶ **影像学检查**

小肠CTE：远端回肠、横结肠、降结肠管壁增厚、强化，考虑回结肠克罗恩病（见图 4-2A、B）。盆腔MRI：直肠周围T_1、T_2异常信号灶，考虑直肠周围脓肿（见图 4-2C、D）。

▶ **病理学检查**

（回盲部黏膜）慢性活动性炎，另见少许炎性坏死组织；（回肠末端黏膜）慢性炎；（升结肠黏膜）慢性活动性炎伴糜烂；（横结肠黏膜）慢性活动性炎伴糜烂；（降结肠、乙状结肠黏膜）慢性活动性炎伴糜烂（见图 4-2E）。

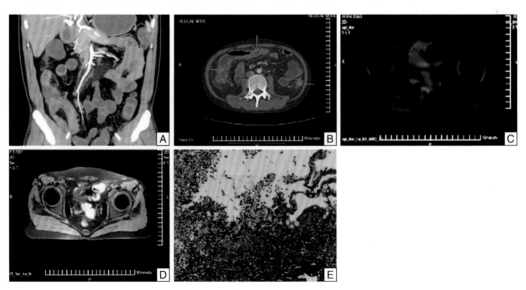

A、B：小肠CTE示远端回肠、横结肠、降结肠管壁增厚、强化（蓝色箭头），考虑回结肠克罗恩病。C、D：肛周MRI示T_1、T_2异常信号灶（红色箭头），考虑直肠周围脓肿。E：病理示小肠及结肠黏膜慢性炎伴糜烂。

图 4-2 影像学和病理

诊治经过

根据患者慢性病史，曾用皮质激素治疗有临床应答，CT显示节段性病变，结肠各段及直肠黏膜节段性充血、糜烂，广布炎性息肉，病理显示慢性炎改变，排除其他感染性病变，诊断为克罗恩病。根据克罗恩病的蒙特利尔分型[1]，该病例为"克罗恩病（A2L3B1P）"，BEST CDAI评分[1]494 分（重度活动期）。因患者存在重度营养不良，在治疗上首先给予"肠内营养混悬液"进行完全肠内营养，同时静脉补充ALB。经治疗 2 周后，复查血常规：WBC $16.01×10^9$/L，NEUT# $10.87×10^9$/L，PLT $628×10^9$/L，RBC $3.78×10^{12}$/L，HT 31.8%，Hb 96.0g/L。ESR 10mm/h。生化常规：ALT 24U/L，AST 14U/L，胆红素 5.0μmol/L，ALB 41.9g/L，CRP 5.74mg/L，尿素氮 6.43mmol/L，肌酐 58.7μmol/L，钾 4.28mmol/L，钠 138.5mmol/L，钙 2.27mmol/L。患者营养状态改善后结合既往治疗情况，因患者有两个以上难治性危险因素——发病年轻、重度活动性、病变范围较广、有肛周病变，故选择英夫利昔诱导缓解。分别于 2020-10-26、2020-11-08 和 2020-12-08 予以英夫利昔单抗 300mg/次静滴。

经 3 次生物制剂治疗后，患者无发热、腹痛、鲜血便，大便 1～2 次/d，成形便、稀烂便交替，WT 56kg，H 176cm，BMI 18.08kg/m^2。2021-02-09 复查血常规：WBC $9.90×10^9$/L，NEUT# $5.39×10^9$/L，PLT $401×10^9$/L，RBC $5.41×10^{12}$/L，HT 47.1%，Hb 151.0g/L。ESR 33mm/h。生化常规：ALT 15U/L，AST 18U/L，胆红素 10.9μmol/L，ALB 43.7g/L，CRP 41.77mg/L，尿素氮 4.77mmol/L，肌酐 99.9μmol/L，钾 4.29mmol/L，钠 142.4mmol/L，钙 2.33mmol/L。胸部CT正常。BEST CDAI评分 118 分（缓解期）。临床症状缓解，炎性指标ESR、CRP仍高。

2021-02-10 复查结肠镜：回肠末端散在跳跃性增生糜烂灶；回盲部多发增生、溃疡、假憩室，升结肠、横结肠、降结肠多发炎性息肉、鹅卵石样改变；乙状结肠充血水肿，散在点状糜烂；直肠少量点状糜烂（见图 4-3）。

患者内镜下黏膜未达缓解及愈合，考虑以下三方面原因：①生物制剂血药浓度不达标；②产生生物制剂抗抗体；③诊断有误或合并感染。进一步检查英夫利昔单抗三项示：血药浓度<0.4μg/mL；抗抗体血清浓度<4ng/mL；抗肿瘤坏死因子α（TNF-α）19.00pg/mL。巨细胞病毒阴性，T-SPOT阴性。病理示：①（回盲部黏膜）局灶隐窝扭曲，慢性炎细胞增多，活动性炎症伴溃疡；（回肠末端黏膜）活动性慢性回肠炎伴糜烂；（升结肠黏膜）活动性慢性结肠炎伴糜烂，局灶内见微小

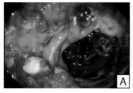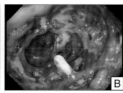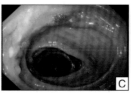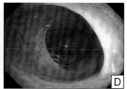

A：回肠末端散在跳跃性炎性息肉、糜烂灶；B：回盲部多发息肉、溃疡、假憩室；C：乙状结肠充血水肿，散在点状糜烂；D：直肠少量点状糜烂。

图4-3 2021-02-10 肠镜

肉芽肿；（横结肠黏膜）活动性慢性结肠炎伴溃疡；（降乙结肠黏膜）活动性慢性结肠炎伴溃疡。②EB病毒原位杂交：最多处见到12个阳性细胞/一个HPF；Kappa ISH & Lambda ISH：未见轻链限制。注释：①倾向克罗恩病；②未见淋巴瘤病理诊断依据；③CD病理证据分级：4A级。

转变治疗策略：停用生物制剂，全肠内营养，监测EBV-DNA，定期复查实验室指标。2021-06-12复查血常规：WBC $11.74×10^9$/L，NEUT# $6.7×10^9$/L，PLT $388×10^9$/L，RBC $4.56×10^{12}$/L，HT 39.7%，Hb 123g/L。ESR 45mm/h。生化常规：ALT 85U/L，AST 37U/L，胆红素 5.9μmol/L，ALB 36.8g/L，CRP 18.21mg/L，尿素氮 5.81mmol/L，肌酐 73.2μmol/L。2021-07-05 EBV-DNA：阴性。2021-07-08开始重新诱导缓解，方案为：第0、2、6周，英夫利昔单抗300mg/次，以后每隔6周使用一次，同时加用硫唑嘌呤 50mg、100mg交替口服。治疗过程中监测PLT、ESR、CRP较前呈下降趋势［2021-07-30—2022-02-26：PLT（513→427→302→185→195→223）$×10^9$/L；ESR（47→48→53→29→15→10）mm/h；CRP（50.08→67.9→33.49→10.19→6.03→5.0）mg/L］。2021-08-18复查EBV-DNA：阴性。2022-01-26复查肠镜：小肠未见明显异常，回盲部、结直肠散在跳跃性大小不等炎性增生性息肉，散在白色溃疡瘢痕及少量点状糜烂，病灶见黏膜光整（见图4-4），内镜下黏膜愈合。

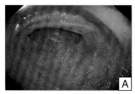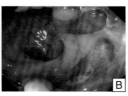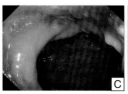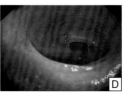

A：小肠黏膜光整；B：回盲部大小不等炎性增生性息肉，散在白色溃疡瘢痕；C：结肠散在炎性增生性息肉及点状糜烂；D：直肠黏膜光整。

图4-4 2022-01-26患者肠镜

总结与思考

克罗恩病患者常伴有轻至重度的营养不良，在贫血、低蛋白血症的情况下，药物的生物利用度将降低。营养支持治疗在改善营养状态、避免营养不良带来的危害的同时，具有诱导及维持疾病缓解，促进黏膜的愈合，改善患者自然病程的作用[2, 3]。IBD 的营养支持治疗与药物治疗相辅相成，后者通过控制病情改善营养状态，而前者能改善患者对药物治疗的反应性[4]。对于评估病情难以控制的患者，如有以下因素：①合并肛周病变；②广泛性病变（病变累计肠段＞100cm）；③食管、胃十二指肠病变；④发病年龄小；⑤首次发病即需要激素治疗。满足以上 5 项中任意 2 项者，建议及早使用生物制剂及免疫抑制剂[1]。本例患者克罗恩病累及范围广泛，合并肛周病变，故制定降阶梯方案。

患者在生物制剂治疗过程中达临床缓解，但内镜下黏膜情况并未改善，行相关检查后考虑生物制剂血药浓度不足及合并 EB 病毒感染所致。EB 病毒感染原因可能是免疫抑制剂和生物制剂的使用，局部免疫监视下降，潜伏的 EB 病毒再激活，导致比 IBD 基础改变更严重的黏膜损伤，包括内镜下表现的溃疡与活动性指标升高，临床表现为难治性 IBD，多伴外周血 EBV-DNA 拷贝数不同程度升高。组织学上常表现为溃疡，多量淋巴细胞、浆细胞浸润，细胞一般无异型性[5-7]。国外文献指出，若 EB 病毒血清学原本阴性的患者出现 EBV-DNA 升高，即提示有发生淋巴增生性疾病的危险，首要治疗是减量或停用免疫抑制剂，停用免疫抑制剂后，EB 病毒相关的淋巴细胞增生性疾病通常可自发缓解[8-10]。所以，在该患者治疗中，暂停生物制剂的使用，以完全肠内营养替代，密切监测机会性感染。患者 EB 病毒转阴后，考虑重新使用生物制剂诱导缓解。关于生物制剂的使用，国内外 IBD 治疗药物监测文献指出，药物谷浓度低于治疗窗浓度，但未检测到抗药抗体或抗药抗体滴度较低，可增加生物制剂剂量，或缩短用药间隔时间，或联用免疫抑制剂[11-15]。本病例为难治性克罗恩病，疾病发展中合并重度营养不良，且在治疗过程中出现机会性感染。本病例的突破点为纠正营养不良状态，积极寻找治疗效果不佳的原因。本病在治疗中的体会是掌握停止及重启生物制剂的时机，有助于减少机会性感染的严重并发症。

专家点评

本病例为重度活动性克罗恩病，病变范围广，患者有肛周病变，重度营养不良、贫血，治疗中有EB病毒感染，入院前曾用皮质激素、美沙拉秦治疗，作者对患者进行全面评估，注重营养支持，纠正低蛋白血症，积极生物制剂治疗，及时评估疗效并关注生物制剂治疗过程中机会性感染，使患者得到有效治疗。

克罗恩病治疗前需进行疾病活动程度、病变范围、有无肠梗阻、肠瘘、肠外表现等评估外，还需进展高危因素评估。克罗恩病进展的高危因素包括发病年龄小、吸烟、肠道受累范围广、穿透性或狭窄性疾病表型、肛周病变。对于存在高危因素的患者，建议早期、积极使用生物制剂或糖皮质激素诱导缓解。本例患者发病年轻，病变范围广，有肛周病变等危险因素，因此早期用生物制剂治疗是最佳选择。

"达标治疗"（treat-to-target）是当前克罗恩病治疗普遍采用的策略，即预先设定治疗目标，随后开始治疗，定期评估是否达到预设的治疗目标，如未达标则应调整治疗策略，直到最终达标预设目标。克罗恩病治疗是否达标的评价需综合临床、生物学、内镜、影像学，以及组织学指标。本病例英夫利昔治疗后仅临床症状缓解，但ESR仍快，CRP仍高，内镜下溃疡也未愈合，在未达到治疗目标时作者及时分析原因。

炎症性肠病患者是机会性感染的高风险人群。首先，疾病本身可导致患者营养状况下降；其次，应用糖皮质激素、免疫抑制剂和生物制剂可严重抑制患者的免疫力，因此机会性感染发生率显著增加，需要予以关注和重视。炎症性肠病患者在使用免疫抑制剂过程中出现活动性EB病毒感染，应权衡利弊，争取停用免疫抑制剂。停用免疫抑制剂后，EB病毒感染或相关的淋巴细胞增生性疾病通常可自发缓解。本病例当出现EB病毒感染时，停用生物制剂，用全肠内营养（EEN）桥接治疗，使EB病毒感染得以消除。

经验教训：目前研究显示美沙拉秦对克罗恩病治疗效果有限，国内外指南中美沙拉秦不再是治疗克罗恩病的主要药物。本病例初诊时因腹痛、肛周病变就诊，通过内镜检查、病理学检查及影像学检查等，诊断为克罗恩病，治疗仅口服美沙拉秦治疗，也未对患者及时评估、随访和升级治疗，导致疾病多年未得到有效控制。

武汉大学中南医院　黄梅芳

参考文献

[1] 中华医学会消化病学分会炎症性肠病学组. 炎症性肠病诊断与治疗的共识意见(2018 年·北京) [J]. 中华消化杂志, 2018, 38 (5): 292-311.

[2] Ueno F, Matsui T, Matsumoto T, et al. Evidence-based clinical practice guidelines for Crohn's disease, integrated with formal consensus of experts in Japan[J]. J Gastroenterol. 2013, 48: 31-72.

[3] Heuschkel R, Salvestrini C, Beattie RM, et al. Guidelines for the management of growth failure in childhood in inflammatory bowel disease[J]. Inflamm Bowel Dis. 2008, 14(6): 839-849.

[4] Borrelli O, Cordischi L, Citulli M, et al. Polymeric diet alone versus Corticosteroids in the treatment of active pediatric Crohn's disease: a randomized controlled open-label trial[J]. Clin Gastroenterol Hepatol 2006, 4: 744-753.

[5] Ciccocioppo R, Racca F, Paolucci S, et al. Human cytomegalovirus and Epstein-Barr virus infection in inflammatory bowel disease: need for mucosal viral load measurement[J]. World J Gastroenterol. 2015, 21(6): 1915-1926.

[6] Ciccocioppo R, Racca F, Scudeller L, et al. Differential cellular localization of Epstein-Barr virus and human cytomegalovirus in the colonic mucosa of patients with active or quiescent inflammatory bowel disease[J]. Immunol Res, 2016, 64(1): 191-203.

[7] Spieker T, Herbst H. Distribution and phenotype of Epstein-Barr virus-infected cells in inflammatory bowel disease[J]. Am J Pathol, 2000, 157(1): 51-57.

[8] Kandiel A, Fraser AG, Korelitz BI, et al. Increased risk of lymphoma among inflammatory bowel disease patients treated with azathioprine and 6-mercaptopurine[J]. Gut, 2005, 54(8): 1121-1125.

[9] Smith MA, Irving PM, Marinaki AM, et al. Review article: malignancy on thiopurine treatment with special reference to inflammatory bowel disease[J]. Aliment Pharmacol Ther, 2010, 32(2): 119-130.

[10] Reddy N, Rezvani K, Barrett AJ, et al.Strategies to prevent EBV reactivation and posttransplant lymphoproliferative disorders (PTLD) after allogeneic stem cell

transplantation in high-risk patients[J]. Biol Blood Marrow Transplant, 2011, 17(5): 591-597.

[11] 中华医学会消化病学分会炎症性肠病学组. 中国炎症性肠病治疗药物监测专家共识意见 [J]. 中华消化杂志, 2018, 38 (11): 721-727.

[12] vande CN, Ferrante M, van Assche G, et al. Trough concentrations of infliximab guide dosing for patients with inflammatory bowel disease[J]. Gastroenterology, 2015, 148(7): 1320-1329.e3.

[13] Dreesen E, van Stappen T, Ballet V, et al. Anti-infliximab antibody concentrations can guide treatment intensification in patients with Crohn's disease who lose clinical response[J]. Aliment Pharmacol Ther, 2018, 47(3): 346-355.

[14] Paul S, Del TE, Marotte H, et al. Therapeutic drug monitoring of infliximab and mucosal healing in inflammatory bowel disease: a prospective study[J]. Inflamm Bowel Dis, 2013, 19(12): 2568-2576.

[15] Ordás I, Mould DR, Feagan BG, et al. Anti-TNF monoclonal antibodies in inflammatory bowel disease: pharmacokinetics-based dosing paradigms[J]. Clin Pharmacol Ther, 2012, 91(4): 635-646.

Case 5

自身免疫性肠病合并血流感染一例

／唐颢　中国医学科学院北京协和医院／

病　史

患者，女性，26岁，主因"间断腹痛6个月，腹泻、发热4个月"于2022-11-18收入北京协和医院。2022年5月，患者无明显诱因下出现腹部隐痛，逐渐加重发展为全腹绞痛，数字分级法（NRS）评分5～6分，外院予以益生菌治疗后腹痛症状减轻。2022年6月，服用中药后出现腹泻，15～20次/d，黄绿色水样便，便量3000～4000mL/d，逐渐出现呕吐，伴间断发热，体温最高39.6℃。外院胃镜示慢性非萎缩性胃炎，结肠镜示回肠多发纵向、片状、环形溃疡；活检病理示回肠末端急性慢性炎，灶性肉芽组织增生，见隐窝炎及隐窝脓肿，隐窝结构轻度改变，幽门腺化生，固有层灶性淋巴细胞增生伴淋巴滤泡形成。考虑"克罗恩病可能"，建议行糖皮质激素治疗，患者未接受。2022年9月，于外院行两个疗程的英夫利昔单抗300mg静脉输注治疗，奥硝唑抗菌，及经空肠营养管鼻饲肠内营养。患者腹痛、腹泻症状减轻，黄色稀水便3～4次/d，大便量减少至1500～200mL/d。体温恢复正常。2022年10月，腹痛、腹泻症状加重，便次增加至8～10次/d，便量3000～4000mL/d，同时再次出现间断高热。为求进一步诊治收入我院。自起病来，患者精神、食欲差，睡眠一般，体重下降15kg。

▶ 既往史

胆囊结石病史，否认结核感染病史。否认食物（含麸质饮食）、药物过敏史、个人史、婚育史、家族史无特殊。

▶ 入院查体

T 36.7℃，P 118次/min，R 20次/min，BP 86/56mmHg，BMI 17.09kg/m²。体形消瘦，神志清，一般情况弱，全身皮肤干燥脱屑，双肺呼吸音正常，心律齐，心脏瓣膜听诊区未闻及病理性杂音，腹部平坦，左下腹、脐周压痛，无明显反跳痛、肌紧张，肠鸣音活跃，7 次 /min，双下肢无水肿。

▶ **实验室检查**

血常规：WBC 20.22×10^9/L，NEUT# 16.86×10^9/L，Hb 76g/L，PLT 358×10^9/L。

大便常规＋隐血：RBC 1～3 个 /HPF，未见 WBC，隐血阳性；超敏 CRP 33.99mg/L，ESR 48mm/h。

肝肾功能：ALB 20g/L，钾 2.3mmol/L，余肝肾功能正常。

血脂、凝血功能正常；肿瘤标志物阴性。

免疫指标：血清 IgG、IgA 正常；抗核抗体、抗可溶性抗原、抗中性粒细胞胞质抗体、麦胶敏感性肠病自身抗体谱、抗杯状细胞抗体均阴性。

感染指标：巨细胞病毒 PP65 抗原、巨细胞病毒 DNA、EBV-DNA、粪便抗酸染色、粪艰难梭菌培养、粪艰难梭菌毒素检测、粪便寄生虫未见明显异常，粪便病原高通量测序无明确致病菌，但乳杆菌等益生菌比例下降。D 木糖吸收实验 0.1g/5h。

▶ **内镜检查**

胃镜（见图 5-1）：胃底、胃体黏膜肿胀、散在多发充血，十二指肠球腔、球后、降部小肠绒毛短缩。

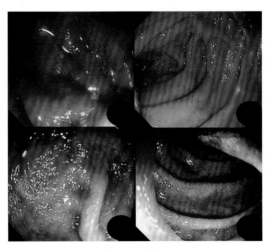

图 5-1　胃镜

结肠镜：回肠末端黏膜纵向瘢痕形成，直肠局部可见黏膜肿胀略粗糙，近肛缘黏膜充血肿胀明显，未见糜烂或溃疡。

胶囊小肠镜（见图 5-2）：小肠黏膜间断多发小溃疡，部分溃疡较深，表面粗糙不平、糜烂，小肠绒毛短缩。

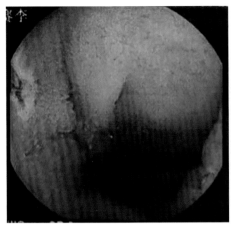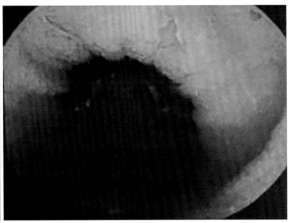

图 5-2　胶囊内镜

活检病理：十二指肠、回肠末端小肠黏膜慢性活动性炎，绒毛低平，潘氏细胞、杯状细胞减少，可见凋亡小体，未见上皮内淋巴细胞增多；结肠黏膜显灶性活动性炎，杯状细胞减少，可见凋亡小体（见图5-3）。

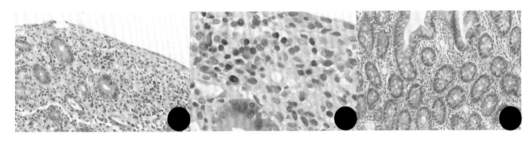

图 5-3　病理

▶ **影像学检查**

腹盆增强CT＋小肠重建：肠系膜区多发小淋巴结，直肠远段肠壁增厚。

诊治经过

本例青年女性患者临床上主要表现为慢性腹痛、腹泻间断发热，腹泻量大、水样泻，伴显著低血钾、低血清白蛋白，内镜下小肠黏膜多发溃疡，十二指肠绒毛短缩，活检病理可见小肠绒毛短缩、杯状细胞、潘氏细胞减少，有凋亡小体（见图5-3）。

小肠绒毛短缩病因分析：

（1）自身免疫性肠病：自身免疫性肠病是一种发病机制尚不明确的罕见肠道自身免疫性疾病，抗肠上皮细胞抗体或杯状细胞抗体阳性。特征性小肠病理组织学改变，包括小肠绒毛部分或完全变钝，深部隐窝淋巴细胞增多，隐窝凋亡小体增多，杯状细胞、潘氏细胞减少亦是自身免疫性肠病的特征性改变。本例患者虽血清学相关抗体阴性，但结合病理表现，诊断首先考虑自身免疫性肠病。

（2）乳糜泻：在遗传易感性人群中，由含麸质食物诱发的以肠道黏膜炎症、绒毛萎缩和隐窝增生为特点的小肠疾病。血清学可有组织转谷氨酰胺酶抗体、抗麦胶蛋白抗体等阳性。本例患者虽有明显小肠绒毛萎缩，但血清学阴性，且乳糜泻患者病理中可见杯状细胞，很少有杯状细胞缺失，故本例患者与典型乳糜泻表现不符。

（3）胶原性口炎性腹泻：一种罕见的小肠疾病，病理可见小肠绒毛萎缩，马松染色肠道上皮下厚度＞10μm胶原带为其特异性表现。本例患者马松特染中未见显著胶原带，与胶原性口炎性腹泻不符。

（4）普通变异型免疫缺陷病：本例患者血淋巴细胞、IgG、IgA抗体，活检病理无显著浆细胞数量减少表现，基本除外普通变异型免疫缺陷病。

经肠病多学科会诊讨论，认为患者临床表现、影像学和病理特点均不符合克罗恩病，病理可见小肠绒毛短缩、杯状细胞、潘氏细胞减少，有凋亡小体，符合自身免疫性肠病表现，建议加用糖皮质激素治疗。征得患者及其家属同意后，于2023年12月加用甲泼尼龙40mg，每天1次静脉滴注，经验性抗感染美罗培南1g，每8小时1次静脉滴注。因患者肠道益生菌比例下降，同时加用口服地衣芽孢杆菌活菌胶囊500mg，每天3次调节肠道菌群。营养方面经外周血管肠外营养、补液、补钾治疗。2周后，患者体温正常，腹痛缓解，腹泻次数减少至每天4～5次，便中粪质增多，每天总量1200～1800mL，血压恢复至100/60mmHg，心率80次/min，复查白蛋白37g/L，超敏CRP 2.4mg/L，ESR 13mm/h。停用美罗培南。

2023-01-05，患者再次出现发热，体温最高38.5℃，伴明显畏寒，同时腹痛、腹泻加重，便次增加至8～12次/d，总量2500～3500mL。外周血需氧培养21小时阳性，为地衣芽孢杆菌。菌种全基因组测序示血培养地衣芽孢杆菌与地衣芽孢杆菌胶囊中活菌同源，并检查外周血二胺氧化酶（DAO）27.18ng/mL（0.2～10ng/mL）。停用地衣芽孢杆菌活菌胶囊，加用美罗培南1g，每8小时1次静脉滴注，抗感染治疗，患者体温恢复正常，腹痛缓解，便次减少至3～4次/d，稀糊便，便量减少至1000～1500mL。后续静脉甲泼尼龙过渡至口服泼尼松40mg，每天1次，患者便次、便量再次增加，经肠病多学科会诊讨论，考虑患者肠道黏膜屏障功能较差，长期大剂量糖皮质激素治疗增加肠道感染、血流感染风险，建议加用口服他克莫司治疗，监测血药浓度调整他克莫司剂量，糖皮质激素缓慢减量。遂于 2023 年 2 月加用口服他克莫司并逐渐增加剂量至每天 3mg，口服泼尼松规律每两周减 2.5mg，同时逐步增加肠内营养剂量，恢复经口进食并停用经肠外营养支持。2023 年 5 月起，患者腹泻、腹痛缓解，每天 1 次成形软便，体温持续正常，体重逐渐恢复至 51kg，BMI 21.79kg/m^2。2023 年 6 月，泼尼松减量至每天 5mg、他克莫司维持每天 3mg 时，复查胃镜十二指肠球腔、球后、降部黏膜小肠绒毛短缩，活检病理示小肠黏膜显慢性炎，部分仍较正常低平，部分区域可见趋近正常形态的小肠绒毛，杯状细胞量可，潘氏细胞可见，隐窝结构大部分规则，固有层内灶性淋巴细胞聚集，未见明确凋亡小体，未见活动性炎。

总结与思考

自身免疫性肠病是一种发病机制尚不明确的罕见肠道自身免疫性疾病，主要临床表现包括腹泻，尤其是大量水样泻、腹胀、呕吐、发热、腹部不适等，较少出现便血、黑便[1]。儿童患者多见，成人起病的罕见。成人自身免疫性肠病目前沿用的诊断标准是 2007 年 Akram 等人提出的梅奥标准[2]，包括：①慢性腹泻持续时间＞6 周；②吸收不良；③特征性小肠病理组织学改变，包括小肠绒毛部分或完全变钝，深部隐窝淋巴细胞增多，隐窝凋亡小体增多，表面上皮内淋巴细胞增多不明显；④除外其他原因引起的绒毛萎缩；⑤抗肠上皮细胞抗体或杯状细胞抗体阳性。其中第 1～4 条为必要，第 5 条非必要。

除小肠绒毛短缩外，杯状细胞、潘氏细胞减少亦是自身免疫性肠病的特征性改变。杯状细胞和潘氏细胞是肠道重要的分泌细胞，可以分泌黏液、抗菌肽、防御素等，在肠道黏膜屏障功能中起到重要作用[3]，而肠道杯状细胞、潘氏细胞显著减少或缺失，将导致肠道屏障功能下降，增加肠道细菌移位和血流感染风险。本例患者服用糖皮质激素治疗后曾有血培养阳性，菌种鉴定为地衣芽孢杆菌。地衣芽孢杆菌是一种革兰阳性需氧芽孢杆菌，以孢子形态广泛存在于土壤、尘埃、水源等自然界环境中，在营养充足的环境下可以生态存在。地衣芽孢杆菌可以分泌具有抗细菌和抗真菌作用的化合物，如地衣素和芽孢杆菌素，临床上作为益生菌常用于调节肠道菌群、改善肠道微环境[4]。尽管已有临床研究证实口服地衣芽孢杆菌的安全性和有效性[5, 6]，但依然有病例报道，在免疫抑制人群中，有地衣芽孢杆菌相关血流[7, 8]。为明确本例患者血流感染的地衣芽孢杆菌来源，我们将患者口服地衣芽孢杆菌胶囊中的活菌与血培养分离的菌进行全基因组测序，证实为同源菌株。最终考虑患者为自身免疫性肠病→肠道黏膜屏障受损和免疫抑制状态→口服地衣芽孢杆菌活菌透过肠道黏膜屏障→地衣芽孢杆菌血流感染。

因此，我们需要从本病例中充分吸取经验教训，在自身免疫性肠病患者治疗过程中，需警惕肠道黏膜屏障功能受损肠道细菌移位入血，导致血流感染甚至感染性休克的可能。在治疗过程中，避免免疫抑制治疗过强，谨慎使用益生菌，尽可能降低感染风险。

专家点评

本例病例主因"间断腹痛 6 个月，腹泻、发热 4 个月"，小肠绒毛短缩，确诊为自身免疫性肠病，激素治疗后症状好转，同时给予地衣芽孢杆菌活菌胶囊后再次出现发热，外周血需氧培养 21 小时阳性，为地衣芽孢杆菌。菌种全基因组测序示血培养地衣芽孢杆菌与地衣芽孢杆菌胶囊中活菌同源，并检查外周血二胺氧化酶（DAO）27.18ng/mL（0.2 ～ 10ng/mL）。停用地衣芽孢杆菌活菌胶囊，给予抗感染治疗后，体温恢复正常，腹痛缓解，便次减少。经肠病多学科会诊讨论，考虑患者肠道黏膜屏障功能较差，长期大剂量糖皮质激素治疗增加肠道感染、血流感染风险，建议加用口服他克莫司治疗，监测血药调整他克莫司剂量，糖皮质激素缓慢减量。激素减量至每天 5mg、他克莫司维持每天 3mg 时，复查胃镜十二指肠球腔、球后、降部黏膜小肠绒毛短缩，活检病理示小肠黏膜显慢性炎，部分仍较正常低平，部分区域可见趋近正常形态的小肠绒毛。该病例通过 MDT 讨论，对小肠绒毛缩短的病因进行了分析，最终确诊为自身免疫性肠病。然而，由于肠道黏膜屏障受损和长期激素的免疫抑制，在给予益生菌调节肠道菌群的过程中出现了菌血感染，对临床应用益生菌前警惕肠道菌群易位的相关风险，具有较好借鉴意义。

慢性腹泻、吸收不良、小肠绒毛萎缩，这些是很多小肠疾病的非特异性表现，诊断自身免疫性肠病最重要的是病理，本例病理描述"潘氏细胞、杯状细胞减少，凋亡小体增多"，杯状细胞在进行 HE 染色时，黏原颗粒被染料溶解，多呈现出空泡状，潘氏细胞是小肠腺体底部的含粗大嗜酸性颗粒的细胞，HE 容易着色，但是固定液容易将其颗粒破坏。可以通过高碘酸 - 无色品红染色法（PAS 染色法），将杯状细胞颗粒中含有的黏蛋白（是一种糖蛋白），染成紫红色，醛复红染色呈紫色，予以明确。潘氏细胞通过 Phloxine 复染或 Lendrum 荧光桃红酒石黄染色等，予以明确。凋亡小体通过电镜检测更加准确。

　　我们需要从本病例中充分吸取经验教训，在自身免疫性肠病及其他严重肠黏膜屏障损伤患者的治疗过程中，警惕肠道黏膜屏障功能受损，肠道细菌移位入血，导致血流感染甚至感染性休克的可能。同时在治疗过程中避免激素、免疫抑制治疗过强，合理使用益生菌，选择合适的患者、合适的时机、合适的种类，尽可能降低感染风险。

空军军医大学西京医院　梁　洁

参考文献

[1]　Villanacci V, Lougaris V, Ravelli A, et al. Clinical manifestations and gastrointestinal pathology in 40 patients with autoimmune enteropathy[J]. Clin Immunol, 2019, 207: 10-17.

[2]　Akram S, Murray JA, Pardi DS, et al. Adult autoimmune enteropathy: Mayo Clinic Rochester experience[J]. Clin Gastroenterol Hepatol, 2007, 5(11): 1282-1290.

[3]　Peterson L.W, Artis D. Intestinal epithelial cells: regulators of barrier function and immune homeostasis[J]. Nat Rev Immunol, 2014, 14(3): 141-153.

[4]　Muras A, Romero M, Mayer C, et al. Biotechnological applications of bacillus licheniformis[J]. Crit Rev Biotechnol, 2021, 41: 609-627.

[5]　Sorokulova IB. A comparative study of the biological properties of Biosporin and other commercial Bacillus-based preparations[J]. Mikrobiol Zh, 1997, 59: 43-49.

[6]　McFarlin B, Henning A, Bowman E, et al. Oral sporebased probiotic supplementation was associated with reduced incidence of post-prandial dietary endotoxin, triglycerides, and disease risk biomarkers[J]. WJGP, 2017, 8(3): 117-126.

[7]　La Jeon Y, Yang JJ, Kim MJ, et al. Combined Bacillus licheniformis and Bacillus subtilis infection in a patient with oesophageal perforation[J]. J Med Microbiol, 2012, 61: 1766-1769.

[8]　Haydushka IA, Markova N, Kirina V, et al. Recurrent sepsis due to bacillus licheniformis[J]. J Glob Infect Dis, 2012, 4(1): 82-83.

Case 6

结肠溃疡经验性治疗二例

／ 张倩 沈祥国 上海市吴淞中心医院 ／

案例一：结肠溃疡经验性治疗一例

病 史

患者，女性，44岁，因"腹痛腹泻20余天，加重伴黏液血便1天"于2021-08-27收入我院。2021年8月初，患者聚餐进食日料后出现反复腹痛，同餐人员无类似表现，口服对症治疗药物后症状好转。入院5天前患者再次出现腹痛、腹泻，水样便每天10余次，有低热，T 37.4℃，WBC $15.3×10^9$/L，NEUT% 79.5%，LYM 13.7%，MONO 5.8%，Hb 138g/L，CRP 39.5mg/L。粪隐血试验（OB）阳性，WBC 2～3个/HPF，RBC 0～1个/HPF。急诊予以左氧氟沙星0.5g qd治疗3天后无好转。入院1天前，患者腹泻，解黏液血便10余次，最高体温38.5℃，伴明显乏力。复查血常规：WBC $17.2×10^9$/L，NEUT% 82.4%，LYM 9.1%，MONO 8.2%，CRP 88.6mg/L。大便常规：OB阳性，WBC满视野，RBC满视野。病程中患者纳差，体重下降8kg。既往有便秘病史，否认腹痛、腹泻、黏液血便史，否认皮肤、眼睛、关节、肛周异常，否认风湿免疫疾病，否认结核接触史，否认感染疾病、肿瘤史及特殊家族史。有剖宫产手术史。

▶ **入院查体**

T 36.8℃，P 80次/min，R 20次/min，BP 139/92mmHg。下腹有手术瘢痕，肠鸣音5～6次/min，活跃，腹软，脐周有压痛，无反跳痛，墨菲征、肝区叩击痛阴性，肝、脾肋下未触及。

▶ **实验室检查**

2021-08-22血常规：WBC $15.3×10^9$/L，NEUT% 79.5%，Hb 138g/L，LYM 13.7%，MONO 5.8%，CRP 39.5mg/L。大便常规：OB阳性，WBC 2～3个/HPF，

RBC 0 ～ 1 个 /HPF。生化：肝肾功能正常，血钾：3.47mmol/L。

2021-08-27 血常规：WBC 17.2×10⁹/L，NEUT% 82.4%，LYM 9.1%，MONO 8.2%，CRP 88.6mg/L。大便常规：OB 阳性，WBC 满视野，RBC 满视野。

诊治经过

入院后予以禁食、补液、头孢他啶抗感染等治疗，症状改善不明显。完善 IBD 检查单：ESR 39mm/h，钙卫蛋白 1001.72μg/g。肿瘤指标：CA724 35.1U/mL，CA125 67.7U/mL，癌胚抗原（CEA）12.70ng/mL，余正常。ALB 32.9g/L。细胞因子：IL-6 9.85pg/mL，IL-5 3.84pg/mL。粪便各类培养（沙门菌、志贺菌、霍乱弧菌、副溶血弧菌培养）、粪便虫卵检查阴性；CMV 抗体、血浆 EBV-DNA、免疫球蛋白亚型（IgG₄）、T-SPOT、风湿免疫指标、过敏原、单纯疱疹病毒 Ⅰ 和 Ⅱ，以及风疹病毒相关抗体均未见明显异常。

2021-08-31 上腹部增强 CT：所见升结肠、横结肠、降结肠肠壁增厚，炎性病变？请结合肠镜检查，余上腹部 CT 增强未见明显异常。肛周、会阴软组织 MRI 增强＋DWI：肛周、会阴区软组织未见明显异常信号。所见直肠、乙状结肠动脉期强化较明显。

支持治疗一般情况改善后，2021-09-08 行胃肠镜检查。胃镜提示糜烂性胃炎。肠镜：所见全结肠黏膜充血、水肿、糜烂、密集出血点，散在大量新鲜血迹及脓性分泌物。横结肠至乙状结肠可见散在多发深凿样溃疡，部分纵行趋势。盲肠、升结肠及直肠溃疡不明显。检查结论：结肠炎（UC？ CMV 肠炎？）（见图 6-1A ～ D）。

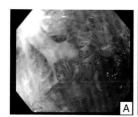 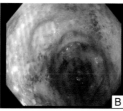 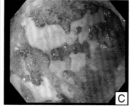 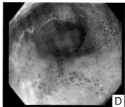

肠镜结果示，A、B：纵向溃疡及深凿样溃疡；C：乙状结肠地图样溃疡；D：直肠炎症较乙状结肠显著减轻。

图 6-1 内镜

结合患者内镜表现，高度怀疑 CMV 肠炎可能。外送血标本 CMV-DNA 阴性、粪便艰难梭菌毒素检测阴性，肠镜病理：黏膜急慢性炎，伴间质充血、大量浆细胞浸润，及隐窝脓肿形成，CMV 免疫组化阴性。但患者急性起病，病程不足

6周，特别是结合结肠镜下表现，不能排除CMV肠炎及其他感染性肠炎可能。

予以经验性治疗：美沙拉秦4g qd口服联合灌肠，更昔洛韦0.25g bid静脉滴注，暂停抗生素治疗，避免肠道菌群紊乱并有利于进一步观察。治疗后，患者症状迅速改善，无发热、腹痛腹泻，1～2次/d糊状便，康全甘口服及半流质饮食无不适主诉。9月14日复查，ESR 42mm/h，钙卫蛋白902.72μg/g，CEA 9.39ng/mL；大便常规：RBC 0～2个/HPF，WBC＞25个/HPF，余WBC、NEUT%、MONO、CA72-4、CA125降至参考值范围内。综合考虑患者诊断：感染性肠炎、病毒性肠炎可能性大，合并UC待排。抗病毒治疗结束后出院，继续口服美沙拉秦。

2021-10-21复查实验室指标：WBC $8.4×10^9$/L，NEUT% 77.9%，Hb 127g/L，LYM 18%，MONO 3.5%，CRP1.4mg/L。大便常规：未见明显异常，钙卫蛋白35.63μg/g。

2021-11-09复查肠镜：感染性结肠炎治疗后改变（见图6-2）。可见通过抗CMV治疗，患者短期内达成黏膜完全愈合。虽然完全排除合并UC需要停药后长期随访观察，但至目前随访两年半，患者未用药未复发，考虑UC可能性较小。

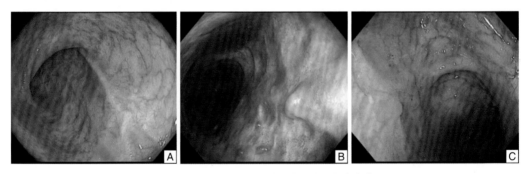

图6-2　治疗后2个月后肠镜下黏膜完全愈合

案例二：SUC经验性治疗一例

病　史

患者，60岁男性，因"溃疡性结肠炎10年伴血便2个月"于2021-03-25入我院。2012年，患者因脓血便至外院就诊，诊断：溃疡性结肠炎，全结肠型。确诊后开始行静脉及口服激素治疗，症状好转后美沙拉秦维持治疗。

2015—2017 年，患者自行停用美沙拉秦后症状出现反复。2019 年再次出现腹泻、脓血便，外院住院诊断：溃疡性结肠炎，全结肠型，重度。予以静脉及口服激素治疗，症状好转，此后继续美沙拉秦维持治疗。2020 年 8 月，再次因相同病情住院治疗，予以激素治疗后好转。

2022 年 2 月初，患者无明显诱因下出现反复黏液血便，4 ～ 5 次 /d，伴明显乏力。自行口服甲泼尼龙片，由 8mg 逐渐增加至 32mg（用药超过 6 周），同时自备美沙拉秦口服＋灌肠，症状无改善，血便至 6 次 /d。此次起病以来，胃纳一般，体重下降 10kg。无特殊疾病史、手术史、家族史。吸烟 20 年，2001 年戒烟。父亲因肠癌去世。

▶ 入院查体

T 36.5℃，P 78 次 /min，R 18 次 /min，BP 121/70 mmHg。贫血貌，肠鸣音 6 次 /min，腹软，腹部无压痛、反跳痛，墨菲征、肝区叩击痛阴性，肝、脾肋下未触及。

▶ 内镜检查

外院 2012-04-16 肠镜：溃疡性结肠炎（全结肠）。2019-07-02 胃镜：慢性浅表性胃炎伴糜烂。2019-07-04 肠镜：溃疡性结肠炎（全结肠）。2020-08-10 胃镜：慢性浅表性胃炎伴糜烂 胃底息肉。肠镜：溃疡性结肠炎（全结肠炎，重度）。

诊治经过

入院后完善相关检查，血常规示 WBC $6.0×10^9$/L，NEUT% 61%，Hb 77g/L，LYM 30.6%，MONO 8.2%，CRP 21.5mg/L。大便常规示 OB 阳性，WBC 6 ～ 7 个 /HPF，RBC 满视野，钙卫蛋白 789.41μg/g。ESR 16mm/h。ALB 31.8g/L。自身抗体及自身免疫性肝病抗体谱示抗核抗体阳性，ANA 滴度 1：320，ANCA-PR3 弱阳性。余 IBD 检查单实验室检查均未见明显异常。结肠 CTE：部分降结肠肠壁增厚伴强化，请结合病史及肠镜检查。肠镜：插镜至回肠末端，回盲瓣呈唇形，开放良好，升结肠黏膜未见明显异常，退镜距肛缘 75cm 横结肠近肝曲处开始至肛缘，结肠四壁黏膜大片剥脱、溃疡形成，散在大片岛状黏膜糜烂、表面可见脓性分泌物，未见新生物。结论：溃疡性结肠炎（E3，慢性复发型，活动期，重度，Mayo 评分 3 分）（见图 6-3A ～ D）。当时因新冠疫情，病理未外送检测 CMV，EBER 病理阴性。

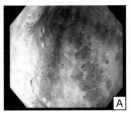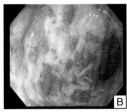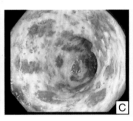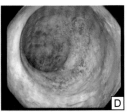

A: 横结肠不规则溃疡炎症；B、C: 乙状结肠黏膜大块剥脱及地图样溃疡；D: 直肠炎症较乙状结肠显著减轻。

图 6-3　内镜

患者病情多年，反复自行口服激素（甲泼尼龙）治疗，本次治疗存在明显激素抵抗，需考虑机会感染可能，内镜有类似CMV感染的镜下表现。口服激素剂量不变，予以更昔洛韦治疗 3 周，依据疗效逐步激素减量，美沙拉秦 4g qd 口服联合灌肠。2021-04-29 出院时甲泼尼龙已减至 16mg/d，1 次/d黄色成形便。Hb 117g/L，钙卫蛋白降至 206.2μg/g。2021-06-26 激素完全停药，体重增加 4kg，无不适主诉。

2022-08-26 复查肠镜：溃疡性结肠炎治疗后改变（E3，慢性复发型，横结肠、降结肠Mayo评分 2 ～ 3 分，乙状结肠Mayo评分 1 ～ 2 分，直肠Mayo评分 0 ～ 1 分，肛缘Mayo评分 2 分）（见图 6-4）。随访 1 年多，患者维持口服美沙拉秦，病情平稳。

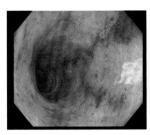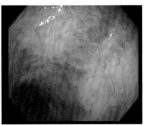

图 6-4　治疗后内镜

总结与思考

CMV对于人群可分为血清学感染及实质性器官损伤。在IBD患者中，血清学感染较为常见，可表现为CMV IgM 阳性及 DNA 阳性，但大多数时候不会导致脏器损伤，包括CMV肠炎，一般不影响免疫抑制性药物使用。CMV导致的实质性脏器损伤较为少见，包括CMV肺炎、食管炎、肝炎、结肠炎等。病理发现

CMV包涵体是确诊金标准，一旦确诊，应停用免疫抑制相关药物并积极抗病毒治疗。

受制于活检阳性率，CMV肠炎确诊较为困难。无论在哪级医院，特别是在紧急情况下，CMV肠炎的确诊都是IBD亚专科医师需要面对的临床痛点和难点问题。CMV肠炎内镜下表现有较为鲜明的特点，且抗病毒治疗起效较快、无明显禁忌，这就为我们通过经验性内镜诊断/诊断性治疗确诊CMV肠炎提供了理论依据，这也是我们提出以上两例病例的目的。

中华医学会消化病学分会炎症性肠病学组 2017 年撰写的《炎症性肠病合并机会性感染专家共识意见》[1]明确指出，结肠镜检查发现特殊内镜表现可提示CMV结肠炎，应常规行活组织检查并进行鉴别诊断。文献报道广泛黏膜脱失、深凿样溃疡、纵向溃疡、鹅卵石样改变、不规则溃疡等可能是CMV结肠炎内镜特征表现。

以上两例患者存在以上典型内镜特征，病例 2 是在UC背景下的内镜特征，结合更昔洛韦治疗快速起效，虽然CMV血清学、组织病原学阴性，但我们依旧高度疑诊CMV肠炎，并获得了良好的疗效。而病例 1 为非免疫缺陷的急性感染性CMV肠炎，更加罕见，值得注意。

综上，经验性内镜诊断/诊断性治疗是临床应对CMV肠炎可操作性较高的解决方案。

专家点评

该病例分享提供的是 2 个具有不同病程的结肠溃疡的治疗分享，两者的特点是镜下表现都需排除有CMV感染的可能，两例经抗病毒、支持治疗和美沙拉秦治疗等，结局都是良好的。尤其病例 2 给我们的启示，是在UC病情重、激素出现抵抗，镜下提示有CMV感染的可能，在找病原依据的同时，可以考虑抗病毒观察治疗，避免延误治疗。

病例 1 患者起病时间短，经抗病毒和美沙拉秦治疗 2 个月后复查内镜黏膜愈合，不能排除UC，建议延长随访时间，同时复查肠镜及相关实验室指标，动态观察病情变化，则对进一步明确诊断有很大帮助。

病例 1 患者血和组织免疫组化都没有找到CMV感染证据，镜下有CMV感染的表现，给予抗病毒治疗需充分沟通，密切观察，若治疗效果不好，需继续寻找溃疡病因，同时做好药物毒副作用监测。

江苏省人民医院　张红杰

参考文献

[1] 中华医学会消化病学分会炎症性肠病学组. 炎症性肠病合并机会性感染专家共识意见[J]. 中华消化杂志, 2017, 37(4): 217-226

Case 7

慢性阑尾炎误诊为克罗恩病一例

／汪欢　华中科技大学同济医学院附属协和医院／

病　史

患者，男性，53 岁。因"间断下腹部胀痛 1 年余"于 2023-01-03 就诊于华中科技大学同济医学院附属协和医院消化内科。

患者 1 年余前无明显诱因出现下腹部胀痛，伴大便次数增多，7 ~ 8 次/d，大便干结、量少，伴里急后重感，偶可见少量鲜血，无恶心、呕吐等不适，后于当地医院行肠镜示直肠黏膜糜烂，诊断为"溃疡性直肠炎"，予以柳氮磺吡啶（8 片/d）治疗后大便次数较前减少，4 ~ 5 次/d，腹胀痛未见明显好转。2022 年 6 月，于当地医院就诊，诊断考虑克罗恩病，行英夫利昔单抗治疗。第一次英夫利昔单抗（300mg）后腹胀稍缓解；第二次英夫利昔单抗（300mg）治疗后上述症状再次出现；调整第三次英夫利昔单抗（400mg）治疗后，患者下腹部胀痛加重，自行停药。2022 年 11 月，再次就诊于当地医院，诊断考虑克罗恩病待排，给予美沙拉秦（4g/d）。现患者仍诉间断下腹部胀痛，偶伴恶心、嗳气，大便 2 ~ 3 次/d，干结，伴里急后重，无黑便、血便等。2023-01-03 就诊我科，门诊遂以"炎症性肠病待排"收入院。起病以来，患者纳差，精神、睡眠欠佳，大便如上述，小便尿频，体重下降 10kg。既往频发室性早搏病史 4 年余，长期口服倍他乐克治疗。

▶ 内镜检查

2022-06-17 外院肠镜（见图 7-1）：常规进镜至回肠末端，直肠肛门 10 ~ 16cm 黏膜肿胀，表面充血糜烂，管腔狭窄，进镜阻力，活检 2 块，质软。余回肠末端，结肠黏膜光滑，管腔通畅。诊断：直肠狭窄（活检定性）。病理示：慢性炎症。

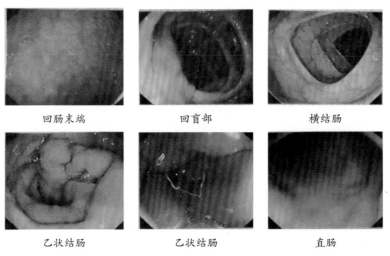

| 回肠末端 | 回盲部 | 横结肠 |
| 乙状结肠 | 乙状结肠 | 直肠 |

图 7-1　2022-06-17 外院肠镜示直肠狭窄（活检定性）

2022-09-10 外院肠镜（见图 7-2）：直肠肛门 10 ～ 16cm 黏膜肿胀，表面充血，管腔狭窄，内镜可通过，活检 2 块，质软。直肠近肛缘一处直径 0.3cm 扁平息肉。诊断：1.直肠黏膜肿胀（活检定性），2.直肠小息肉。病理示：慢性炎症。

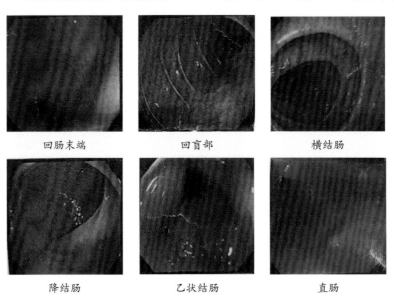

| 回肠末端 | 回盲部 | 横结肠 |
| 降结肠 | 乙状结肠 | 直肠 |

图 7-2　2022-09-10 外院肠镜示直肠狭窄（活检定性）

2022-11-10 外院超声肠镜（见图 7-3）：直乙交界黏膜肿胀，2 ～ 4 层增厚，层次不清，伴管腔狭窄，深挖活检 10 块。病理：慢性炎症。

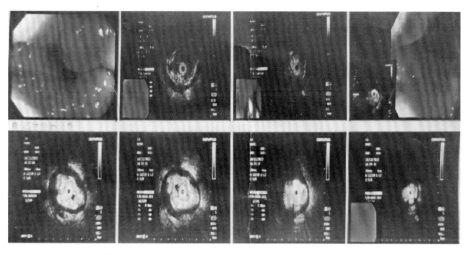

图 7-3 2022-11-10 外院肠镜示直肠狭窄（活检定性）

▶ **外院小肠影像**

2022 年 6 月小肠MR：1.回肠远端、直肠上段及乙状结肠肠壁不均匀增厚、强化，炎性病变多考虑，回肠远端肠壁内瘘形成，累及邻近直肠及乙状结肠系膜脂肪间隙；2.中下腹肠系膜脂肪间隙多发增大淋巴结。

2022 年 9 月小肠MR：1.回肠远端、直肠上段及乙状结肠肠壁不均匀增厚、强化均较前加重；直肠与空回肠间隙较前更加密切，强化明显，有内瘘形成趋势；累及邻近直肠及乙状结肠系膜脂肪间隙弥漫性渗出。2.中下腹肠系膜脂肪间隙多发增大淋巴结，较前相仿。

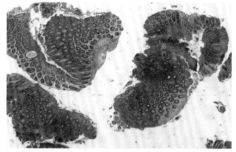

外院病理切片会诊：（直乙交界活检组织）镜下见黏膜隐窝排列尚规则，黏膜固有层部分略呈玻璃样变，局灶区域可见浅表糜烂上皮脱失，近表层隐窝减少，固有层内炎症细胞少，近表面见泡沫细胞聚集，未见明显其他；综上所述，（直乙交界处活检）慢性炎症，部分略呈缺血性改变，目前尚无支持IBD依据，黏膜脱垂、血管病变、肿瘤压迫等均可出现类似改变，请结合临床考虑（见图 7-4）。

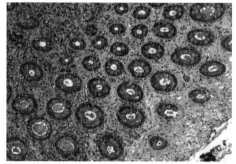

图 7-4 病理示慢性炎症，部分略呈缺血性改变，目前尚无支持IBD依据

▶ **入院查体**

T 36.8℃，P 67 次/min，R 16 次/min，BP 120/83mmHg，H 175cm，WT 60kg，BMI 19.59kg/m²。贫血貌，全身皮肤巩膜无黄染。双肺呼吸音清，未及干湿啰音。HR 80 次/min，律齐，未闻及杂音。腹部外形正常，全腹柔软，右下腹压痛，无反跳痛，腹部未触及包块，肝脏肋下未触及，脾脏肋下未触及，肾脏未触及。移动性浊音阴性。

▶ **实验室检查**

血常规：RBC 4.8T/L，Hb146g/L，WBC 7.86G/L，PLT 285G/L。大生化：ALB 32.8G/L，球蛋白 38.9g/L；CRP 57.01mg/L，ESR 69mm/h，钙卫蛋白 150ng/mL。感染相关：大便培养，连续三次细菌均阴性；大便涂片找真菌（－）；病毒相关：乙肝病毒、丙肝病毒、艾滋病毒、梅毒（－），肠病毒、柯萨奇病毒、CMV-DNA（－），EBV-DNA（－）。结核相关：结核抗体＋芯片（－），结核 T-SPOT（－），PPD 试验（－）。肿瘤标志物阴性。ENA：ANA 1∶320，抗RNP A抗体 4.9（＋）；ANCA：阴性。

▶ **影像学检查**

小肠CTE（见图 7-5）：1. 乙状结肠-直肠中上段、右下腹部回肠管壁明显不均匀并邻近软组织肿块影，考虑IBD合并邻近炎性病变并包裹，累及右侧精囊腺、右侧膀胱后壁，建议结合临床专科检查考虑除外肿瘤；2.肠系膜上、下动脉CTA未见显著异常。肠系膜上静脉CTV未见显著异常。

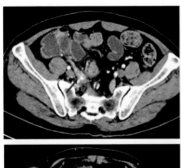
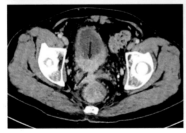
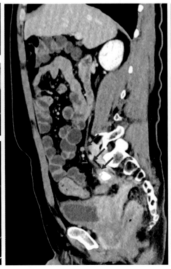
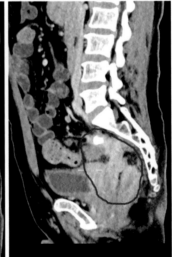

图 7-5 小肠CTE

▶ 内镜检查

肠镜（见图7-6）：结肠镜插入至回肠末端，肠道准备良好，插镜顺利。回肠末端、回盲部、升结肠、横结肠、降结肠、乙状结肠未见异常。直肠距肛门14～17cm可见黏膜肿胀狭窄，内镜勉强通过。系统性活检，病理加做抗酸、CMV、EBER染色和TB-PCR。肛门见内痔。结论：1.直肠黏膜肿胀并狭窄，2.内痔。

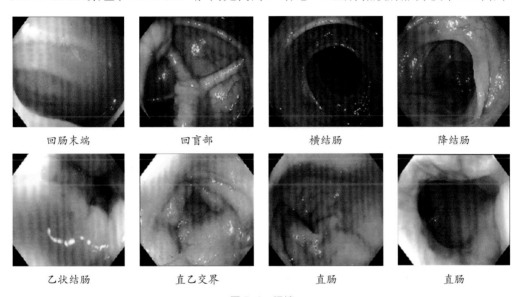

| 回肠末端 | 回盲部 | 横结肠 | 降结肠 |

| 乙状结肠 | 直乙交界 | 直肠 | 直肠 |

图 7-6　肠镜

肠镜病理（见图7-7）：（回肠末端活检组织）黏膜隐窝萎缩，腺体分泌减少，固有层间质见大片混合性炎症细胞浸润及淋巴组织增生，余未见特殊；（升结肠、横结肠、直肠活检组织）黏膜隐窝萎缩，腺体分泌减少，固有层间质见散在混合性炎症细胞浸润及灶性淋巴组织增生，余未见特殊；（降结肠、乙状结肠活检组织）黏膜隐窝萎缩，腺体分泌减少，固有层间质见散在混合性炎症细胞浸润，余未见特殊；CMV（－）；EBER（－）；抗酸染色（－）；TB-PCR 阴性。综上所述，上述肠段以回肠末端和直肠为重的慢性活动性炎，感染性肠炎及炎性肠病等均可出现类似病变，请结合临床考虑。

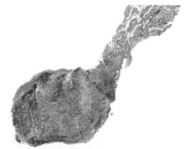

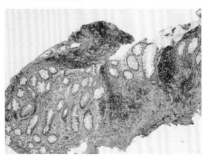

图 7-7　病理

诊治经过

患者初步诊断考虑CD待排，直肠狭窄，肠瘘，不完全性肠梗阻。但CD诊断依据不足，经消化内科、影像科、病理科、风湿科、胃肠外科等多学科会诊，认为患者目前影像、内镜和病理诊断CD依据不足。影像提示阑尾粪石伴慢性阑尾炎，不除外慢性阑尾炎累及盆腔所致。目前诊断不清，盆腔炎症广，累及多个器官有手术探查指征。2023-01-19转胃肠外科行腹腔镜手术探查。

术中探查发现：阑尾明显肿胀，阑尾内可见一枚粪石，阑尾与直肠，回肠末端及右侧盆壁致密粘连，回肠末端于盆底致密粘连。大体标本见图7-8。

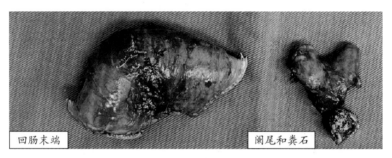

图 7-8　组织标本

术后病理（见图7-9）：1.（送检①）慢性阑尾炎急性发作，急性蜂窝织炎性阑尾炎伴阑尾腔粪石形成；特殊染色示：弹力纤维（－），淀粉染色（－）。2.（送检②回肠末端）多处取材制片，镜下见肠黏膜存在，仅局灶表面黏膜缺失，隐窝结构正常，肠壁全层混合炎症细胞浸润，以肠壁浆膜面为重；局部浆膜面可见大量纤维素性渗出物；黏膜固有层、黏膜下层及浆膜下层局部淋巴组织结节状增生，未见明确肉芽肿性病变及其他特殊；结合临床，符合肠粘连的病理改变。

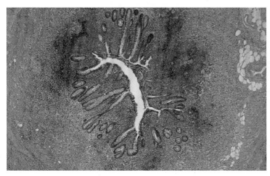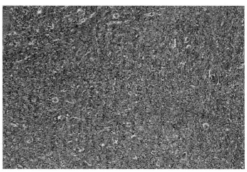

图 7-9　术后病理

该病例最终诊断为慢性阑尾炎。经外科手术治疗，患者腹痛、腹胀症状缓解，排便和排尿困难也明显改善。2023-03-15复查血常规，CRP，ESR正常，体重增加1.5kg。复查腹部CT对比前片术前盲肠及周围炎性病变明显吸收好转。

总结与思考

该病例为慢性腹痛患者，经多学科会诊后考虑慢性阑尾炎，手术探查证实其诊断。由于肠道狭窄，肠内瘘等表现误诊为克罗恩病。慢性阑尾炎较为隐匿，症状不典型，鉴别诊断更为困难，需警惕。

专家点评

近年来，随着IBD诊疗水平的提高，很多相对基层的医院也能进行相应诊断和治疗，但从该病例我们可以看到，IBD规范化诊断治疗理念的推广仍非常重要而迫切。该患者为慢性阑尾炎所致的腹腔感染，被误诊为克罗恩病，并使用了英夫利昔单抗，如果不是患者自行停药，很难想象是否会有更严重的感染后果。幸而在协和医院MDT团队的合作下，患者接受了及时的外科手术，最终得以明确诊断。

尽管该患者的慢性腹痛勉强符合克罗恩病的表现，但回顾该患者的整个病史，多方面的特点提示其并非克罗恩病：临床表现上，虽然大便次数较多，但大便干结，而非腹泻，同时没有肛周病变，没有其他肠外表现；内镜下表现，是直肠乙状结肠交界部位的黏膜水肿与狭窄，而非克罗恩病常见的溃疡与铺路石样改变。协和医院的病理判断，不支持IBD，而为缺血性改变，黏膜脱垂、血管病变、肿瘤压迫等均可出现类似改变。

该病例非常好地展示了高水平MDT团队的重要性，提示对于诊断存疑的所谓IBD患者，应谨慎诊断，更应谨慎用药，以免给患者带来不必要的医疗伤害。

南京大学医学院附属鼓楼医院 张晓琦

良性非感染性疾病

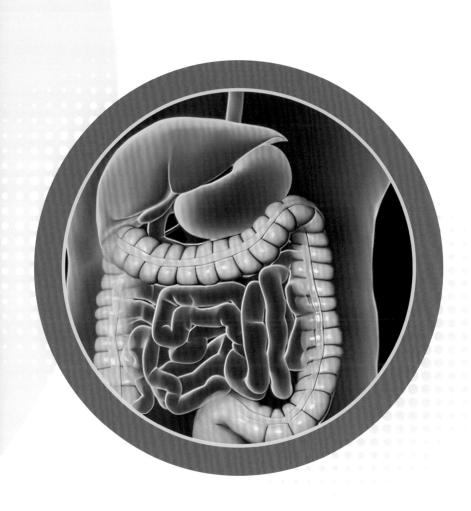

Case 8

帽状息肉病一例

／朱明明　上海交通大学附属仁济医院／

病 史

患者，男性，26岁，因"反复腹泻、黏液血便1年半，肛周疼痛4月"，于2022-01-20入住我院。患者于2020年8月，不洁饮食后，出现大便次数增多，每天数次到数十次，时有黏液血便，无明显腹痛、腹胀及发热，有明显体重下降，查炎症指标轻度增高，予以抗感染治疗无效，遂于2020-10-26于当地市医院就诊，肠镜检查提示：结直肠多发息肉，最大约2.5cm，大部分息肉表面充血，顶端稍凹陷、粗糙，可见分泌物附着，顶端腺管及血管显示欠清，予以多点活检，病理提示横结肠、乙状结肠、直肠管状腺瘤Ⅰ～Ⅱ级（见图8-1）。2020-11-13拟行肠镜下息肉EMR治疗，但因患者息肉较大、较多，电切乙状结肠其中一枚息肉送检，术后息肉病理仍提示管状腺瘤，出院后仍间断性腹泻、血便，体重减轻7.5kg。2020-12-02至当地省级医院入院，血WBC $6.8 \times 10^9/L$，Hb 130g/L，CRP 8mg/L，肠镜检查并再取活检，病理示直肠乙状结肠交界处黏膜慢性炎症伴糜烂，大量炎性渗出，部分腺体低级别异型增生，予以对症处理，相关癌基因筛查均无变异，腹泻症状无明显改善。2020-12-30肠镜可见直肠黏膜表面可见大量灰白色絮状物附着，见多发息肉，表面充血，并见多发扁平息肉样隆起，表面充血明显，部分隆起相互融合成片，位于直乙交界处，最大者面积约7cm×5cm，周围黏膜见"棘皮征"，升结肠、横结肠、降结肠、乙状结肠散在数十枚息肉最大者1.6cm×1.6cm山田Ⅳ型息肉，较大息肉顶端糜烂及充血（见图8-2）。2020-12-31全麻下行"乙状结肠＋部分直肠切除术，小肠预造口术"，术后病理示：直肠、乙状结肠锯齿状病变伴低级别异型增生、淋巴结反应性增生，出院后造口处排便偏多。

2021-06-04复查肠镜，沿肛门进镜至升结肠中段，见大量灰白色物质附着于肠腔，降结肠中段可见 0.6cm×0.7cm 山田 Ⅱ 型息肉，表面充血。肠道CT提示直肠肠壁不均匀增厚伴周围淋巴结增多，考虑肿瘤复发。2021-06-05 行回肠造口还纳术。出院后再次出现大量黏液便，20～30 次/d。2021-08-13 入院，复查肠镜提示再发结直肠多发性息肉，予以EMR电切，病理仍提示腺瘤。患者仍有严重腹泻，并出现肛周疼痛，2021-09-13 至广州某三甲医院住院复查肠镜示结肠多发息肉伴糜烂，行息肉EMR治疗，病理提示增生性息肉及管状腺瘤，直肠MR增强见术后吻合口瘘合并感染。2021-10-15 上海某三甲医院就诊，2021-10-18 行腹腔粘连松解术＋横结肠造口术，术后仍有严重腹泻，肛门黏液、出血，肛周疼痛感，为求进一步诊治入住我科，自发病以来体重下降20kg。无家族史、既往史。

▶ **入院查体**

T 36.7℃，P 80 次/min，R 18 次/min，BP 105/70mmHg，WT 50kg，H 175cm，BMI 15.3kg/m^2，神志清，精神稍萎，右上腹可见一造口，腹软，未见腹壁静脉曲张，无胃肠型及蠕动波，全腹部无压痛，无反跳痛，双下肢无水肿。

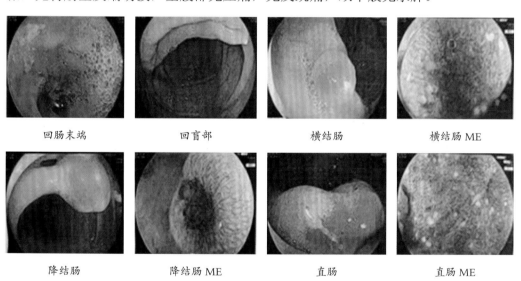

| 回肠末端 | 回盲部 | 横结肠 | 横结肠 ME |

| 降结肠 | 降结肠 ME | 直肠 | 直肠 ME |

结直肠多发息肉，最大约 2.5cm，大部分息肉表面充血，顶端稍凹陷、粗糙，可见分泌物附着，顶端腺管及血管显示欠清。

图 8-1　2020-10-26 肠镜

▶ **实验室检查**

血常规：WBC 9.52×10^9/L，N% 57.5%，L% 25.1%，E% 8.8%，HB 138g/L，PLT 345×10^9/L；ESR 10mm/h；CRP 1.52mg/L；肝功能：前白蛋白 185.70mg/L，ALB 30.3g/L，球蛋白 22.8g/L，幽门螺杆菌（Helicobacter pylori，Hp）抗体阳性，

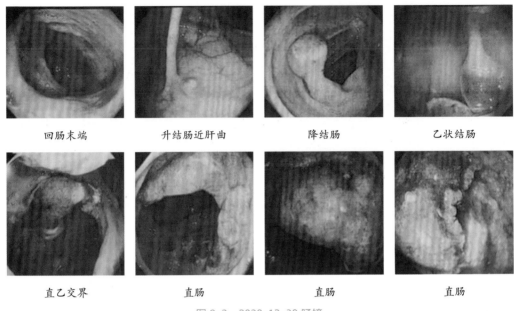

| 回肠末端 | 升结肠近肝曲 | 降结肠 | 乙状结肠 |
| 直乙交界 | 直肠 | 直肠 | 直肠 |

图 8-2　2020-12-30 肠镜

余（－）。感染指标：T-SPOT（－），CMV、EBV、HIV、TPPA 等（－）。风湿免疫指标、肿瘤指标（－）。粪便钙卫蛋白<15.0μg/g，粪便培养、涂片（－）。

▶ **影像学检查**

2022-01-23 肛瘘增强MR：肛管截石位 11 ～ 12 点位置条状异常信号影，血管影？局限性黏膜炎症？扫及直肠壁弥漫增厚。2022-01-26 肠道CT：肠道术后改变，横结肠局段造口，直肠肠壁弥漫性增厚伴结节样腔内隆起灶，周围脂肪间隙模糊伴多发淋巴结、囊性灶，小肠未见明显异常（见图 8-3）。2022-01-28 PET-CT：1.横结肠造口中，乙状结肠远段及直肠肠壁弥漫性增厚、直肠周围及前筋膜增厚、粘连，考虑肠道多发息肉样病变伴多发炎性渗出可能，建议病理除外局部恶性变可能；2.回肠末端、升结肠、结肠肝曲、横结肠及结肠脾曲炎性改变可能，回盲部系膜区及邻近肠系膜根部淋巴结炎性增生可能（见图 8-4）。

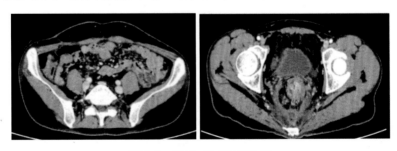

图 8-3　2022-01-26 肠道CT

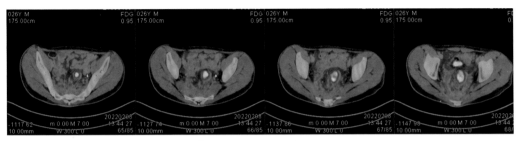

图 8-4　2022-01-28 PET-CT

▶ 内镜检查

2022-01-27 肠镜：直肠重度炎症伴狭窄；直肠多发息肉样增生；经造口进镜约 20cm 到回盲部，继续进至回肠末端 15cm 未见异常，横结肠及升结肠可见多发 0.6 ～ 0.8cm 息肉样隆起（见图 8-5）。

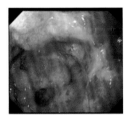
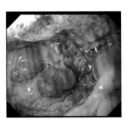
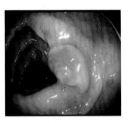
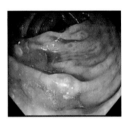

距肛门 10cm　　　　　距肛门 7cm　　　　　横结肠　　　　　　升结肠

图 8-5　2022-01-27 肠镜

诊治经过

入院初步诊断腹泻待查，结直肠多发息肉，直肠、乙状结肠术后吻合口瘘，横结肠造口状态、低蛋白血症。

患者为青年男性，既往无慢性病史及结肠息肉家族史，反复多次肠镜提示结肠多发息肉，主要集中在直肠、乙状结肠处。息肉顶端可见充血糜烂，息肉间黏膜正常，但电切治疗后息肉频发。2022-01-27 本院复查肠镜，可见直肠重度炎症伴狭窄；直肠多发息肉样增生；经造口进镜约 20cm 到回盲部及回肠末端未见异常，横结肠及升结肠可见多发 0.6～ 0.8cm 息肉样隆起。多次内镜下息肉形态符合帽状息肉病，需进一步病理会诊证实。遂将患者外院肠镜息肉 EMR 标本及结肠切除标本切片送至本院病理科会诊。同时予以甲硝唑静滴、利多卡因胶浆纳肛、5-ASA 局部灌肠，效果欠佳，后予以地塞米松＋锡类散＋云南白药灌肠缓解直肠炎症，肛周疼痛有所好转。2022-02-01 病理会诊意见提示：病变区结肠黏膜隐窝拉长，枯萎，凋零，固有层肌纤维闭塞，黏膜内混合炎性细胞浸润，息肉表面黏膜呈缺血性坏死，覆盖纤维性渗出物，局部呈修复性改变，未见异型增生或腺瘤样改变，均符合帽状息肉病（见图 8-6）。鉴于患者既往无便秘病史，尽管 Hp 抗体阳性，但目前肛周肿痛症状明显，激素灌肠部分好转，帽状息肉病因不能排除免疫紊乱所致。2022-02-04，为缓解肛周肿痛症状，予以甲泼尼龙 40mg 静滴 qd×7 天，控制肠道免疫炎症反应，后患者腹泻及肛周肿痛较前明显好转，无发热等特殊不适，予以出院口服激素并逐渐减量。出院 2 周后再发便血，肛门疼痛，遂予以高压氧治疗改善肛周炎症，30 次后肛周症状消失。激素减至 20mg 时，结合患者呼气试验结果，予以四联抗 Hp 治疗。2022-07-17 复查肠镜：造口插入至近端 25cm，见结肠黏膜散在条索状充血，未见明显息肉样隆起；从肛门进镜至约 10cm，似见盲端，可见散在息肉样增生，散在黏膜轻度充血（见图 8-7）。于 2022 年 8 月行结肠造口还纳术，术后恢复良好，目前大便 2～3 次/d，无脓血，无腹痛、肛周疼痛等不适。

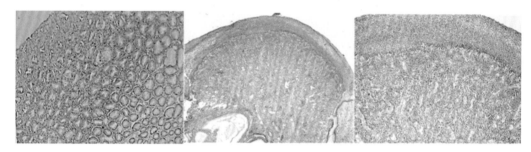

图 8-6　2022-02-01 病理

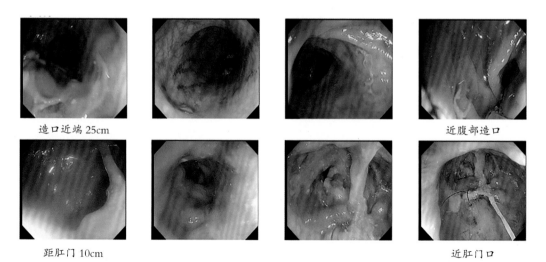

造口近端 25cm　　　　　　　　　　　　　　　　　近腹部造口

距肛门 10cm　　　　　　　　　　　　　　　　　　近肛门口

图 8-7　2022-07-17 肠镜

总结与思考

本病例为一例特殊的帽状息肉病例，历经数次息肉电切及手术史，辗转多家医院最终确诊并有效治疗。认识和掌握帽状息肉病的形态学特征、病理学特征及相关发病机制，从病因入手进行治疗，可有助于减少漏诊误诊。

帽状息肉病，是一种罕见的肠道炎性息肉病，临床表现无特异性，可以表现为便血（82%）、排便费力（64%）和黏液性腹泻（46%），常见好发部位为直肠、乙状结肠，内镜下表现为多发性糜烂性息肉伴白色黏液渗出，病变间的黏膜组织正常[1]。病理特点为黏膜增生、固有层肌纤维闭塞、隐窝延长曲折性的改变，息肉表面覆盖着一层纤维性渗出物[2]。关于帽状息肉病的发病机制，有以下几种观点：①黏膜脱垂和直肠乙状结肠蠕动异常对黏膜的慢性机械性刺激，可能在帽状息肉病的发病机制中起到重要作用[3]；②合并Hp感染病例，抗Hp治疗后帽状息肉可完全或部分缓解[4]；③肠道微生态失调与帽状息肉病也可能存在密切的关系[5]；④感染诱发的免疫紊乱、溃疡性结肠炎或克罗恩病患者可继发帽状息肉病[6]。针对不同的病因，可通过改善排便习惯，避免过度肌紧张和黏膜劳损、抗Hp治疗、微生物群靶向治疗，以及类固醇、免疫制剂或英夫利昔单抗治疗来治疗帽状息肉病[7]，部分患者仍需内镜下治疗[8]。

作为罕见病，帽状息肉病虽然"极具迷惑性"，但还是有许多值得我们深思的地方。首先，应注重病因诊断和疾病的鉴别诊断，追本溯源针对病因治疗。本例患者的主要症状是腹泻，数次肠镜提示结肠多发息肉，而在数次息肉治疗无缓解的情况下，如果能关注鉴别息肉类型，或组织多学科会诊，尽早明确息肉性质并实施对因治疗，患者或可免受多次手术之苦。其次，直肠乙状结肠术后还纳时机需重新审视，在第一次造口术后5个月，评估时直肠炎症仍有活动时予以还纳，继发了吻合口瘘、被迫再次手术。最后，本例患者在激素及抗Hp治疗后，尽管目前稳定，后续是否会复发，是否应加用免疫抑制剂来治疗，仍需密切随访。

专家点评

该病例的鉴别诊断切入点是"大肠息肉鉴别诊断"，经历数次内镜下手术及多次外科手术，最终综合内镜下病变特征、活检、内镜下切除病灶、手术切除肠段等多次的病理证据及治疗随访，最终诊断为帽状息肉病。从这个病例的诊治过程中有一些值得思考和总结的经验：

（1）内镜下治疗阶段：年轻患者，病程较短，多发肠道腺瘤性息肉，除内镜下常规处理息肉外，应"追本溯源"，寻找可能的病因，如遗传、感染、免疫等。

（2）手术治疗阶段：在病因未明的情况下，对遍布全大肠的息肉行"乙状结肠＋部分直肠切除，小肠预造口"术以及后续回肠造口回纳术的手术必要性、手术方式、手术时机值得商榷。此时，多学科讨论的重要性更显突出。

（3）关于帽状息肉病：常见的症状包括腹痛、黏液血便，临床表现与肠道感染、IBD等大家关注较多的肠道疾病有相似之处，但该病内镜下息肉病变的特征不难排除IBD。由于该病较罕见，易给无该病诊治经验的医生带来困惑。但如能通过病例及文献学习认识该病，根据内镜下病变较为突出的特征，结合病理特点，则诊断上不会走太多的弯路。帽状息肉病确切的病因和发病机制尚未明确，推测与感染、肠道菌群失调、免疫紊乱、肠黏膜脱垂、肠黏膜持续受理化刺激、结肠运动障碍，以及既往盆腔手术等可能有关。有学者推测，Hp感染可通过分子模拟和炎症介质的释放引起胃外帽状息肉。文献报道的针对该病的治疗手段包括抗感染（如甲硝唑）、抗Hp、氨基水杨酸制剂抗炎、激素、免疫调节剂，甚至有报道英夫利昔单抗可有效治疗该病，其他治疗手段如内镜下治疗、外科手术治疗等，但对该病治疗后远期转归的报道极少。该病例的治疗过程中采用了综合治疗手段，包括内镜、手术、抗感染、抗炎、激素、抗Hp等，最终获得了较好的疗效，有待长期追踪转归，为该病的诊治及自然病程提供更多有价值的信息。

中山大学附属第一医院 何 瑶

参考文献

[1] Campbell AP, Cobb CA, Chapman RW, et al. Cap polyposis: an unusual cause of diarrhoea[J]. Gut, 1993, 34(4): 562-564.

[2] Brunner M, Agaimy A, Atreya R, et al. Cap polyposis in children: case report and literature review[J]. Int J Colorectal Dis, 2019, 34(2): 363-368.

[3] Konishi T, Watanabe T, Takei Y, et al. Cap polyposis: an inflammatory disorder or a spectrum of mucosal prolapse syndrome?[J]. Gut, 2005, 54(9): 1342-1343.

[4] Oiya H, Okawa K, Aoki T, et al. Cap polyposis cured by Helicobacter pylori eradication therapy[J]. J Gastroenterol, 2002, 37(6): 463-466.

[5]　Suzuki H, Sato M, Akutsu D, et al. A case of cap polyposis remission by betamethasone enema after antibiotics therapy including Helicobacter pylori eradication[J]. J Gastrointestin Liver Dis, 2014, 23(2): 203-206.

[6]　Valdés Delgado T, Barranco Castro D, Argüelles Arias F. Cap-Polyposis: A Cause of Treatment Failure in Ulcerative Colitis[J]. Inflamm Bowel Dis, 2022, 28(7): e108-e109.

[7]　Bookman ID, Redston MS, Greenberg GR. Successful treatment of cap polyposis with infliximab[J]. Gastroenterology, 2004, 126(7): 1868-1871.

[8]　Zhou Y, Cheng R, Dong N, et al. Clinical characteristics and treatments of cap polyposis: a single center case series[J]. Gastroenterol Rep (Oxf), 2023, 11: 30.

Case 9

结肠溃疡一例

／于淑霞　山东省立医院／

病　史

患者，女性，57岁，因"间断腹痛8年，结肠溃疡3月"于2021-09-15入山东省立医院。2013年4月，患者出现下腹痛，伴呕吐，盆腹增强CT提示远端小肠及近端结肠扩张，有少量气液平面，怀疑子宫肿瘤伴右盆壁淋巴结转移，于外院妇科、普外科、肛肠科联合上台行腹腔镜下探查术，小肠、结肠未见明显异常，发现子宫肌瘤及阑尾充血，行子宫肌瘤＋阑尾切除术。术后出现肠梗阻，吞钡条试验示48小时胃肠排空为0，96小时胃肠排空为65%（参考值为100%），慢传输型。最终诊断为假性肠梗阻，通便治疗，病情好转后出院。出院后患者反复出现下腹胀痛，伴恶心，腹痛明显时伴呕吐、排气排便停止。腹痛发作频率为3天～1周不等。通过禁饮食、输液治疗，腹痛可缓解。2017年6月，患者因再次腹痛发作住院治疗，发现轻度贫血Hb 95g/L，大便隐血阳性，行胃镜检查示慢性非萎缩性胃炎，肠镜示直肠息肉。2021年，贫血进行性加重，Hb 74g/L，血液科就诊排除了造血功能异常，大便隐血阳性，再次胃肠镜检查，肠镜示：结肠多发溃疡（见图9-1A）；病理：（升结肠）增生的肉芽组织（见图9-1B），怀疑肠结核可能，就诊于山东省公共卫生临床中心，结核相关检查均阴性，仍建议给予三联抗结核治疗，患者服药24天后自行停药。既往史：2个月前输血2次，无输血反应，有青霉素、头孢的过敏史。其他无特殊。

▶ 入院查体

T 36.6℃，P 87次/min，R 19次/min，Bp 94/68mmHg，腹部膨隆，脐周可见胃肠形，未见曲张静脉及胃肠蠕动波，未见手术瘢痕，触韧，无压痛及反跳痛，移动性浊音阴性。

▶ **实验室检查**

2021-09-15 全血细胞分析：WBC 4.99×10^9/L，RBC 3.27×10^{12}/L，Hb 79g/L，PLT 413×10^9/L。

▶ **内镜检查**

2013 年 4 月肠镜：1.结肠水肿原因待查；2.混合痔。

▶ **影像学检查**

2013 年 4 月腹部CT平扫：1.横结肠、降结肠肠壁密度增高，建议肠镜检查；2.考虑肠梗阻并盆腔积液；3.考虑子宫肌瘤并卵巢囊肿。腹部增强CT：横结肠、降结肠肠壁呈高密度样改变，腹盆腔内 5、6 组小肠、升结肠、横结肠肠腔扩张，并见少量气液平面，升结肠为著，子宫肌瘤大小约 4.5cm×4.5cm，双侧卵巢多发囊肿。提示：子宫肿瘤伴右盆壁淋巴结转移。

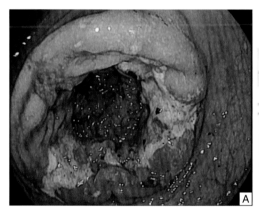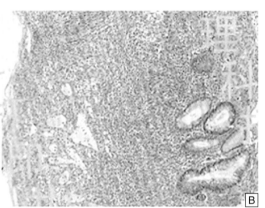

A：肠镜示升结肠溃疡；B：升结肠溃疡病理。

图 9-1　内镜和病理

诊治经过

入院初步诊断：1.结肠多发溃疡（肠结核？），2.中度贫血。患者入院后进一步实验室检查，感染及肿瘤指标筛查均阴性，CRP 35.38mg/L，ESR 28mm/h，全血细胞分析：WBC 4.99×10^9/L，RBC 3.27×10^{12}/L，Hb 79g/L，PLT 413×10^9/L；大便常规＋隐血：黄褐色软便，WBC 0，RBC 0，OB（＋）。肠镜：进镜达回肠末端5cm，小肠黏膜未见异常，回盲部及阑尾开口无异常，升结肠近肝区见 2 处片状溃疡及两处纵向溃疡，肝区见一巨大浅溃疡，占据管腔 3/4，溃疡底平覆少量白苔，周围黏膜隆起增生，质软，余结直肠黏膜光滑，血管纹理清晰（见图 9-2A ～ C）。

肠镜病理：（升结肠近肝区及肝区）黏膜重度慢性活动性炎伴溃疡形成，局灶见较多淋巴细胞及浆细胞浸润，部分胞质透亮，目前的免疫标记提示诊断肿瘤性病变依据不足，建议治疗后近期复查（见图9-2D、E）。免疫组化：CK（AE1/AE3）（－），CD3（部分＋），CD20（部分＋），CD21（－），Ki-67＋（40%），CD56（－），CD38（＋），CD30（少许＋），CD68（部分＋），PAX5（＋），CD5（部分＋），Vimentin（＋）；特殊染色结果：刚果红（－），抗酸（－）；原位杂交结果：EBER（－）。

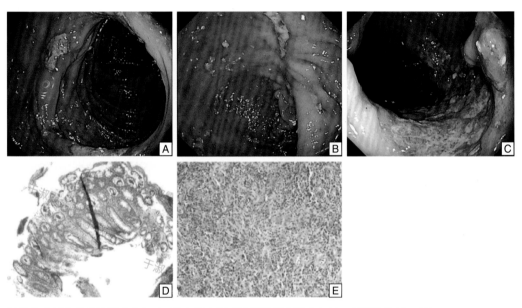

肠镜结果示升结肠片状溃疡（A）、纵向溃疡（B）及肝区巨大溃疡（C）。病理图像（D、E）。

图9-2　内镜和病理

小肠CTE平扫＋增强：回盲部、升结肠及横结肠肠壁增厚并强化，系膜区淋巴结肿大，符合炎性病变CTE表现。肠系膜上下动静脉CTAV：肠系膜上动脉起始处斑块形成并管腔狭窄CTA表现，管腔狭窄约50%，肠系膜下动脉、肠系膜静脉CTA及CTV未见明显异常。

经消化内科、影像科、病理科、胃肠外科MDT讨论：影像、病理分析，结合病史和肠镜下表现，暂不支持肿瘤性病变。非肿瘤性病变，除IBD之外，首先需要与感染性疾病相鉴别，病毒和细菌的感染，尤其是一些特殊的细菌感染，如结核。缺血性肠病、全身免疫性疾病以及血液系统疾病（如MDS、白血病等）也会引起结肠溃疡。但是结合患者的病史、病理、影像表现最终主要聚焦在三个疾病的鉴别诊断上，第一需要排除肠结核，因为感染性疾病直接会导致治疗方向的不

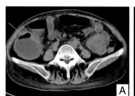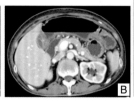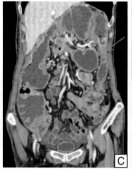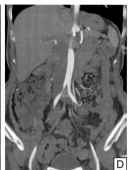

小肠CTE平扫＋增强＋肠系膜上下动静脉CTAV示升结肠扩张（A），脾区狭窄近端结肠扩张（B），脾区肠壁增厚肠腔狭窄（C），肠系膜上动脉起始处狭窄（D）。

图9-3　影像学

同，临床上一些免疫相关的疾病如IBD，在治疗中可能使用激素，而激素的使用可能导致结核感染的加重；第二要排除缺血性肠病；第三需要鉴别克罗恩病。但从患者目前的情况，似乎肠结核、缺血性肠病、克罗恩病都不太符合，该患者有长期严重的便秘，所以是否可能因患者慢性便秘导致粪石性梗阻？拟定治疗方案为患者应用利那洛肽、乳果糖、伊托必利治疗便秘，多糖铁、维生素C纠正贫血，继续实验性抗结核治疗，方案为乙胺丁醇0.75g/d、异烟肼0.3g/d、利福平0.45g/d，三联药物治疗3个月，建议患者治疗3个月后复查肠镜。

但是患者坚持3个月的抗结核治疗后自行停药，腹胀症状部分改善，未及时复查肠镜，仍继续应用治疗便秘的药物。抗结核药物停药大约1月余再次出现腹胀、纳差，停止排气排便，就诊于我院急诊，CRP 80.97mg/L，ALB 24g/L，钾、钠、氯均减低，行腹部平片：部分肠管积气并扩张，考虑肠梗阻可能（见图9-4A）。患者明显消瘦，体重45kg，轮椅推入病房。复查肠镜：回盲部至距肛门40cm结肠散在环周及片状溃疡，溃疡边缘不规则，黏膜充血肿胀，假息肉形成，底呈颗粒样增生，表面覆白苔，可见自发性出血，距肛门40cm以下结直肠黏膜光滑，血管纹理清晰（见图9-4B、C）。复查CTE示：同2021-09-18表现（见图9-4D～F）。

再次经消化内科、影像科、病理科、胃肠外科MDT讨论：患者抗结核治疗后溃疡无愈合趋势，反而加重，虽然病理提示结肠溃疡是良性病变，但患者再次出现肠梗阻，多种治疗便秘的药物效果差，仍不能改善便秘症状，生活质量差，严重影响正常生活，可以考虑行外科手术治疗，目的一是改善生活质量，二是术后病理进一步明确诊断。患者于2022-03-12行腹腔镜辅助粘连松解＋结肠次全切除＋回肠乙状结肠吻合术，术后病理：（结肠）肠管多发性黏膜溃疡，约8处，直

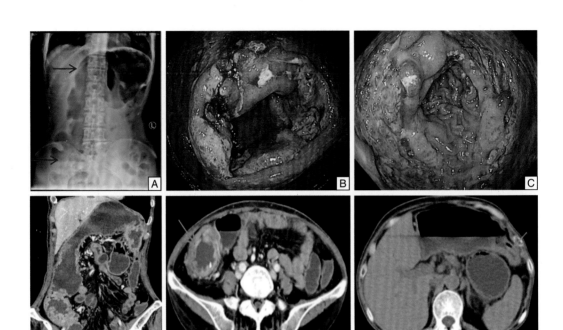

腹部立位平片示肠梗阻（A）。复查肠镜溃疡表现（B至C）。复查CTE示降结肠狭窄近端扩张（D），升结肠扩张增厚（E）及降结肠狭窄近端扩张（F）。

图9-4　内镜和影像学

径1.5～7cm（见图9-5A），最深处溃疡达浆膜层，以浆细胞、淋巴细胞增生为主；浆细胞增生为多克隆性，但以Lambda轻链浆细胞增生为主。肠系膜血管内未见血栓，未见明显肉芽肿性炎。两端切缘未查见病变。狭窄段肠管肌间局灶节细胞及神经纤维可见增生。肠周淋巴结（23枚）反应性增生（见图9-5B、C），图9-5B箭头所指为增生变性的肌间神经纤维。结合患者病史、影像检查及术后病理等，确诊为巨结肠类缘病。

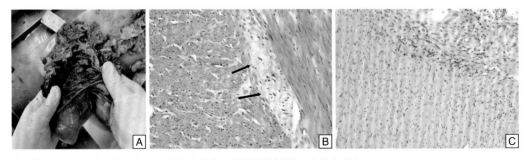

术后标本溃疡（A）。术后病理（B）箭头所指：肌间神经纤维，术后病理（C）。

图9-5　术后样本和病理

2022 年 7 月第一次随访，患者无腹痛、恶心、呕吐，大便 2 次/d，黄色稀便，体重增加 10kg。2022-07-23 血常规：WBC $4.79×10^9$/L，RBC $4.34×10^{12}$/L，Hb 128g/L，PLT $200×10^9$/L，大便 OB（－），CRP、ESR 正常。2022-07-25 肠镜：进镜 45cm 达吻合口，黏膜充血，沿吻合口继续进镜小肠约 30cm 及剩余结肠黏膜光滑，血管纹理清晰（见图 9-6）。

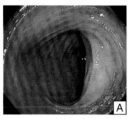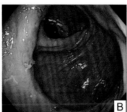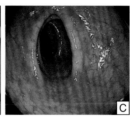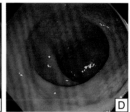

小肠（A），吻合口（B），乙状结肠（C），直肠（D）。

图 9-6 内镜

2023 年 7 月第二次随访，患者大便 3 次/d，成形软便，无腹痛、恶心、呕吐，2023-07-20 血常规：WBC $6.61×10^9$/L，RBC $3.91×10^{12}$/L，Hb 113g/L，PLT $225×10^9$/L；肠镜：进镜 45cm 达吻合口，黏膜光滑，沿吻合口继续进镜小肠约 10cm 及剩余结肠黏膜光滑，血管纹理清晰（见图 9-7）。

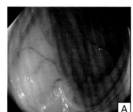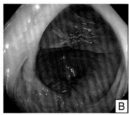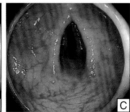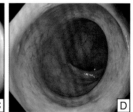

小肠（A），吻合口（B），乙状结肠（C），直肠（D）。

图 9-7 内镜

总结与思考

先天性巨结肠（又称"希尔施普龙病"，Hirschsprung's disease，HD）多见于婴幼儿，表现为扩张肠段的远端结肠黏膜下层和肌间的神经节细胞缺乏，所以也称无神经节细胞症或无神经节细胞性巨结肠（aganglionan megacolon，AM）。但越来越多的报道提出临床症状酷似 HD，并在以巨结肠治疗的患儿中，有相当一部分病例症状与先天性巨结肠相似，但是病理显示并非典型的神经节细胞缺乏，术后病理学发现肠道神经节细胞存在各种病理学改变[1-4]。在组织学上分为先天性巨结肠、成人肠神经元发育不良（intestinal neuronal dysplasia，IND）、神经节细胞减少症、壁内神经丛变性[5]。这类患者的特征表现为：①炎症如溃疡性结肠炎或缺血性结肠炎可在成人中引起IND，其组织学发现与通常在婴儿中见到的相似；②IND与神经节细胞减少症密切相关；③成人HD的大部分同源病可能是后天发生的，而不是先天发生的。

2017年日本指南将这类并非典型神经节细胞缺失的疾病命名为巨结肠类缘病（又叫巨结肠同源病）[6]，虽然这类患者有肠梗阻症状，但与无神经节细胞病无关。因此，肠神经节的组织学评估在诊断中起着重要作用。指南将其分类为：①有肠神经节细胞异常的疾病：神经节不成熟、孤立性神经节功能减退、肠神经元发育不良；②无肠神经节细胞异常的疾病：巨膀胱-小结肠-肠蠕动不良综合征、肠段节段性扩张、肛门内括约肌失弛缓症、慢性特发性假性肠梗阻。该指南针对不同的病理类型也提到不同的治疗推荐，概括起来主要有：①药物治疗包括促动力药、益生菌、日本草药、灌肠剂、泻药等；②可通过肠造口术、胃造口术、鼻胃管、肠梗阻导管或经肛管引流胃肠内容物以缓解胃肠道内压力；③肠内及肠外营养支持指南也有建议，但证据水平较低；④更激进的治疗办法可以选择外科手术或者小肠移植，但有效性尚未在文献中得到证实。北京协和医院曾报道一例以结肠溃疡起病的巨结肠类缘病病例[7]，患者以结肠溃疡起病，继发艰难梭菌感染，引起肠穿孔，术后因顽固性感染性休克，继发应激性心肌病，体外膜肺氧合支持治疗无效临床死亡。术后病理提示肠黏膜间纤维组织增生，未见明显神经元。

本例患者有长期便秘、反复肠梗阻，类似先天性巨结肠的病史，且因临床症状重，已行手术治疗。切除肠段表现为扩张肠段及狭窄段，狭窄段有肌间神经节细胞和神经纤维的增生。肠道神经系统主要由消化道管壁上的两类主要神经丛及一些小神经丛组成。主要神经丛分别是肌间神经丛和黏膜下神经丛。肌间神经丛位于纵向肌层和环形肌层之间，主要参与消化道运动的控制。肌间神经丛由多极神经元、神经纤维组成，神经细胞改变会导致肠道运动异常，有时即使神经节细胞增多但是功能异常也会导致疾病发生，而神经细胞的减少、成熟不够、发育不良等，从病理的角度判断是比较困难的。此患者病理表现为神经节细胞和神经纤维的增生，亦倾向于诊断巨结肠类缘病。另外，尼氏体的缺失、溶解等或神经纤维的脱髓鞘，都可能导致这样的病变。所以病理需要做一些特殊染色，如乳酸脱氢酶、乙酰胆碱酯酶、甲苯胺蓝等支撑最终的诊断[8]。

本例患者综合以上整个诊治过程最终诊断为巨结肠类缘病，但因为没有术前行直肠测压和钡灌肠检查进一步明确诊断及确定狭窄肠段范围[9]，也要继续随访，是否有吻合口近端小肠再次扩张可能。

临床上经常遇到此类病程很长，顽固性便秘的病例，各种药物治疗效果欠佳，也有部分患者因肠梗阻行外科手术治疗，但是临床和病理医生在诊断时忽略了巨结肠类缘病这一类疾病的可能，仅认为是顽固性功能性的便秘，造成肠梗阻需要手术治疗，而手术切除范围的选择不够明确，导致部分患者术后效果较差。结合该病例，若临床遇到顽固性便秘、反复肠梗阻患者及便秘合并结肠多发溃疡的患者，我们需要考虑巨结肠类缘病的可能。尤其是该类患者可能会出现像北京协和医院报道的病例，以结肠溃疡起病，最终因肠穿孔及感染导致死亡的严重后果，更加提醒我们需要留意该病的可能。若怀疑该病，应行直肠测压、钡灌肠等检查，手术范围的选择也要特别注意，需将狭窄肠段一并切除。在日本提出的巨结肠类缘病指南中提到的神经元形态正常而功能异常的这一分类，在诊断上还有很大的挑战，提醒我们在术后病理也要特别重视，需进行特殊染色进一步明确诊断。

本病例提示我们临床医生要重视有长期慢性便秘病史的患者，一方面对于非机械性结肠梗阻患者需警惕成人巨结肠类缘病可能；另一方面，此病可继发肠道溃疡，需要鉴别诊断的疾病较多，诊断困难容易延误治疗，甚至可能合并感染、肠穿孔等，必要时应尽早行手术治疗。

专家点评

该患者为中年女性，疾病特点为慢性腹痛、反复肠梗阻、结肠多发溃疡，既往影像学检查发现小肠及结肠部分肠段肠腔扩张，经多次通便、抗结核等治疗病情无缓解，随后行外科手术，结合术后病理最终诊断为巨结肠类缘病。

巨结肠类缘病是一种罕见的肠道神经发育异常的疾病，其特征与先天性巨结肠相似，但并非完全相同。先天性巨结肠是由于末端肠管神经节细胞缺失，引起直肠-肛管反射消失，临床表现为结肠传输功能异常、具有肠道梗阻表现和慢性便秘的一种疾病，常在新生儿及婴幼儿发病。而巨结肠类缘病则可能涉及更广泛的肠道神经发育异常，患者会出现类似先天性巨结肠的表现，如腹胀、腹痛、肠管扩张、慢性便秘，但是直肠往往存在肠神经节细胞。由于该疾病的病因更为复杂，因此其症状可能更加多样化和严重。成人巨结肠类缘病表现更为隐匿，症状与功能性便秘相似，罕见且难以治愈，极易误诊，但因存在营养不良、感染、肠穿孔的风险，甚至危及生命，因此临床医生应提高警惕，对常规治疗疗效不佳或出现疾病进展的反复肠梗阻的患者要考虑是否存在该病的可能，并开展MDT讨论，尽量明确诊断，同时做好随访。肠壁全层的病理是确诊该病的关键，需要经验丰富的病理医生参与，并进行相关特染。结合病史、影像（如腹部平片、腹部CT及MRI、钡灌肠、直肠肛管测压、结肠传输试验等）、病理等最终确诊。

巨结肠类缘病的治疗主要包括手术和保守治疗，方案因个体差异而异。胃肠动力药、中药、益生菌、抗生素和生长抑素等临床虽有应用，但往往疗效不佳；胃肠道减压更是个体化的治疗；肠内和肠外营养支持治疗对该病患者非常必要，而目前认为手术是治疗该病的主要手段，但手术范围的选择非常关键；小肠移植风险较高，缺少相关经验，是未来发展的方向之一。该病的预后因分型而异，需做好患者的随访和复发监测。

总之，对于反复肠梗阻、慢性便秘、腹痛、病因不明、临床常规治疗疗效不佳的患者需警惕巨结肠类缘病的可能，进行相关检查以明确诊断。同时也提醒临床医生对病因不明的患者要注意随访，观察病情变化，以便及时修正诊断。

郑州大学第一附属医院　赵　晔

参考文献

[1] PuriP, RolleU. Variant Hirschsprung's disease[J]. Semin Pediatr Surg, 2004, 13(4): 293-299.

[2] Meier-RugeWA, BruderE. Pathology of chronic constipation in pediatric and adult coloproctology[J]. Pathobiology, 2005, 72(1/2): 1-102.

[3] PuriP, ShinkaiT. Pathogenesis of Hirschsprung's disease and its variants：recent progress[J]. Semin Pediatr Surg, 2004, 13(1): 18-24.

[4] Holschneider AM, Puri P. Hirschsprung's disease and Allied disorders[M].3rd ed.Berlin Heidelberg：Springer-Verlag, 2008, 2-223.

[5] Munakata K, Fukuzawa M, Nemoto N. Histologic criteria for the diagnosis of allied diseases of Hirschsprung's disease in adults[J]. Eur J Pediatr Surg, 2002, 12(3): 186-91.

[6] Muto M, Matsufuji H, Taguchi T, et al. Japanese clinical practice guidelines for allied disorders of Hirschsprung's disease, 2017[J]. 2018, 60(5): 400-410.

[7] 唐颢, 谭蓓, 周炜洵, 等. 以结肠溃疡起病的成人巨结肠类缘病伴难辨梭状芽孢杆菌感染一例[J]. 中华内科杂志, 2021, 60(5): 469-472.

[8] 孙晓毅, 余东海. 先天性巨结肠同源病：临床诊断与手术指征的确立[J]. 中华小儿外科杂志, 2010, 31(11): 839-843.

[9] 孙晓毅, 王果, 郭先娥, 等. 巨结肠类缘性疾病肛管测压、直肠黏膜活检和钡灌肠检查的意义[J]. 中华小儿外科杂志, 2004, 25(4): 43-46.

Case 10

肠白塞合并回盲部溃疡一例

／ 张天宇　上海交通大学医学院附属瑞金医院 ／

病　史

患者，47 岁，男性，因"反复腹痛、发热 10 月余"于 2019 年 6 月来上海交通大学医学院附属瑞金医院就诊。2018 年 10 月开始，患者出现脐周疼痛，间歇性发作，常于晚餐后发作，持续数十分钟可自行缓解，伴有乏力、盗汗、腹胀、纳差。2019 年 4 月，自觉腹痛加剧，伴有发热，体温最高 39℃，自觉中下腹包块形成，固定，轻度压痛，体重下降 5kg。外院查 T-SPOT 阳性，PPD 试验（＋＋＋）。2019 年 6 月，外院肠镜提示回盲部 - 升结肠溃疡伴肠腔狭窄（淋巴瘤？恶性肿瘤？）；病理提示纤维及肉芽组织增生，局部伴退变坏死及炎性渗出，灶区可见脱落的上皮细胞；CT 肠道成像（CTE）：右下腹部分回肠、回盲瓣区、回肠末端及阑尾部病变，回盲部周围及肠系膜根部多发肿大淋巴结。患者为进一步治疗，遂来我院就诊。

追问病史，5 年内多次发生口腔溃疡，眼睑肿胀，无生殖器溃疡，无皮疹及关节痛。

▶ 入院查体

T 38.5℃，P 90 次 /min，神清，精神萎，体形消瘦（BMI 19kg/m^2），轻度贫血貌，腹软，肠鸣音 4 次 /min，右下腹可及包块，伴有轻压痛。

▶ 实验室检查

血常规示 WBC 8.28×10^9/L，N 68.1%，嗜酸性粒细胞 0.62×10^9/L，Hb 117g/L，PLT 224×10^9/L。生化及电解质：前白蛋白 138mg/L，ALB 33g/L，余正常。CRP 60mg/L，ESR 20mm/h。粪便检查：隐血试验（＋）；粪真菌培养（－）；难辨梭状芽孢杆菌（－）；寄生虫（－）。免疫指标：自身抗体（－）；IgG 1790mg/dL。CMV、EBV、HSV 检查示 IgM 均阴性，DNA 阴性。肿瘤指标阴性。T-SPOT 结果示 A 抗原 13，B 抗原 36。

▶ **内镜检查**

2019 年 6 月结肠镜示：回盲部多发充血糜烂伴肉芽组织增生，回盲瓣畸形，内镜无法通过，透过瓣口可见巨大溃疡形成（见图 10-1A ～ D）。

▶ **影像学检查**

胸部 CT 示：左肺上叶小结节，右肺下叶肺气囊。CTE 示：回盲部及回肠末端肠壁增厚明显，分层强化，局部粘连伴包块形成，周围少许渗出（见图 10-1E ～ H）。

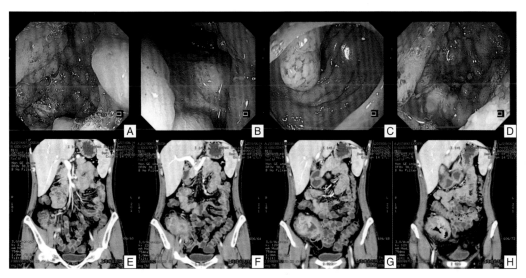

图 10-1　内镜和影像学

诊治经过

患者为中年男性，呈亚急性病程，有结核毒血症状（消瘦、发热）、腹部包块；内镜下巨大及不规则溃疡，集中于回盲部附近；T-SPOT 强阳性，PPD 试验（＋＋＋），肺部 CT 阴性，初步判断有诊断性抗结核指征，2019 年 6 月开始抗结核治疗。但依从性不佳，治疗 3 ～ 6 个月未复查。期间仍有腹痛、乏力、间断发热等症状，右下腹可及包块伴压痛，体重下降 5kg。2020 年 7 月 CTE：回肠末端、盲肠、升结肠近段增厚，回盲部变形，盲肠周围窦道可能，肠管周围渗出伴淋巴结，考虑炎性病变，结核不除外。2020 年 10 月肠镜：回肠末端、回盲瓣结节样肉芽增生伴溃疡及窦道形成（克罗恩病首先考虑，肠结核、淋巴瘤待排）。病理：回肠末端炎性肉芽组织伴坏死渗出；回盲部黏膜慢性炎伴糜烂，肉芽组织形成，局部见可疑肉芽肿，不除外结核。T-SPOT 数次均阴性。

考虑到患者诊断性抗结核治疗效果不佳，病变有进展，右下腹包块伴窦道形成，无法明确诊断，不能完全排除恶性疾病，病变较为局限，预计手术可切除，故于 2020-11-03，全麻下行腹腔镜下右半结肠肿瘤根治术。探查未见腹水，回肠末端近回盲部直径 10cm 巨大肿瘤，侵及浆膜，于横结肠中段和距回盲部 20cm 回肠处行两肠管端侧吻合。

术后病理诊断：虽然透壁性炎症、肠壁增厚可见于克罗恩病，但其他表现缺乏；结合黏膜慢性缺血性损伤及血管改变，更符合血管病变所致慢性缺血改变（包括肠道白塞病等）。未见肠结核、淋巴瘤及其他肿瘤表现。

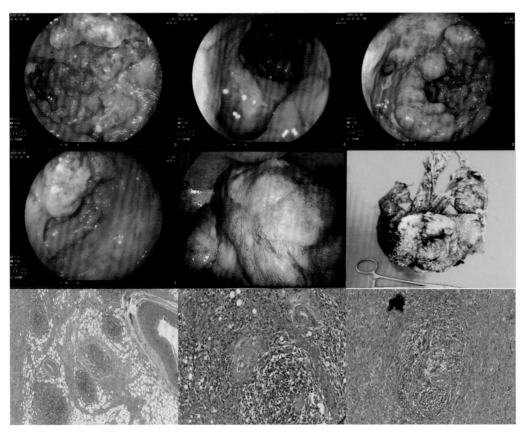

图 10-2　内镜、组织标本和病理学

术后 1 个月，患者出现腹痛，向后背部放射，伴有恶心呕吐。增强CT：胰头周围病变，考虑假性动脉瘤伴血肿可能。CTA：胰十二指肠上动脉与明显强化影相连，肠系膜上静脉受压狭窄。2020 年 12 月，局麻下行 DSA，见胃十二指肠动脉分支范围内巨大动脉瘤样病灶，行动脉瘤栓塞术。后患者无腹痛，腹部包块消失，未再有发热情况，体重增加 3kg。术后嘱患者肠内营养治疗，术后半年左右未用药物治疗。2021 年 6 月复查肠镜（见图 10-3A ～ D）：吻合口火山口样溃疡。

患者既往有反复口腔溃疡，眼睑肿胀病史。术前肠镜提示巨大类圆形溃疡；术前CTE示病变局限于回盲部。术后病理显示肠道血管管壁增厚，扭曲扩张充血，炎性细胞浸润，符合血管炎表现。内镜下吻合口复发，溃疡形态符合肠道白塞病特点。术后发现动脉瘤样病变，需考虑白塞病大血管累及。故明确诊断：肠道白塞病。予以托法替布（TOF）5mg bid，治疗半年。

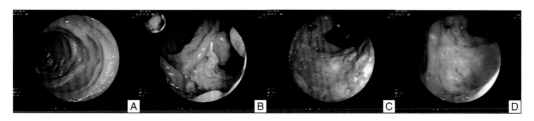

图 10-3　内镜

后续随访，2022年2月复查内镜（见图10-4）：吻合口见溃疡愈合后瘢痕，周围轻度肉芽组织增生，较前次明显好转，基本达到黏膜愈合。

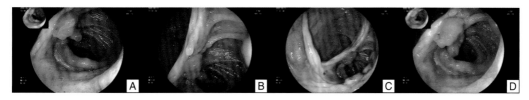

图 10-4　内镜

总结与思考

肠道白塞病内镜下表现为孤立，大溃疡（直径1～3cm）、圆形溃疡、深溃疡，边界清晰[1]。肠道白塞病临床表现存在个体异质性，部分患者也可出现狭窄、穿透性病变、消化道出血等并发症，此时更要与CD、ITB、淋巴瘤等仔细鉴别。本例患者为回盲部溃疡，因其有结核毒血症状及T-SPOT阳性，故给予诊断性抗结核治疗，同时考虑患者溃疡周围有明显增生及梗阻症状，故认为CD亦有较大可能，但后续因药物治疗效果不佳、回盲部溃疡持续不愈合、肿瘤不能除外等因素，选择手术治疗，最终通过术后完整病理评估及术后内镜随访，发现肠道白塞病典型及核心病理与内镜特征，故最终明确诊断。由此证明对于诊断有困难的肠道溃疡病例，诊断性治疗、MDT讨论、适时手术等均需考虑，同时需密切随访，根据病情发展及时修正诊断。

TOF为JAK-STAT通路抑制剂，该通路及其下游细胞因子已被证实在BD发病中有重要作用。TOF抑制JAK、STAT1、TGFβ的磷酸化，抑制下游IL-2、IL-4、IL-6、IL-23、IFN-α释放，从而抑制Th1及Th17细胞的分化，阻断BD相关的炎症反应[2]。研究证实TOF治疗难治性大血管和心瓣膜受累的BD，效果良好，可减少激素用量，患者耐受性好。TOF治疗难治性肠道BD已有病例报道，效果可靠[3]。

专家点评

本病例中患者的主要临床表现为反复腹痛、发热，初步考虑肠结核，但抗结核治疗无效，因病变进展且不能除外恶性，故给予患者手术治疗，术后吻合口溃疡复发，结合术后出现累及大血管表现，最终诊断为肠道白塞病。治疗上使用了托法替布，并取得良好的效果。结合该病例在临床表现方面，有反复口腔溃疡和眼睑肿胀的病史，医生应提高对白塞病可能性的警觉。收集完整的病史，注意患者是否有白塞病的典型症状，如反复口腔溃疡、生殖器溃疡、皮肤病变、眼部炎症（如前葡萄膜炎）等，有助于早期诊断。在实验室检查方面，CRP、ESR等炎症指标并不特异；风湿免疫相关抗体、补体水平等可以帮助排除其他自身免疫性疾病；特定的实验室检查（如皮肤病理反应测试、HLA-B51抗原检测）可能有助于诊断。内镜检查是诊断肠白塞病的关键，特别是结肠镜可以直接观察到肠道溃疡和炎症。本病例中，结肠镜检结合病理显示回盲部多发充血、糜烂伴肉芽组织增生，这些发现应考虑到肠道白塞病的可能。影像学检查如CTE、MRE可用于评估肠道以及周围组织的炎症、狭窄、窦道或脓肿形成，也有助于评估肠道外表现。在治疗方面，肠白塞病的治疗中常用的几类药物包括皮质类固醇类、免疫抑制剂（如硫唑嘌呤和环孢素A）、TNF-α抑制剂（如英夫利昔单抗和阿达木单抗）、JAK抑制剂（如托法替布）。在选择治疗方案时，应该考虑包括疾病的活动性、症状的严重程度、患者的整体健康状况以及可能的副作用等多种因素，同时也需要定期评估疗效，根据患者的情况进行调整。

由于肠白塞病的诊断标准仍然主要基于临床表现，并结合实验室检测和影像学检查结果，因此，早期诊断需要综合考虑上述所有因素。对于高度怀疑的个案，建议进行多学科讨论，包括风湿病科医师、消化内科医师、眼科医师和皮肤科医师等，以确保全面评估和正确诊断。同样重要的是，在治疗过程中对患者进行密切监测，以便及时调整治疗方案以最佳应对患者的实际反应和疾病进展。

中国医科大学附属盛京医院　郑长清

参考文献

[1] Watanabe K, Tanida S, Inoue N, et al. Evidence-based diagnosis and clinical practice guidelines for intestinal Behçet's disease 2020 edited by Intractable Diseases, the Health and Labour Sciences Research Grants[J]. J Gastroenterol, 2020, 55(7): 679-700.

[2] Tulunay A, Dozmorov MG, Ture-Ozdemir F, et al. Activation of the JAK/STAT pathway in Behcet's disease[J]. Genes Immun, 2015, 16(2): 170-175.

[3] Zhao N, Tang Y, Wang S, et al. Case report: Refractory intestinal Behçet's syndrome successfully treated with tofacitinib: A report of four cases[J]. Front Immunol, 2022, 13: 981502.

Case 11

炎症性肠病未定型一例

／杨欢　谢霞　陆军军医大学新桥医院／

病　史

患者，男性，65 岁，因"腹泻 4 周"于 2022-05-24 入陆军军医大学新桥医院。患者入院前 4 周无明显诱因出现黄色稀水便 7 ～ 10 次/d，伴脐周腹痛，排便后缓解，自购"肠炎宁"等药物，后患者大便次数稍减少至 3 ～ 6 次/d，好转不明显，为进一步诊治，至我院住院治疗。

▶ **既往史**

2007 年，患者因"右肺下叶良性病变"于外院行"部分肺叶切除术"；2008 年，于外院诊断"2 型糖尿病"，平素规律口服降糖药，控制血糖可；2022 年 2 月，无明显诱因出现躯干四肢大小不一浸润性红斑，部分呈环状，个别表面结痂，伴皮肤痒痛，至外院皮肤科就诊完善皮肤活检病理提示：符合"急性发热性嗜中性皮病组织像"，考虑诊断 Sweet 综合征，予以口服泼尼松治疗，皮疹较前好转，现自行逐渐减量至 15mg qd。

▶ **入院查体**

T 36.5℃，P 87 次/min，R 17 次/min，BP 122/58mmHg，BMI 19.9kg/m^2。腹部平坦，未扪及明显包块；腹软，脐周轻压痛，无肌紧张及反跳痛，肠鸣音 4 ～ 5 次/min；胸背部、四肢见散在红色斑丘疹（见图 11-1），部分破溃、结痂、瘢痕，无瘙痒、流脓等；未见口腔溃疡、关节红肿、肛周流脓等表现。

▶ **入院检查**

血常规：WBC $4.57×10^9$/L，N% 55.4%，Hb 114g/L，PLT $411×10^9$/L，ALB 35.5g/L，降钙素原（PCT）0.04ng/mL；IL-6 13.7pg/mL，ESR 57mm/h，CRP 70.9mg/L，血清铁 10.6μmol/L；25 羟基维生素 D 10.8ng/mL，EB 病毒核酸 $1.45×10^3$ IU/mL，T-SPOT 阳性，大便常规见 WBC 2 ～ 4 个/HP、隐血阳性，大便培养提示宋氏志

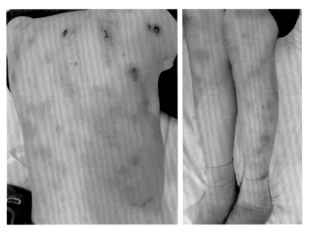

图 11-1　入院查体皮肤

贺菌，抗核抗体谱、ANCA、肿瘤标志物、结核抗体、PPD试验、针刺实验、EB病毒IgM抗体、巨细胞病毒IgM、单纯疱疹病毒抗体IgM等未见明显异常。肠镜示：1.结肠多发溃疡（克罗恩病？），2.内痔（见图11-2）。病理示：（横结肠）慢性伴急性活动性炎，中性粒细胞浸润，见隐窝炎及隐窝脓肿；（乙状结肠）慢性炎；（直肠）慢性炎伴糜烂；CMV（－）、EBER（－）、TB-PCR（－）（见图11-3）。胃镜示：慢性非萎缩性胃炎，Hp（－）。小肠CT平扫＋增强：见直肠、乙状结肠不均匀增厚、强化，乙状结肠黏膜见结节样改变（见图11-4）。肺部CT平扫：见右肺部分切除术后，双肺实性小结节，考虑硬结灶。肛管高分辨MRI平扫＋增强：肛管未见明显异常信号及强化，未见明显肛周脓肿及瘘管形成。

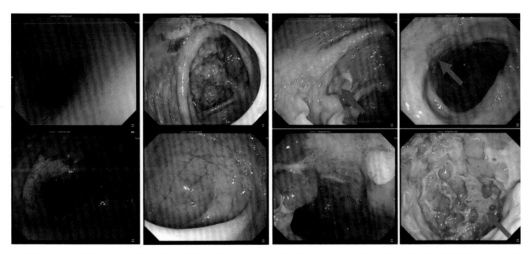

结肠肝曲至直肠黏膜可见散在大小不等不规则溃疡，呈节段性分布，底覆白苔，局部表面可见小结节样改变，活检质韧。

图 11-2　肠镜

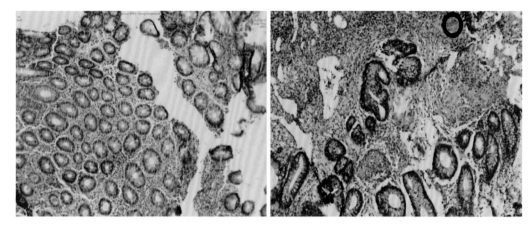

（横结肠）慢性伴急性活动性炎，中性粒细胞浸润，见隐窝炎及隐窝脓肿。（乙状结肠）慢性炎。（直肠）慢性炎伴糜烂。CMV（－），EBER（－），TB-PCR（－）。

图 11-3　肠镜病理

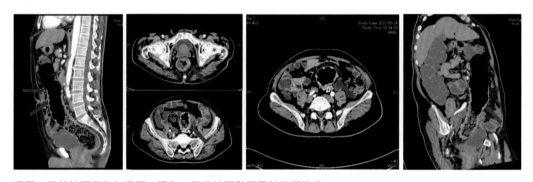

直肠、乙状结肠不均匀增厚、强化，乙状结肠黏膜见结节样改变。

图 11-4　小肠CT平扫＋增强影像

诊疗经过

　　入院考虑结肠多发溃疡待诊，结合患者病程、皮肤表现、用药史及大便培养结果，考虑诊断"1.结肠多发溃疡：IBD合并感染？细菌性痢疾？ 2.Sweet 综合征"。结合患者大便培养药敏结果，MDT后予以头孢他啶抗感染，泼尼松逐渐减量，1周后复查肠镜提示肠道溃疡稍好转，予以带药出院，院外继续当前方案。患者出院2周后自行停用泼尼松。后患者再次出现大便次数增多伴黏液血便，4～5次/d，每次量少，伴肛门坠胀感，无腹痛、发热等，当地医院就诊无好转。于2022-07-28返回我院，体格检查复诊见红色皮疹恢复期瘢痕（见图11-5），ESR 32mm/h，CRP 24.2mg/L，均较前下降，复查大便培养两次无异常，T-SPOT阳性，PPD试验弱阳性，结核抗体阴性。复查肠镜示：结肠多发溃疡（直乙病变较前加重，降结肠横结肠较前好转），并可疑肛瘘？（见图 11-6）。病理示：（乙状结肠）慢性活动性炎伴糜烂，局灶黏膜下纤维组织及神经节细胞增生，可见隐窝结构改变。TB-PCR（－），CMV（－），EBER-ISH（－）（见图 11-7）。复查小肠 CT 平扫＋增强：见直肠、乙状结肠及降结肠肠壁增厚、强化，与 2022-05-24 比较，肠壁增厚较前加重，腹腔多个淋巴结显示（见图 11-8）。复查肛

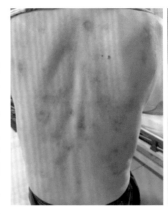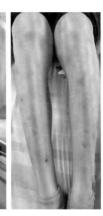

胸背部、四肢皮肤红色瘢痕：主。

图 11-5　复诊时皮肤

周 MRI 平扫＋增强：见肛管上段约 2 点钟方向瘘管伴邻近脓肿形成，直肠肠壁稍增厚（见图 11-9）。粪便钙卫蛋白＞1800μg/g。不除外 IBD 可能，予以激素局部灌肠诊断性治疗联合美沙拉秦缓释颗粒口服 4g/d，患者未再便血，肛门坠胀感好转，大便次数减少至 1～3 次/d，用药一周后再次复查肠镜见直肠及乙状结肠较前好转，黏膜见多处溃疡，底覆白苔，周围黏膜略水肿（见图 11-10）。考虑诊断：1. IBD-U，2. 潜伏性结核待诊，3. 细菌性痢疾，4. Sweet 综合征。与患者及其家属沟通后续方案拟评估免疫抑制剂、生物制剂或小分子药物，患者及其家属选择口服托伐替布 5mg bid，用药前预防性抗结核 3 周（异烟肼 300mg qd，利福平 450mg qd），并继续预防性抗结核半年。随访至 2024 年 2 月，患者目前成形黄便，1 次/d，无皮肤、腹部、关节等异常表现。

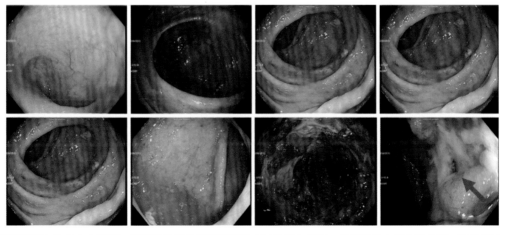

盲肠黏膜小片状充血糜烂。降结肠及横结肠黏膜可见水肿及散在糜烂，局部可见小溃疡及瘢痕，较前好转。直肠及乙状结肠黏膜可见广泛充血水肿糜烂及大小不等不规则溃疡，较前加重，活检质软；近肛门似见瘘口。

图 11-6　肠镜

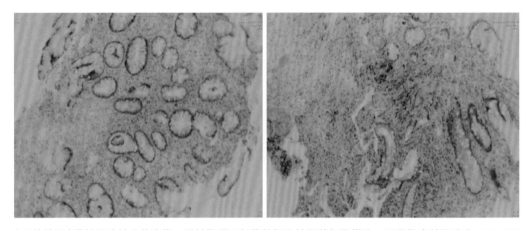

（乙状结肠）慢性活动性炎伴糜烂，局灶黏膜下纤维组织及神经节细胞增生，可见隐窝结构改变。TB-PCR（－），CMV（－），EBER-ISH（－）。

图 11-7　病理

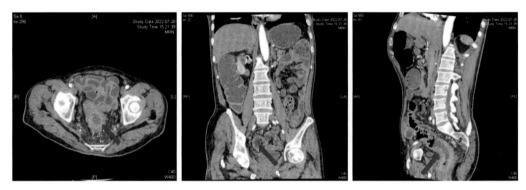

直肠、乙状结肠及降结肠肠壁增厚、强化，与 2022-05-24 比较，肠壁增厚较前加重，腹腔多个淋巴结显示。

图 11-8　小肠 CT 平扫＋增强影像

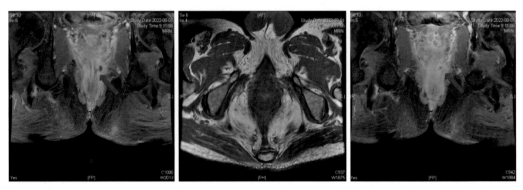

肛管上段约 2 点钟方向瘘管伴邻近脓肿形成；直肠肠壁稍增厚。

图 11-9　肛周 MRI 平扫＋增强

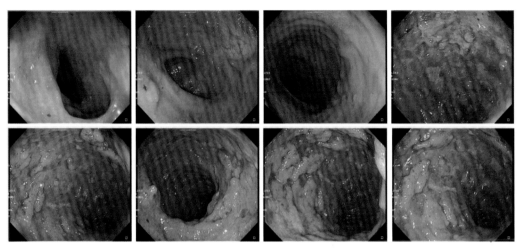

直肠及乙状结肠黏膜见多处溃疡，底覆白苔，周围黏膜略水肿，较前好转。

图 11-10　复查肠镜

思考与总结

　　IBD 的诊断需要与多种疾病相鉴别，包括肠道感染、药物性损伤、白塞病等。同时，拟诊 IBD 的患者还需要进一步鉴别 CD 与 UC。对于临床上符合 IBD 诊断，但根据临床表现、内镜、病理和影像学检查不能区分是 UC 还是 CD 的病例，定义为炎症性肠病未定型（IBD-unclassified，IBD-U），提高临床医师对 IBD-U 的认识，重视其诊治十分重要[1, 2]。本例患者因腹泻、结肠多发溃疡待诊入院，结合内镜下溃疡形态，合并 Sweet 综合征，PLT、ESR 及 CRP 明显升高，排除结核、肿瘤、其他免疫性疾病等，考虑 IBD 合并感染不除外；另患者住院期间大便细菌培养见宋氏志贺菌，但患者 WBC、PCT 无明显升高，不能完全用细菌性痢疾解释患者症状，考虑细菌性痢疾待诊[3]。经多学科讨论后，首先根据药敏实验对症治疗后，复查肠镜较前好转。后患者院外自行停用泼尼松后再次出现大便次数增多伴黏液血便，返院复查提示直肠乙状结肠区域肠壁较前增厚，新发肛瘘及肛周脓肿形成，完善粪便钙卫蛋白明显升高，病理见隐窝结构改变，UC、CD 无法确切鉴别，考虑诊断 IBD-U，予以小分子药物治疗。本例患者除考虑 IBD-U 外，还合并 Sweet 综合征、宋氏志贺菌、潜伏性结核。既往研究提示，6% ～ 47% 的 IBD 患者伴有肠外表现，部分患者可累及皮肤。Sweet 综合征属于 IBD 的皮肤表现之一，在 CD 和 UC 患者均有文献报道，表现为急性疼痛性斑块或丘疹，可伴有发热与炎症标志物升高，组织病理学显示富含中性粒细胞浸润的病变特征[4, 5]，对糖皮质激素敏感；其他包括抑制中性粒细胞趋化活性的药物（如氨苯砜、碘化钾等）、免疫抑制剂（如沙利度胺、环孢素、甲氨蝶呤等）和TNF-α拮抗剂均可用于该病的治疗[4]。在本病例患者中，皮肤症状表现为痒痛性红斑急性发作、皮肤活检提示符合发热性嗜中性皮病组织像、ESR及CRP升高，对糖皮质激素和小分子药物治疗有效。综上，针对合并多种疾病的患者治疗过程，需注意结合病灶特点、肠外表现、合并疾病进行MDT，在用药期间，定期随访指导疾病诊治方向，为患者制定最佳诊疗方案。

专家点评

该患者为老年男性，以腹痛、腹泻4周为主诉入院，3个月前诊断Sweet综合征，肠镜检查结肠多发溃疡，WBC正常，PCT 0.04ng/mL，CRP和SR明显升高，PLT升高，大便培养提示宋氏志贺菌，因此第一诊断考虑结肠多发溃疡：细菌性痢疾，IBD待排。从结肠镜检查看，肠道溃疡比较深大，但患者WBC不高，PCT正常，不能完全用细菌性感染解释，在排除结核、肿瘤和其他免疫性疾病后，此时更应该考虑IBD合并感染，这个宋氏志贺菌更像是个过客。当然治疗上首先抗感染是合适的。

回顾整个病情的演变，该患者先有肠外表现Sweet综合征，后有消化道症状，肠道溃疡呈跳跃性，有肛瘘，支持CD，但病理提示慢性活动性炎伴糜烂，局灶黏膜下纤维组织及神经节细胞增生，可见隐窝结构改变，更支持UC，对于诊断IBD但根据内镜、病理和影像学检查不能区分是UC还是CD的病例，定义为IBD-U，治疗方案的选择等同于IBD的治疗。对于这类特殊的患者MDT团队，特别是皮肤科、感染科、病理科、影像科会诊讨论对诊断有益，随诊和密切观察也至关重要。

厦门大学附属中山医院　王　琳

参考文献

[1] 刘玉岚，甘华田. 炎症性肠病未定型26例临床特征分析[J]. 中华消化杂志，2017, 37(12): 833-835.

[2] Marc Fenster, Quazim A Alayo, Aava Khatiwada, et al. Real-world effectiveness and safety of tofacitinib in Crohn's disease and IBD-U: a multicenter study from

the TROPIC consortium[J]. Clin Gastroenterol Hepatol, 2021, 19(10): 2207-2209. e3.

[3] Zhidong Liu, M. Tong, J. Xiang, et al. Daily temperature and bacillary dysentery: estimated effects, attributable risks, and future disease burden in 316 chinese cities[J]. Environ Health Perspect, 2020, 128(5): 57008.

[4] 施为, 饶诗佳, 徐美华, 等. 炎症性肠病相关的皮肤表现[J]. 中华炎性肠病杂志, 2020, 4(3): 200-205.

[5] Systematic Review: Sweet syndrome associated with inflammatory bowel disease[J]. J Crohns Colitis, 2021, 8, 15(11): 1864-1876.

Case 12

先天性巨结肠相关性小肠结肠炎一例

／吴钦炎　苏沛珠　佛山市第一人民医院／

病　史

患者，男性，27岁，因"巨结肠术后27年，反复腹泻、排血便26年，再发1周"于2020-06-24入住佛山市第一人民医院消化内科。

患者于出生后50天开始出现每天排便10次左右，大便呈稀糊状，入住广州某三甲医院，诊断"腹泻腹胀查因？"，行横结肠造口术，8个月后返院关闭造口，又再发腹泻，但排不净，伴有腹胀，于1993年5月再次住院，诊断"先天性巨结肠"，行根治手术（具体术式不详）。1993年10月，复查提示肠道通畅。1995年2月，出现腹痛腹胀，数天未排便，以"肠梗阻"第3次入院，外科排除肠梗阻。1995年10月，因"腹胀，右侧腹肌紧张、肠鸣音亢进"以"巨结肠术后、肠梗阻"第4次收入外科，予以保守治疗后出院。1996年，内镜检查提示直肠、小肠溃疡（未见报告），以"直肠、小肠溃疡"收入内科，予以保守治疗，后反复多次住院治疗。直至2000年9月，外院诊断考虑巨结肠类缘病（肠神经发育不良症），因升结肠回肠扩张（直径达10cm）行大肠及部分小肠切除术（切除小肠140cm），剩余空肠140cm，术后3天因吻合口瘘再次手术，行小肠双腔造口术，术后1个月好转出院。2000年10月，返院行造口关闭术，术后反复下消化道大出血，反复内科止血治疗。2001年，外院肠镜提示小肠扩张并见散在大小不等溃疡，最大者（距离肛门口3cm）约2cm×1.5cm，肛门黏膜可见充血糜烂和出血。2003年6月，因"出血、发热"入住当地医院，予以药物止血治疗（具体药物不详）。2003-07-04，因"运动后排血便，10～12次/d，大便呈稀烂状或水样，伴肛周疼痛不适"入住广州另一家三甲医院，诊断考虑"克罗恩病未排除"，予以美沙拉秦治疗；2010—2012年，外院肠镜均提示小肠多发糜烂及溃疡形成，病变越靠近肛门越严重。2012年，肠镜示0.2%靛胭脂染色和放大观察提示病变处不着色，血管纹理模糊。病理提示：（小肠）黏膜组织慢性炎症。2016 年，于广州另一家三甲医院肠镜提示小肠、直肠见散在阿弗他溃疡，予以活检；另距肛门口 5 ～ 15cm 直肠和小肠见数条纵向溃疡，予以活检；病理提示（回肠）胃黏膜异位。仍然诊断考虑"克罗恩病未排除"，继续予以美沙拉秦治疗，经上述治疗后患者仍反复腹泻伴排血便。2020-06-24，因"巨结肠术后 27 年，反复腹泻、血便 26 年，再发 1 周"入住佛山市第一人民医院消化内科。既往无高血压、糖尿病及其他免疫性疾病史。

▶ 入院查体

贫血貌，生命体征平稳，WT 46kg，H 155cm，BMI 19.1kg/m^2，有口腔溃疡，心肺查体未见异常，腹平软，腹正中可见长约 10cm 手术瘢痕，下腹压痛，无反跳痛，腹部包块未触及，肝、脾肋下未触及，肝颈静脉回流征阴性，墨菲征阴性，移动性浊音阴性，肠鸣音活跃。

▶ 既往检查

2001 年肠镜（见图 12-1）：全大肠及部分小肠切除术，进镜约 50cm，所见小肠扩张并见散在大小不等溃疡，最大者（距离肛门口 3cm）约 2cm×1.5cm，底覆白苔和陈旧性血痂，溃疡之间黏膜正常或充血，溃疡以肠远段多见；肛门黏膜充血并见糜烂和出血。病理诊断：黏膜慢性炎，伴多灶性溃疡和纤维结核组织增生。未见克罗恩病典型表现。

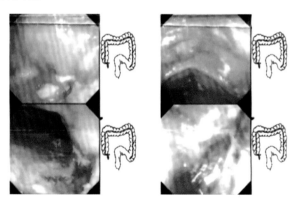

图 12-1　2001 年肠镜

2010 年肠镜（见图 12-2）：进镜至距肛门口 29cm，患者觉疼痛拒绝继续检查，镜下见全大肠切除，所见黏膜为小肠黏膜，见肛周炎症明显，距离肛门口 3cm 处见环形溃疡，有白苔，距肛门 29cm 以下肠段见多发大小不等溃疡以及糜烂，溃疡周边黏膜尚正常，在肛门口溃疡处活检 4 块。

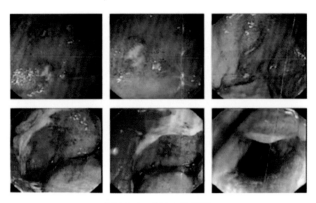

图 12-2　2010 年肠镜

肠镜病理（见图 12-3）：黏膜组织慢性炎症，间质水肿伴出血，有大量淋巴细胞和浆细胞浸润，腺体萎缩，无明显异形性，考虑（小肠）黏膜非特异性炎症。

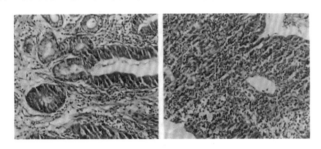

图 12-3　2010 年肠镜病理

2012 年肠镜（见图 12-4）：常规结肠镜检查，送达小肠（距离肛门口 70cm），距离肛门口 22cm 以下肠道黏膜充血水肿明显，可见多发口疮样糜烂及小肠溃疡形成，局部呈霜斑样病变，病变环周，局部有融合，病变越靠近肛门越严重，0.2% 靛胭脂染色和放大观察提示病变处不着色，血管纹理模糊，病变典型处活检 6 块。

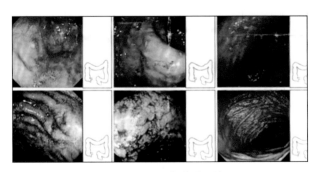

图 12-4　2012 年外院肠镜

肠镜病理（见图12-5）：送检黏膜组织慢性炎症，间质水肿伴多量淋巴细胞和浆细胞浸润，腺体结构大致正常，无明显异型增生。

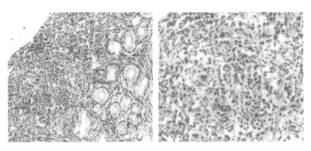

图12-5　2012年肠镜病理

2016年外院肠镜：进镜至距肛门口约60cm小肠，所见小肠、直肠见散在阿弗他溃疡，以距离肛门口40cm以下小肠、直肠明显，予以活检。另距肛门5～15cm直肠和小肠见数条纵向溃疡，予以活检。

肠镜病理：（回肠）黏膜层组织，间质少许淋巴细胞和浆细胞浸润，未见肉芽肿，未见隐窝脓肿，另见小块胃底腺和胃黏膜腺体，符合（回肠）胃黏膜异位；（直肠）黏膜层组织，间质少许淋巴细胞和浆细胞浸润，未见肉芽肿，未见隐窝脓肿，另见小块胃底腺和胃黏膜腺体，符合（直肠）胃黏膜异位。

2016年外院腹部CT：1."全结肠＋部分小肠切除术后"改变，残余小肠远端部分肠管扩张；2.直肠肠壁增厚，肠系膜多个淋巴结肿大，考虑炎性可能性大；3.胆囊结石。

总结病例特点：青年男性，慢性病程，病情反复，急性加重；主要病史：反复腹痛，腹泻，解血便，偶有口腔溃疡；查体：体形消瘦，贫血貌，下腹压痛，无反跳痛。

▶ **辅助检查**

大便OB（＋），腹部CT提示小肠扩张，直肠壁增厚；多次肠镜提示小肠，直肠多发溃疡；病理曾提示慢性肠炎。

入院诊断：1.消化道出血，2.巨结肠类缘病，3.巨结肠根治术＋部分小肠切除术后。

入院辅助检查：

血常规：WBC 5.44 ×10^9/L，Hb 78 g/L；

炎症指标：超敏CRP 1.34mg/L，ESR 24 mm/h；

肝功能：ALB 37.5 g/L；

免疫功能六项：CH50 52.0 IU/L，C3 1.49G/L，C4 0.459g/L，自身免疫抗体、血管炎五项、抗心磷脂抗体均未见明显异常；T-SPOT 阴性；

营养指标：维生素 D 12.07mg/L，铁蛋白 18.2ng/mL；大便 OB（＋）；

大便培养阴性，大便 CDI-A/B 阴性；尿常规、甲状腺功能、免疫三项、乙肝、AFP、CEA、CA199、CMV、EBV 均未见明显异常。

2020-06-24 腹平片（见图 12-6）：卧位：腹部肠管较多积气影及部分肠管扩张；立位：下腹部肠管见数个宽大气 - 液平面形成；考虑肠郁张。

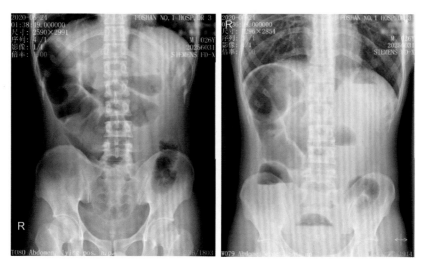

图 12-6　2020-06-24 腹平片

2020-06-24（见图 12-7）胸片：心肺未见明显异常。

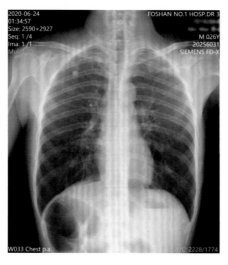

图 12-7　2020-06-24 胸片

2020-06-29（见图 12-8）胃镜：慢性非萎缩性胃炎。

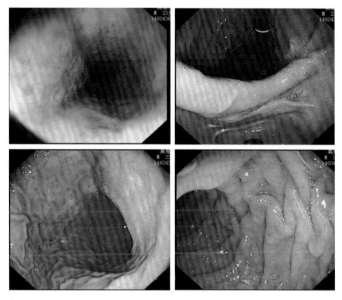

图 12-8　2020-06-29 胃镜

2020-06-29 肠镜（见图 12-9）：进镜至距肛门约 90cm 处：距肛门约 30cm 处开始，小肠黏膜可见发红、糜烂，腺体粗糙，部分形成溃疡；距肛门约 5cm 处小肠直肠吻合口黏膜可见溃疡形成，周围黏膜水肿，底覆粪渣，反复冲洗，仍观察不清，于溃疡边缘取病理。

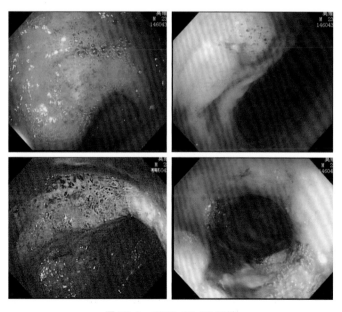

图 12-9　2020-06-29 肠镜

2020-06-29 肠镜病理（见图 12-10）：1.（小肠 1）镜下见黏膜固有层淋巴细胞、浆细胞及少许嗜酸性细胞浸润；2.（小肠 2）镜下见黏膜固有层淋巴细胞、浆细胞浸润；3.（直肠）镜下肠黏膜固有层内见异位的胃黏膜腺体，淋巴细胞、浆细胞浸润。

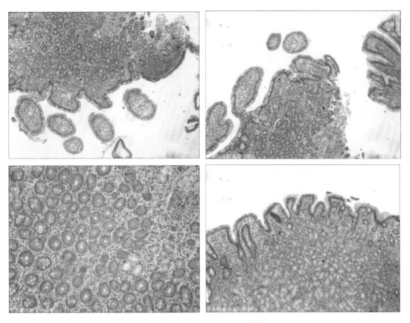

图 12-10　2020-06-29 肠镜病理

免疫组化：蜡块 C：MUC6（＋）；MUC-5AC（部分＋）；MUC-2（－）。

2020-07-01 小肠超声造影（见图 12-11）：小肠壁回声未见异常，未见明显增厚隆起，造影剂可以顺利通过肠管，管腔内可见充盈扩张，肠管管径较宽处位于近直肠肛管处，宽约 39mm，未见狭窄。

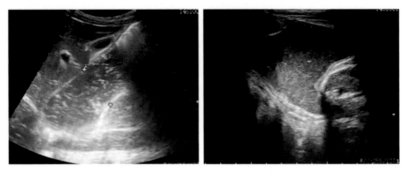

图 12-11　2020-07-01 小肠超声造影

修正诊断：1.小肠、直肠溃疡并出血；2.直肠胃黏膜异位；3.巨结肠类缘病；4.巨结肠根治术＋部分小肠切除术后。

诊断和鉴别诊断

相关文献提示小肠、直肠多发溃疡的病因包括肠结核、非甾体抗炎药相关肠病、缺血性肠病、放射性肠炎、嗜酸性肠炎、淋巴瘤、白塞病、克罗恩病以及巨结肠相关小肠结肠炎。结合患者无结核中毒症状、T-SPOT阴性，无非甾体抗炎药药物服药史及腹部放疗史，故排除肠结核、非甾体抗炎药相关肠病和反射性肠炎；结合患者青年男性，无相关心脑血管疾病史，BCA未见嗜酸性粒细胞增多，病理未见缺血性肠炎和肿瘤依据及嗜酸性粒细胞浸润，故排除缺血性肠炎、淋巴瘤和嗜酸性肠炎。参照白塞病的诊断标准，患者符合口腔溃疡，无皮肤、眼睛病变，无口腔及生殖器溃疡，无神经系统及血管炎相关的症状，针刺试验阴性，ICBD评分2分（<4分），故排除白塞病；参照WHO克罗恩病的诊断标准，患者符合节段性肠道病变和纵向溃疡，无透壁性肠道炎症，无肠瘘或腹腔脓肿，病理未见裂隙状溃疡、非干酪样肉芽肿，同时无肛瘘、肛周脓肿等病变，故诊断克罗恩病依据不足，排除克罗恩病。

参照巨结肠相关性小肠结肠炎的诊断评分标准，该患者符合有巨结肠病史、爆发性腹泻、血便、腹平片见气液平面、肠道积气，巨结肠相关性小肠结肠炎评分6分（>4分），诊断巨结肠相关小肠结肠炎基本明确。故最后诊断考虑：1.巨结肠相关性小肠结肠炎，2.直肠胃黏膜异位，3.巨结肠类缘病，4.巨结肠根治术＋部分小肠切除术后。

诊疗经过

MDT讨论情况如下。

胃肠外科：结合病史，患者目前有外科手术指征，但短肠综合征背景下尽量保守治疗保住肠管；小儿外科：患者有先天性巨结肠病史，曾多次行肠道手术，术后反复腹痛、血便，考虑巨结肠相关性结肠炎明确（高发）；病理科：患者病理未见典型克罗恩病表现，结合既往有巨结肠类缘病病史，考虑巨结肠相关性小肠结肠炎可能性大；营养科：患者NRS 2002评分>3分，存在营养风险，建议加用肠内营养。

治疗方案：住院期间予以禁食、补液、质子泵抑制剂、生长抑制剂、甲硝唑、益生菌、美沙拉秦、沙利度胺等治疗，病情稳定后逐步开放饮食并加用肠内营养治疗；病情好转后予以带药出院，出院后予以美沙拉秦＋沙利度胺＋质子泵抑制剂维持治疗半年左右后停药，后长期予以瑞巴派特＋曲美布汀维持治疗。

随访：出院后患者无再发腹痛及排血便，大便 5～6 次 /d，目前我们对患者进行定期随访，目前病情控制稳定，已大学毕业，目前参加工作，近期已结婚生子。出院 3 个月后复查相关指标：2020-09-05 肝功能 8 项 ALT 17 IU/L，AST 21 IU/L，ALB 47.7 g/L；2020-09-05 超敏 CRP＋BCA WBC 6.49 ×10^9/L，Hb 100 g/L，超敏 CRP 0.67mg/L，ESR 17mm/h。

2020-09-06 腹平片（见图 12-12）：肠管仍有明显扩张、积气，但未见气液平面。

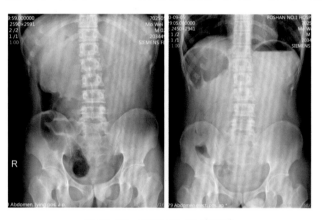

图 12-12　2020-09-06 腹平片

2020-10-12 肠镜（见图 12-13）：进镜至距肛门约 90cm 处，距肛门约 20cm 处开始，小肠黏膜可见发红、糜烂，腺体粗糙，部分形成溃疡；距肛门约 5cm 处小肠可见黏膜水肿，局部小溃疡形成，病变较前明显好转。

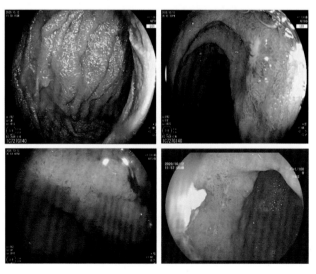

图 12-13　2020-10-12 肠镜

2020-10-12 肠镜病理（见图12-14）：（小肠近端）黏膜急性活动性炎，局灶糜烂；（直肠）镜下见肠黏膜腺体结构大致正常，局部表面见渗出，肉芽组织增生，间质伴淋巴浆细胞及中性粒细胞浸润，符合溃疡改变。

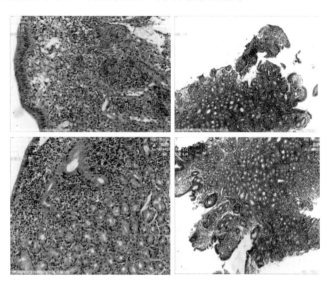

图 12-14　2020-10-12 肠镜病理

2021-02-05 腹平片：右侧腹部肠管明显增宽并积气，肝区明显，腹部肠管未见明确气液平面。

总结与思考

HD 是一种因肠道神经系统发育异常所致的疾病，主要由神经嵴细胞分化、迁移及存活缺陷所致，继而引起肠道神经节细胞部分或全部缺失，大多在新生儿期确诊[1]。先天性巨结肠相关性小肠结肠炎（Hirschsprung-associated enterocolitis，HAEC）是一项可危及先天性巨结肠患者生命的常见并发症，其术前发病率为 6%～50%，术后为 2%～35%。主要临床表现为腹胀、腹泻、发热，其他临床表现包括呕吐、排稀烂便、直肠出血及便秘等。

HAEC 的病因仍未完全明确，研究表明可能与肠黏膜屏障功能受损、肠道菌群比例失调（细菌及真菌占据优势）以及基因表达异常等因素相关。Bachetti 等通过对 HAEC 患儿和非 HAEC 患儿测序发现 Oncostatin-M receptor（OSMR）扰乱了肠道稳态维持和免疫反应所需的下游级联信号，表明 *OSMR* 基因可能与 HAEC 的发病相关[2]。

HAEC 的诊断缺乏金标准，Pastor 等最初提出一套临床评分系统用于诊断

HAEC，参考指标包括临床症状（腹泻并爆破样大便2分，腹泻并腥臭味大便2分，血便1分，HAEC病史1分）、体格检查（直肠指检后爆破样排便、排气2分，腹胀2分，外周灌注下降1分，嗜睡1分，发热1分）、腹平片（多个液平1分，扩张肠祥1分，肠管黏膜锯齿状、不规则黏膜线1分，乙状结肠处有"截断征"远端肠管无气体充盈1分，积气1分）、实验室检查（WBC增多1分，核左移1分）[3]，评分4分可确诊。该病例满足腹泻并爆破样大便、排血便、HAEC病史、腹平片见多个液平、肠腔积气，总分6分（>4分），可确诊HAEC。

HAEC治疗的核心是肠管减压、广谱抗生素、结肠灌洗，饮食要求少渣、不含乳酸饮食，病情严重时需禁食；便秘是HD术后肠常见的并发症，便秘会加重肠道菌群失衡和肠黏膜屏障功能的破坏，进而诱发HAEC的发生，因而治疗便秘可延缓和预防HAEC；注射肉毒杆菌毒素可减轻出口梗阻的问题[4]。对根治术前就反复复发的HAEC患者，由于其存在肠道菌群紊乱及肠道功能差等问题，病情较重，可在根治术前先行肠造口，让肠道得到充分的休息和恢复[5]。全结肠型HD患者的死亡率更高，可行永久性回肠末端造口以降低死亡率[6]。蒙信尧等研究表明，牙髓干细胞有调节免疫、抑制炎症介质释放及减轻组织炎症损伤等作用，可为HAEC的治疗提供新的方向[7]。该病例通过予以禁食、补液、抑酸护胃、生长抑素、抗感染以及抗炎等治疗，取得较为理想的效果，目前跟踪随访3年余未见明显复发倾向，通过对该病例的学习总结，希望对往后类似病例的诊治有所启发和帮助。

专家点评

HD是一种常见的小儿消化道器质性疾病，患儿临床症状的严重程度与病变累及的范围有关。患者主要表现为便秘、小肠结肠炎和功能性结肠梗阻，当前HD的治疗还是以外科手术为主，但部分HD患儿术后仍面临着严重的并发症。HAEC是巨结肠病的一种严重且有潜在生命危险的并发症。文献报道HAEC的发生率为20%～36%，死亡率为1%～10%。尽管已有较多深入研究，但目前对其发生、发展机制的了解仍十分有限，尚无一种学说能够完全阐明其发病机制。主流学说倾向于其发生与肠道神经节细胞的缺如、基因表达异常、肠道黏膜免疫缺陷、肠道的机械性梗阻扩张、粪便积存于结肠中造成肠道黏膜屏障平衡紊乱、肠道微生物菌群改变、细菌于肠道中异位定植，以及毒素入血造成菌血症败血症甚至脓毒血症相关。HD手术时机的选择，学界也一直存在争论。早期的研究者认为，更早地实施手术对患儿的预后及康复有利，但随着研究的不断推进，对疾病了解得更加全面后，目前的观点认为手术不可操之过急，建议到合适的年龄再行手术治疗，关于手术时机的选择、选择的科学依据等问题仍尚待解答。目前临床对其治疗仍然存在较大问题，现阶段处理的重点是初期识别，积极干预，防止其进一步加重。对患儿术前进行饮食控制，可以减少术前肠道准备的时间，同时控制患儿饮食可以减少食物导致 HAEC 的发生或加重，其可能的机制是进食后产生较多无法排出的粪便，粪便积存造成肠道黏膜屏障平衡紊乱、细菌于肠道中异位定植和毒素入血，进而导致 HAEC 发生。根据病情轻重选择禁食、胃肠减压、抗炎药及抗生素的使用、肠道保留灌洗减轻粪便淤滞及细菌滋生，促进黏膜修复仍然是急性期肠炎的治疗重点，对于反复发作的 HAEC 患儿，在临床诊疗过程中排除其他器质性疾病的基础上，必要时可给予患儿外科手段干预其疾病进展，如行肠造口手术，但术后并非一劳永逸，我们依然难以完全避免肠炎的再次发生。目前的治疗虽然能够改善患儿部分症状，但其仍然是停留在对症处理的治疗水平上，更加系统、全面的诊疗方案仍旧有赖于诊断标准的统一制定及发病机制的明确研究。

苏州市立医院　庞　智

参考文献

[1] Klein, M. and I. Varga. Hirschsprung's disease-recent understanding of embryonic aspects, etiopathogenesis and future treatment avenues[J]. Medicina (Kaunas), 2020, 56(11): 611-624.

[2] Bachetti T, Rosamilia F, Bartolucci M, et al. The OSMR gene is involved in Hirschsprung associated enterocolitis susceptibility through an altered downstream signaling[J]. Int J Mol Sci, 2021, 22(8): 3831-3847.

[3] Pastor AC, Osman F, Teitelbaum DH, et al. Development of a standardized definition for Hirschsprung's-associated enterocolitis: a Delphi analysis[J]. J Pediatr Surg, 2009. 44(1): 251-256.

[4] Svetanoff WJ, Briggs K, Fraser JA, et al. Outpatient botulinum injections for early obstructive symptoms in patients with Hirschsprung disease[J]. J Surg Res, 2022, 269: 201-206.

[5] Pruitt LCC, Skarda DE, Rollins MD, et al. Hirschsprung-associated enterocolitis in children treated at US children's hospitals[J]. J Pediatr Surg, 2020, 55(3): 535-540.

[6] Taghavi K, Goddard L, Evans SM, et al, Contemporary management of Hirschsprung disease in New Zealand[J]. ANZ J Surg, 2020, 90(6): 1037-1040.

[7] 蒙信尧, 陈绪勇, 肖俊, 等. 牙髓干细胞治疗先天性巨结肠症相关性小肠结肠炎的实验研究[J]. 中华小儿外科杂志, 2019, 40(3): 263-268.

Case 13

巨结肠合并肠道溃疡一例

／ 马田　山东大学齐鲁医院 ／

病　史

患者，女性，52岁，因"反复腹胀7年，发热5天"于2022年4月入山东大学齐鲁医院。

2015年，患者无明显诱因出现腹胀、大便次数减少、排便费力、大便干结，最长8天未排便，严重时伴恶心、呕吐，自服泻药后可缓解。于我院行腹部增强CT提示结肠扩张，最宽处约5cm、结肠肝曲肠壁增厚、下腹部分小肠壁均匀增厚。结肠镜示肠道准备欠佳，所见肠黏膜无明显异常。结肠传输试验（见图13-1）示96小时后结肠内钡条残留量＞20%，集中于升结肠。诊断考虑慢传输型便秘。2015—2019年，患者间断口服石蜡油，自诉无明显不适。

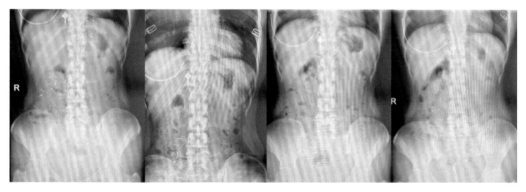

结肠传输试验第24小时、48小时、72小时、96小时。96小时后结肠内钡条残留量＞20%，集中于升结肠。

图13-1　结肠传输试验

2020年，患者再次因"腹胀、排气排便减少"行腹盆部增强CT（见图13-2）示回肠末端肠壁增厚，回盲部明显增厚、强化，结肠弥漫性扩张，以升结肠为主，最宽8.7cm，腹腔多发淋巴结，部分肿大。结肠镜（见图13-3）示回肠末端多发糜烂，升结肠、横结肠多处溃疡性病变，形态不规则，升结肠可见环形狭窄。病理提示不除外淋巴瘤。PET-CT示考虑腹盆腔内多处肠道良性病变（慢性炎症？）伴腹腔淋巴结反应性改变可能性大。查EBV、CMV、艰难梭菌毒素检测、T-SPOT及PPD试验均未见明显异常；风湿系列示抗SSB抗体（＋）、抗SSA抗体（＋）、抗核抗体1：1280（＋）、超敏CRP 32mg/L、类风湿因子 58.23 IU/mL。风湿科会诊考虑结缔组织病，给予泼尼松、吗替麦考酚酯、羟氯喹等药物治疗。肠道病变诊为：1.肠道多发溃疡，粪源性溃疡？ 结缔组织病相关肠道溃疡？ 2.成人巨结肠可能。建议行外科手术，患者拒绝。应用上述治疗结缔组织病相关药物、美沙拉秦、石蜡油治疗，症状控制可。

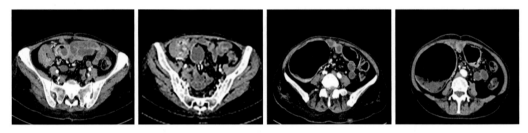

回肠末端肠壁增厚，回盲部明显增厚、强化，结肠弥漫性扩张，以升结肠：主，最宽 8.7cm；腹腔多发淋巴结，部分肿大。

图 13-2　腹盆部增强CT

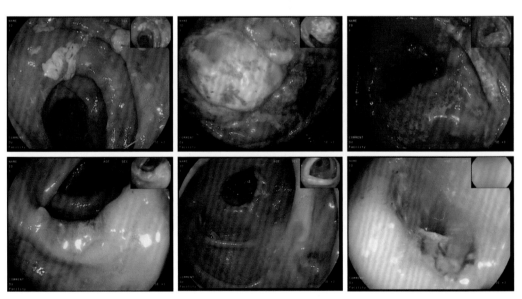

回肠末端多发糜烂，升结肠、横结肠多处溃疡性病变，形态不规则，升结肠可见环形狭窄。

图 13-3　结肠镜

2021年12月，再次因症状反复于我科住院。查血常规示Hb 77g/L，胸腹盆强化CT＋肠系膜CTA示回肠远端壁增厚，升、横结肠明显扩张、管壁增厚，符合炎性表现。遂行小肠镜检查（见图13-4）示回肠末端、结肠多发不规则溃疡，伴有环形狭窄。镜下诊断：粪源性溃疡？结缔组织病相关溃疡？病理提示（回肠末端、回盲部、横结肠）黏膜急慢性炎伴糜烂，可见少量嗜酸性粒细胞浸润。再次建议患者外科手术治疗，患者仍拒绝要求保守治疗。

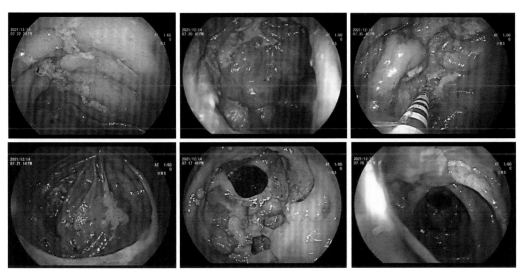

回肠末端、结肠多发不规则溃疡，伴有环形狭窄。镜下诊断：粪源性溃疡？结缔组织病相关溃疡？

图13-4　小肠镜

2022年4月，患者反复腹胀不能缓解，伴有重度贫血（Hb 52g/L）、乏力，行骨髓穿刺考虑为缺铁性贫血，5天前患者出现发热，最高38℃，伴腹痛，大便1～2次/d，为墨绿色成型便，量少，为进一步诊治，再次收入我科病房。

患者既往高血压病史11年，子宫肌瘤病史15年，20余年前行剖宫产术。个人史、月经婚育史及家族史均无特殊。

▶ **入院查体**

T 37.6℃，P 89次/min，R 16次/min，BP 107/68mmHg，BMI 23.43kg/m²；心肺查体无明显异常；腹部膨隆，肠鸣音明显减弱，1～2次/min，触软，全腹轻压痛，无反跳痛，墨菲征（－），肝、脾肋下未触及。

▶ **实验室检查**

血常规示Hb 71g/L，超敏CRP 129.03mg/L，ESR 64mm/h，前降钙素0.188ng/mL，大便常规示脂肪滴（＋＋），大便隐血阳性，肿瘤系列示铁蛋白641ng/mL、CA125

65.3U/mL，肝肾功示ALB 22.2g/L，风湿系列示ANA 1∶320阳性、抗SSB抗体（＋），EBV抗体示衣壳抗原IgG（＋）、核抗原（＋）、早期抗原（±），EBV-DNA、CMV-DNA定量、T-SPOT均阴性，余HIV，乙肝、梅毒、ANCA、尿常规等未见明显异常。

▶ **影像学检查**

腹盆增强CT（见图13-5）示多发肠腔扩张，最宽处约147mm，以升结肠、横结肠为著，内见气液平面。

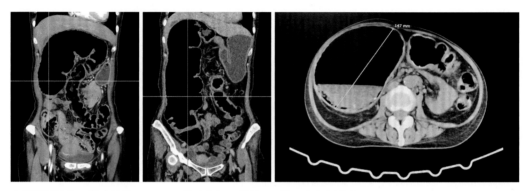

多发肠腔扩张，最宽处约147mm，以升结肠、横结肠:著，内见气液平面。

图13-5　腹盆增强CT

诊治经过

多学科会诊后建议手术治疗，遂转入外科行结肠次全切（保留部分乙状结肠）＋回肠、乙状结肠端侧吻合术，术中见结肠明显扩张，以升结肠、横结肠为著，剖开见黏膜面多处横行溃疡（见图13-6）。术后病理（见图13-7）示部分肠管扩张、水肿并淤血及出血，局部脓肿及坏死形成，病变累及深肌层并部分区域累及肠壁近全层，伴淋巴细胞、浆细胞浸润及肌纤维、神经纤维增生，肠黏膜假性息肉形成，部分肠管肌壁薄并神经节细胞较少，部分区域神经节细胞消失，结合临床，考虑成人巨结肠所致肠道炎症等继发改变。手术两端肠壁间查见神经节细胞，肠周见淋巴结21枚，均呈反应性增生。术后患者好转出院。出院后患者一般状况良好，无特殊不适。2023年3月随访，复查Hb正常，ESR 34mm/h，ANA 1∶160（＋），抗SSB抗体（＋），腹盆部平扫CT示符合结肠术后所见，就诊于普外科、风湿科，均建议随访观察，至今未应用任何药物。

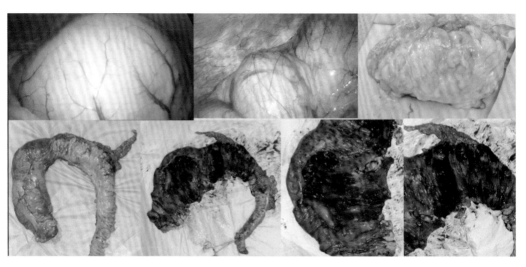

术中见结肠明显扩张，以升结肠、横结肠:著，剖开见黏膜面多处横行溃疡。

图 13-6　术中

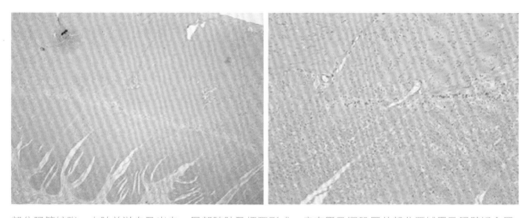

部分肠管扩张、水肿并淤血及出血，局部脓肿及坏死形成，病变累及深肌层并部分区域累及肠壁近全层，伴淋巴细胞、浆细胞浸润及肌纤维、神经纤维增生，肠黏膜假性息肉形成，部分肠管肌壁薄并神经节细胞较少，部分区域神经节细胞消失。

图 13-7　病理

　　主要诊断：1.成人特发性巨结肠；2.肠道多发溃疡，粪源性可能，结缔组织病相关溃疡可能；3.结缔组织病。

　　鉴别诊断：该病例的肠道溃疡需要与克罗恩病、肠结核、淋巴瘤、EBV相关肠道溃疡、CMV相关肠道溃疡等进行鉴别诊断。巨结肠需要与慢传输型便秘、成人先天性巨结肠、中毒性巨结肠、神经节细胞缺乏症、急性假性肠梗阻综合征等进行鉴别诊断。

总结与思考

该患者为中年女性，反复腹胀 7 年，起初诊断为慢传输型便秘，后来逐渐出现肠道多发溃疡，并且结肠扩张逐渐加重符合巨结肠诊断，同时发现多项风湿指标异常，诊断为结缔组织病。抗风湿、激素、益生菌、通便等药物保守治疗无效，手术证实有神经节细胞缺失，考虑成人特发性巨结肠。该患者是少见的成人特发性巨结肠合并肠道多发溃疡患者，同时伴有结缔组织病。成人特发性巨结肠是指在没有明确病因的情况下，以肠管直径永久性扩张为特征的结肠异常[1]。其特点是结肠没有明显狭窄的部位，病变肠段即表现为扩张，病变肠段的肠壁肌间神经节减少、变性，乙酰胆碱酯酶活性是正常的，肠壁平滑肌层菲薄，肠蠕动无力。患者多表现为慢性便秘、腹胀。慢传输型便秘属于功能性便秘，可以继发巨结肠或合并巨结肠，当患者已符合巨结肠诊断标准并伴有肠道多发溃疡时，不能再单纯诊断为慢传输型便秘。患者肠道溃疡首先考虑粪源性可能，粪源性溃疡发生在慢性便秘导致粪便嵌塞和粪石形成时，粪石是大量脱水的粪便物质。结石残留在结肠区域内，导致该区域血流动力学障碍，产生溃疡，严重者可以引发穿孔。肠道溃疡的患者如不注意询问有无便秘病史，容易造成误诊。

本例患者的肠道溃疡亦不能完全除外结缔组织病相关。已知多种风湿免疫疾病可累及胃肠道，如系统性红斑狼疮、白塞病、淀粉样变性、强直性脊柱炎等可导致肠道溃疡发生[2, 3]。此外，系统性硬化症、自身免疫性自主神经节病、皮肌炎等亦可导致消化道运动障碍[4]。本例患者的结缔组织病与巨结肠，是巧合还是因果？"特发性"的背后有无更深层次的病因值得进一步思考。

专家点评

巨结肠原因有先天性因素和后天性因素。

（1）先天性因素：最常见的原因是胚胎发育过程中结肠壁神经节缺失，导致肠管无法蠕动，粪便堆积，肠管扩张增厚。

（2）后天性因素：炎症、手术、粘连等导致肠管狭窄，形成继发性巨结肠。当然部分患者无明显诱因出现结肠肠管神经节减少或功能减退，进而导致肠管扩张受限，近端肠管扩张，继发性巨结肠。

本例患者为成人巨结肠，无明显诱因，也称巨结肠的同源病或巨结肠的类源病。患者反复腹胀、大便次数减少，CT 示结肠扩张、回肠壁增厚，提示成人巨结肠，应早请外科会诊，进行手术。因患者没认识到该病的危害，导致出现肠道多发溃疡，严重贫血、肠壁感染甚至发热。

本病诊断不难，CT示肠管扩张，钡剂灌肠就可发现扩张明显的肠管及范围，结合症状，即可诊断。鉴别诊断：中毒性巨结肠也有结肠扩张，但中毒症状较重，且病程较短。另外，IBD无合并感染及狭窄者，很少有结肠扩张及巨结肠。

郑州大学第一附属医院　王贵宪

参考文献

[1] Villanueva MEP, Lopez MPJ, Onglao MAS. Idiopathic megacolon and megarectum in an adult treated with laparoscopic modified Duhamel procedure[J]. BMJ Case Rep, 2021, 14(6): e240209.

[2] Alves SC, Fasano S, Isenberg DA. Autoimmune gastrointestinal complications in patients with systemic lupus erythematosus: case series and literature review[J]. Lupus, 2016, 25(14): 1509-1519.

[3] Dzhus MB, Karasevska TA, Tsaralunga VM, et al. Behcet's disease with intestinal involvement: case-based review[J]. Rheumatol Int, 2022, 42(9): 1653-1660.

[4] Kumar S, Singh J, Rattan S, et al. Review article: pathogenesis and clinical manifestations of gastrointestinal involvement in systemic sclerosis[J]. Aliment Pharmacol Ther. 2017, 45(7): 883-898.

Case 14

结肠淀粉样变性一例

／张晓华　山东第一医科大学附属山东省立医院／

病　史

患者，女性，54 岁，因"下腹部疼痛伴血便 2 月余"于 2020-05-23 入院。患者入院前 2 月余无明显诱因出现下腹部疼痛不适，呈持续性隐痛，伴大便带血，多为少量暗红色血液附着于正常大便表面，每天 1～2 次。无明显头晕、心悸等不适。当地医院行肠镜示：进镜至 40～45cm 结肠见散在片状充血糜烂（见图 14-1），活检病理示黏膜慢性炎，诊断为溃疡性结肠炎，给予美沙拉秦、培菲康等治疗，症状无缓解。患者自发病以来，体重下降 3kg。既往体健，否认结核病史。月经史、婚育史及家族史无特殊。

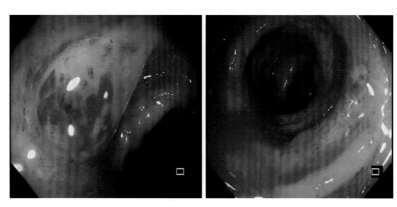

距肛门 40～45cm 结肠见散在片状充血糜烂。

图 14-1　2020-04-25 外院结肠镜

▶ 入院查体

T 36.3℃，P 108 次 /min，R 18 次 /min，BP 137/76mmHg，BMI 22.5kg/m^2。中年女性，神志清，精神可。睑结膜稍苍白，全身皮肤黏膜及巩膜无黄染，表浅

淋巴结未触及肿大。心肺查体无明显异常。左下腹部压痛，无反跳痛。

▶ **实验室检查**

血常规：WBC $5.37×10^9$/L，RBC $3.22×10^{12}$/L，Hb 90g/L，PLT $321×10^9$/L，NEUT% 60%。凝血：D-二聚体 0.84mg/L。肝功能、生化：总蛋白 56.2g/L，ALB 32.8g/L，其余均正常。大便常规＋隐血：黄褐色软便，OB（＋）。ESR 21mm/h，PCT 0.08ng/mL，大便细菌及真菌培养、艰难梭菌毒素检测、PDD试验、结核抗体、CRP、EBV-DNA、CMV-DNA均正常。肿瘤标志物系列均正常。抗核抗体谱、抗磷脂抗体系列、血管炎抗体系列均正常，易栓四项均正常，食物不耐受14项均为阴性。

▶ **内镜检查**

2020-05-25 肠镜检查：距肛门 40～50cm 结肠充血肿胀糜烂，溃疡形成，可见散在紫红色血肿，22～38cm 结肠散在片状溃疡，周围黏膜充血肿胀；18～22cm 结肠见纵向溃疡，底覆白苔，周围黏膜略隆起，距肛门 18cm 以下结直肠黏膜散在点片状充血糜烂，病变间黏膜正常。活检病理提示：（40～50cm 结肠）慢性活动性炎，伴糜烂（见图 14-2）。

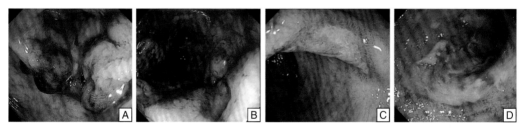

A、B：距肛门 40～50cm 结肠血肿；C：距肛门 22～38cm 结肠溃疡；D：距肛门 18～22cm 结肠溃疡

图 14-2　2020-05-25 内镜

▶ **影像学检查**

2020-05-25 全腹部强化CT＋肠系膜血管成像（见图 14-3）：横结肠、降结肠、乙状结肠节段性、跳跃性肠壁增厚，最厚处约 1.1cm，黏膜面毛糙，增强扫描呈不均匀强化，周围脂肪间隙毛糙，小血管显影尚可。肠系膜上、下动脉CTA及肠系膜上、下静脉CTV未见明显异常。盆腔少量积液。

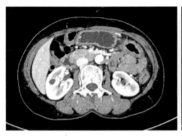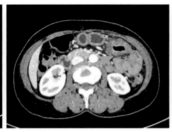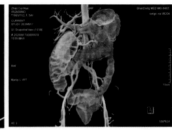

图 14-3　2020-05-25 全腹部强化 CT ＋肠系膜血管成像

诊治经过

该患者的诊断需要考虑包括感染性结肠炎、炎症性肠病、缺血性肠病、肠道淋巴瘤及全身性自身免疫性疾病（系统性红斑狼疮、类风湿性血管炎等）结肠累及等。复习病史，该患者无发热等感染中毒症状，包括血常规、ESR、CRP、结核菌素 T 试验，艰难梭菌检测及大便细菌及真菌培养等感染相关指标基本正常，故基本可排除感染性肠炎可能。结合内镜下病变形态及部位，首先考虑不能除外缺血性肠病，但缺血性肠病病因很多，除了血管粥样硬化或血栓所致的肠系膜血管狭窄或闭塞所致以外，系统性血管炎及与系统性疾病相关血管炎（如狼疮性血管炎、类风湿性血管炎等）也可以导致结肠出现缺血性改变，所以该患者还需进一步明确。此外也需要进一步排除结肠淋巴瘤等可能。

鉴于考虑患者不除外缺血性肠病可能，自 2020-05-26 日开始加用低分子量肝素（5000iu ih q12h），同时给予静脉营养支持联合肠内营养治疗。但患者应用低分子量肝素后腹痛症状无明显缓解，202-06-02 出现便血，为暗红色血便，总量约 100mL，当日复查血常规示 Hb 89g/L。随即停用低分子量肝素，禁饮食、补液支持治疗。鉴于患者诊断不明确，治疗效果不理想，联系胃肠外科、血管外科、病理科及影像科进行多学科会诊。胃肠外科意见认为患者无明显腹膜炎症状，无明显急腹症体征，不考虑急性肠道缺血坏死可能，建议保守治疗。血管外科及影像科联合意见无明显肠系膜血管狭窄或栓塞导致的急性肠道缺血表现，但不能完全除外小血管病变所导致的肠道黏膜缺血可能，建议联系病理科，复核病理。病理科复核病理后结果示：（40 ～ 50cm）慢性活动性炎，伴糜烂，黏膜下间质血管周围见淀粉样物质沉积；特殊染色结果：刚果红（＋），提示结肠淀粉样变性（见图 14-4）。

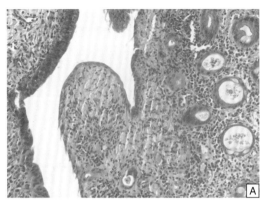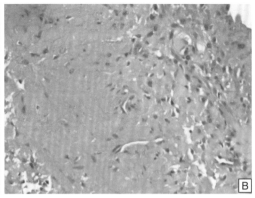

A: 结肠黏膜下见较多无定形粉染物质沉积；B: 刚果红染色阳性。

图 14-4 病理

病理复核结果返回后，联系血液科会诊，完善相关辅助检查。N端脑钠肽前体（NT-ProBNP）78.3ng/mL；心肌酶谱（含心肌标志物）未见明显异常。肾功能：BUN、CREA正常，eGER 100；尿常规：蛋白（－）。免疫球蛋白：IgM 0.37g/L，IgE 200IU/mL。免疫固定电泳：阴性。心脏超声：心内结构大致正常。PET-CT示横结肠、乙状结肠肠壁增厚，FDG代谢增高，沿肠壁走形，符合炎性病变，颈部、双肺、纵隔、肝脏、脾脏、胰脏、肾脏、肾上腺、腹腔及腹膜后淋巴结均未见异常放射性摄取。血游离轻链LAM 83.1mg/L。流式细胞学检测示异常单克隆浆细胞占有核细胞 0.88%。骨髓常规：髓片中浆细胞比值增高，占 7%，偶见双核浆细胞，余未见明显异常改变。骨髓活检示：1.骨髓增生大致正常，粒红巨三系细胞增生，可见少量单克隆性浆细胞；2.小血管壁可见粉染无定型物质沉积，刚果红染色呈阳性，符合淀粉样物质沉积。免疫组化：CD38＋，CD138＋，Kappa个别＋，Lambda＋，CD20－，CD3－，CD56部分＋。结合各项辅助检查结果最终诊断考虑为系统性轻链型（λ轻链型）淀粉样变性。

明确诊断后，患者 2020-06-16 转入我院血液科进一步治疗，于 2020-06-20 行第 1 周期VCD方案化疗（VCD方案：地塞米松 20mg d1，2，8，9，17，18，22，23；硼替佐米 1.9mg d1，8，17，22；环磷酰胺 400mg d1，8，17），1 周期化疗结束后，患者腹痛症状缓解，大便为黄色稀软便，未再便血，顺利出院。之后患者共行 8 个周期VCD方案化疗，化疗过程顺利，患者病情稳定，未再出现明显腹痛及便血。肠镜（2021-03-19）：40 ～ 50cm结肠见白色瘢痕，31 ～ 36cm结肠见散在斑片状充血，5cm以下直肠见散在斑片状充血（见图 14-5）。活检病理：刚果红染色（－）。患者此后一直于我院血液科治疗随访。

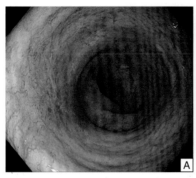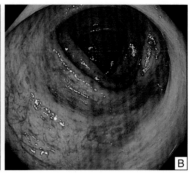

A：距肛门 40～50cm 结肠白色瘢痕；B：31～36cm 结肠见斑片状充血。

图 14-5　2021-03-19 内镜

总结与思考

　　原发性系统性轻链型淀粉样变性是由具有反向 β 折叠结构的单克隆免疫球蛋白轻链沉积在组织器官内，进而造成组织结构破坏、器官功能障碍并进行性进展的疾病，主要与克隆性浆细胞异常增殖有关，少部分与淋巴细胞增生性疾病有关[1]。常见的受累脏器包括心脏、肾脏、肝脏及周围神经等，临床表现因受累的脏器不同而表现各异。根据组织病理结果中单克隆轻链沉积的类型分为 λ 轻链型和 κ 轻链型。临床上以 λ 轻链型为主，约占 80%。根据是否多系统累及可分为系统性或局限性轻链（AL）型淀粉样变性。AL 型淀粉样变性的临床表现多样，可累及多个器官。肾脏及心脏是最常见的受累器官，其他受累器官包括肝脏、自主或外周神经、消化道、皮肤软组织等。累及胃肠道患者的最常见症状为腹痛和便血，也可表现为腹胀、顽固性腹泻、便秘、蛋白质丢失性肠病、消化道出血、肠梗阻。内镜下表现的多样性，主要与淀粉样物质沉积的部位和沉积物的量有关[2]。回顾该患者的多次内镜下表现，我们可以看到在患者发病初期，当黏膜下淀粉样物质沉积量相对少时，仅出现组织弹性下降，内镜下表现为结肠黏膜红斑、糜烂、瘀斑，但随着淀粉样物质沉积增多，大量淀粉样物质沉积于黏膜肌层及黏膜下层，出现黏膜下多发紫红色血肿样改变，而部分血肿吸收后出现斑片状溃疡。另外部分患者如若病变进展反复发作，则会表现为增生息肉样改变；当肠壁全层受累时，纤维组织增生，则可以出现肠腔狭窄，表现为肠梗阻。本病例患者在后续的规律的化疗治疗后，随着淀粉样物质沉积减少，患者结肠的血肿消失，溃疡愈合，瘢痕形成。

参照我国《系统性轻链型淀粉样变性诊断和治疗指南》[3]，确诊淀粉样变性的检查主要通过组织活检来实现，一般选择淀粉样变性可能累及（临床症状或者实验室检查证实）的器官或组织进行活检，并结合临床易操作性和安全性。淀粉样变性物质的分型检测包括免疫病理染色、免疫电镜和质谱分析。对受累器官或组织进行κ、λ轻链的免疫组化或免疫荧光染色，如呈现单一轻链阳性，即可明确诊断为AL型淀粉样变性。对所有患者应该行血清或尿蛋白电泳、血清或尿免疫固定电泳、血清游离轻链、骨髓单克隆浆细胞增殖（骨髓流式检查：CD38/CD138/CD45/CD56/CD19/CD20/cκ/cλ、骨髓活检κ/λ轻链免疫组化）等检查来获取AL型淀粉样变性的间接证据。

目前，AL型淀粉样变性的主要治疗方案都是针对克隆性浆细胞的治疗，对于明确诊断的AL型淀粉样变性的患者，应转诊血液科进一步接受系统的评估及治疗。

胃肠道淀粉样变性临床表现多样，有时与炎性肠病相似，不容易鉴别。在临床工作中，对于不明原因的消化道出血、腹痛、腹泻以及贫血患者，内镜发现黏膜下淤血、黏膜下血肿、黏膜脆且易出血时应考虑消化道淀粉样变性可能。当我们临床怀疑此类疾病时，要加强多学科合作，尤其是病理科医生的沟通协作。

专家点评

本例患者以腹痛、便血为特点起病，需要与IBD相鉴别，从本例患者的诊治过程中我们可以汲取以下经验：

1. 起病年龄偏大的患者诊断CD一定要慎重，毕竟多数CD患者发病和诊断的年龄多小于40岁。

2. 中老年患者、病史短，首先要考虑缺血性疾病。缺血的病因很多，除了本文鉴别诊断中提到的常见肠道缺血病因外，很多过去认为少见的病因，如特发性肠系膜静脉肌内膜增生、特发性肠系膜静脉硬化性肠炎、肠淀粉样变、继发于结肠慢传输的梗阻性肠炎等，目前国内也有很多中心报道了，特别是随着手术切除的病例增多可以预见这些所谓的少见病例会越来越多。

3. 过去我们认为的一些镜下改变如节段性分布的病变、纵向溃疡是CD所特有的，目前看很多肠道慢性缺血病例同样可以有类似表现，这就提示我们不能仅仅通过这些表现诊断CD。符合CD特点的起步年龄和自然病程才是诊断的关键，所以必要的随访是很重要的。

4.对于中老年患者临床表现为腹痛、便血、梗阻的，如果诊断困难应该积极地手术治疗，以便及早明确诊断。

5.内镜下的血泡样改变是肠淀粉样变相对特征性改变，看到这种改变一定要完善浆细胞疾病的相关检查，并与病理医生积极沟通以免漏诊误诊，本例患者的诊断过程充分地体现了这一点。

淀粉样变患者存在凝血功能的障碍，在诊断不清楚的时候不能轻易使用抗凝治疗以免加重出血，本例即证实了这点。

中国医科大学附属盛京医院　田　丰

参考文献

[1] Iida T, Yamano H, Nakase H. Systemic amyloidosis with gastrointestinal involvement: Diagnosis from endoscopic and histological views[J]. J Gastroenterol Hepatol, 2018, 33: 583-590.

[2] Lea U Krauß, Stephan Schmid, Patricia Mester. Clinical, endoscopic, and histopathologic observations in gastrointestinal amyloidosis[J]. J Gastrointestin Liver Dis. 2023, 32(4): 497-506.

[3] 中国系统性轻链型淀粉样变性协作组, 国家肾脏疾病临床医学研究中心, 国家血液系统疾病临床医学研究中心, 等.系统性轻链型淀粉样变性诊断和治疗指南(2021 年修订)[J]. 中华医学杂志, 2021, 101(22): 11.

ase 15

克罗恩病合并自身免疫性溶血性贫血一例

／全晓静　刘欣　西安交通大学第二附属医院／

病　史

患者，男性，60 岁，因"腹痛 5 月，加重伴腹泻、发热 2 天"入院。患者 5 个月前无明显诱因出现腹痛，以脐周为主，伴腹胀及恶心、呕吐，排便困难，无腹泻，无发热，就诊外院查腹平片提示"肠梗阻"，住院治疗好转出院。出院 2 周后再次出现腹痛，伴水样泻，6 次/d，无黏液脓血便，无恶心呕吐，无发热，外院结肠镜示"横结肠溃疡"，病理示"黏膜慢性炎伴急性活动"，抗感染治疗好转后出院。出院后间断腹痛腹胀，大便不规律，无发热。2 天前患者再次出现腹痛、腹胀加重，伴腹泻，4～6 次/d，稀糊状，无脓血，伴发热，最高达 39℃，无寒战，遂来我院就诊。起病以来，精神一般，睡眠欠佳，食纳差，体重减轻 5kg，大便如上述，小便正常。既往史：2 型糖尿病。

▶ 入院查体

T 38.6℃，BMI 24kg/m^2。轻度贫血貌，无口腔溃疡，无皮肤红斑，眼睑、巩膜无充血发红，全身表浅淋巴结无肿大，心肺未见明显异常，腹软，脐周压痛阳性，无反跳痛，无包块，移动性浊音阴性，肛周未见脓肿、瘘口，生殖器未见溃疡。

▶ 实验室检查

血常规：Hb104g/L，MCF 88.7fL，MCH 29.3pg，MCHC 330.0g/L，Ret 200×10^9/L，WBC、NEUT#、PLT 正常；尿常规：尿蛋白（1＋）；大便常规：隐血（＋）；肝功能：ALB 28.2g/L，血钠 127 mmol/L。贫血三项：铁蛋白 651.20ng/mL，叶酸 15.48ng/mL，维生素 B$_{12}$ 1366pg/mL。甲功、肝炎、HIV、TP、肿瘤标志物、自身抗体、CMV-DNA、EB-DNA、结核杆菌 DNA、PPD 试验、T-SPOT、粪便培养、艰难梭菌毒素均无异常。ESR 39 mm/h，CRP 55.2mg/L，PCT（－）。血培养涂片见 G＋球菌，MRSA（＋）。

▶ **影像学检查**

CT提示：两肺下叶慢性炎症、左肺下叶结节；双侧胸腔积液、心包积液、盆腔积液；结肠脾曲、横结肠、结肠肝曲增厚；无肠梗阻、脾大表现。

诊治经过

入院 5 天后复查血常规，Hb 89g/L，但无显性出血。为明确贫血原因，进一步完善骨髓穿刺，结果显示：骨髓增生活跃，巨核细胞数正常，粒红可见巨幼样变，网状细胞比例明显增多。营养性贫血可能，纠正贫血治疗（叶酸、硫酸亚铁、甲钴胺）。同时给予万古霉素抗感染治疗。抗感染治疗 1 周后，患者仍有发热，体温波动在 38 ～ 39℃，腹泻，4 ～ 5 次 /d，无脓血。复查肠镜：插镜至肝曲，横结肠近肝曲可见 3 条纵向溃疡面，上覆薄白苔，溃疡表面凹凸不平，溃疡之间黏膜正常，活检质糟，触之易出血（见图 15-1A、B）。病理：黏膜慢性活动性炎伴溃疡形成（见图 15-1C）。考虑患者疗效欠佳，继续亚胺培南抗菌和更昔洛韦抗病毒治疗，给予美沙拉秦缓解肠道炎症，同时置入空肠营养管，加强营养支持、纠正贫血治疗。3 天后患者仍有发热，给予甲泼尼龙 40mg，5 天后改为口服泼尼松 8 片。

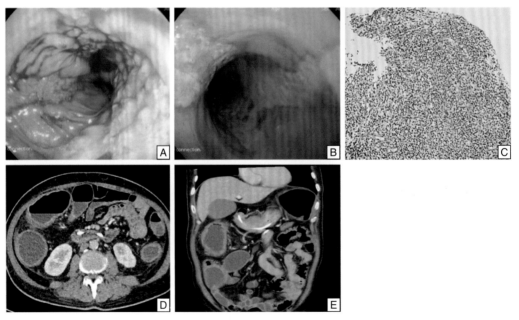

图 15-1 内镜、病理和影像学

治疗1个月后，患者仍有腹泻，5～6次/d，再次入院。血常规：78g/L，WBC 11.19×10⁹/L、NEUT% 79.8%、PLT正常。尿常规：尿蛋白（＋）；大便常规：隐血阳性，WBC 1～3个/HPF，RBC 1＋/HPF，ALB 22.4g/L，血钠 131mmol/L，凝血D-二聚体 4290ng/mL；肾功能正常、PCT正常，ESR 44mm/h、CRP 49.8mg/L，粪便培养艰难梭菌毒素阴性，自身抗体阴性。插镜至回肠末端，回肠末端未见明显异常，回盲瓣开口持续开放，横结肠可见多发纵向溃疡（较前无明显变化），表覆白苔，周边黏膜充血发红，有增生样改变，活检质硬，溃疡呈节段性分布，盲肠、升结肠、降结肠、乙状结肠、直肠可见多发散在片状糜烂及阿弗他溃疡。多点取活检，病理示：慢性活动性炎伴溃疡形成；EBER（-），CMV（个别＋），免疫组化不提示淋巴瘤。小肠CT示：乙状结肠近段、结肠脾曲、升结肠多发节段管壁增厚，考虑炎性肠病（见图 15-1D、E）。营养支持：纠正贫血（叶酸、硫酸亚铁、甲钴胺），维得利珠单抗 300mg，泼尼松逐渐减量至停药。

维得利珠单抗4次后，患者腹泻好转，1次/d，成形，无脓血，无发热，无明显腹痛、腹胀。复查ESR 86mm/h，CRP 3.6mg/L，血常规示RBC 2.57×10¹²/L，Hb 75g/L，MCF 96.9fL，MCH 29.2pg，MCHC 301.0g/L，Ret 177.7×10⁹/L，WBC、NEUT#、PLT正常；复查肠镜，溃疡大部分愈合，残留散在小片状溃疡，并于原溃疡病变处出现多处增生（见图 15-2）。病理提示：横结肠黏膜慢性活动性炎伴溃疡形成及局灶低级别上皮内瘤变。继续纠正贫血和维得利珠单抗治疗。

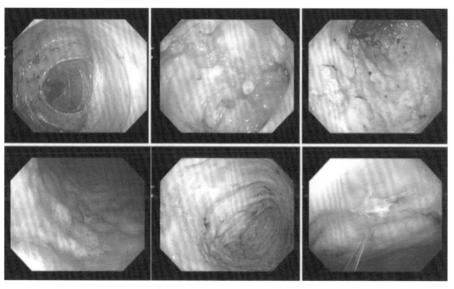

图 15-2 第4次维得利珠单抗治疗后复查内镜

不幸的是，3 个月后，患者出现乏力加重，并突然晕厥，立刻来我院就诊。血常规：Hb 52g/L，WBC、NEUT#、PLT 正常，网织红细胞百分比 13.49%；大便常规：正常；尿常规：尿糖（2＋）；肝功能：胆红素正常，ALB 33.2g/L；血糖：10.6mmol/L，血钠 131mmol/L；ESR 82mm/h、CRP 1mg/L；贫血三项：铁蛋白正常，叶酸＞20pg/mL，维生素 B_{12} 1862 pg/mL；自身免疫性溶血性贫血、游离血红蛋白阴性。骨髓活检示：骨髓增生明显活跃，巨核细胞数正常，粒红可见巨幼样变，有缺铁表现，网状细胞比例明显增多。血液科会诊考虑自身免疫性溶血性贫血可能，建议激素治疗。给予营养支持治疗，包括 ALB、氨基酸、维生素、肠内营养。并开始行维得利珠单抗及泼尼松治疗。泼尼松起始剂量为 30mg，患者出院后规律减量激素，两周减 1 片。其间患者 Hb 持续升高，2 个月后恢复至正常水平。

时隔 2 个月后，行维得利珠单抗第 7 次治疗时，再次复查，血常规示：Hb 77g/L，ESR 95mm/h；CTE 提示：升结肠壁增厚、横结肠结节状增厚，结肠节段性扩张；复查肠镜及病理示：慢性活动性炎伴肉芽组织增生，不除外 IBD 治疗后改变，未见癌、淋巴瘤证据。为进一步明确贫血原因，再次行骨髓穿刺示：骨髓增生明显活跃，巨核细胞数正常，粒红可见巨幼样变，有缺铁表现，网状细胞比例明显增多。血液科会诊考虑：自身免疫性溶血性贫血。建议：激素＋吗替麦考酚酯治疗。给予口服泼尼松 25mg，缓慢减量（每月减 2.5mg），吗替麦考酚酯 1.0g bid。后患者规律于我院行维得利珠单抗治疗，并长期服用吗替麦考酚酯。随访 1 年时间，患者 Hb 维持在 120g/L 左右。

诊断：1.克罗恩病（A3L2B1），中度（CDAI 评分 230）；2.自身免疫性溶血性贫血（继发性、自身抗体阴性型）。

总结与思考

炎症性贫血是 IBD 常见的并发症之一，其中最常见的原因是长期胃肠道出血和吸收不良导致的缺铁性贫血；另外，IBD 治疗药物，如美沙拉秦和甲氨蝶呤导致的维生素 B_{12} 或维生素 B_9 缺乏也会导致贫血。本病例为一例特殊的克罗恩病，在发病过程中并发自身免疫性溶血性贫血（AIHA）。AIHA 是机体免疫功能紊乱、产生自身抗体，导致红细胞破坏加速（溶血）超过骨髓代偿时发生的贫血。AIHA 依据病因明确与否，分为继发性和原发性。依据红细胞自身抗体检测结果，分为自身抗体阳性型和自身抗体阴性型；自身抗体阴性型 AIHA 临床符合溶血性贫血，除外其他溶血性贫血而免疫抑制治疗有效。AIHA 在 IBD 的发生率很低，UC 患者中的发病率约 $0.2\% \sim 1.7\%$，在 CD 中则更少[1, 2]。目前，IBD 患者发生 AIHA 的机制尚不清楚，可能与自身抗体与红细胞表面抗原之间的交叉反应有关，也可能是胃肠道中受损的红细胞被肠壁吸收后导致溶血。此外，AIHA 也可能由 IBD 药物诱发或继发于感染和淋巴组织增生性疾病[3]。本病例的诊断突破点为结肠溃疡的基础上并发贫血的特征，在 IBD 患者贫血的诊治中，要高度警惕 AIHA 的发生，以免漏诊误诊。

专家点评

本病例为中老年男性患者，病程 5 个月，有腹痛、腹泻症状，有贫血、低蛋白血症，炎症指标偏高，结肠多发性、节段性纵向或阿弗他溃疡，且后续维多利珠单抗治疗后肠道溃疡明显好转，虽肠道 CT 表现不典型，肠道病理未见典型非干酪样肉芽肿，诊断考虑克罗恩病，但患者有发热症状，组织学 CMV（＋），建议多学科团队会诊帮助诊断指导治疗。对于小肠 CTE 不典型、病理阴性疑诊克罗恩病患者，且患者低白蛋白血症不能完全用结肠型克罗恩病解释时，更需要进一步小肠检查（如胶囊内镜），帮助评估病变范围及进一步明确诊断。治疗方面，对于中重度克罗恩病患者，多不建议美沙拉秦作为一线治疗。

克罗恩患者往往合并贫血，大多是肠道失血、肠道营养吸收障碍以及术后改变等情况导致的营养性贫血，表现为小细胞或大细胞性贫血，检查多有造血原料缺乏，补充铁剂、叶酸、维生素 B_{12} 后，贫血得以改善。也有患者贫血的原因考虑与慢性病贫血、炎症性贫血相关，通过生物制剂治疗缓解炎症活动或外科手术切除病变肠段后 Hb 恢复正常水平。少数克罗恩病患者合并血液系统疾病也可以表现为贫血，如再生障碍性贫血、骨髓增生异常综合征、地中海贫血、自身免疫性溶血性贫血等，需要进一步完善 Hb 电泳、骨髓、基因等相关检查帮助诊断。

本例克罗恩病患者经积极维多利珠单抗治疗后，消化道症状及肠镜复查均明显好转，但贫血进行加重，激素治疗贫血好转，且血液内科医师会诊，诊断考虑自身免疫性溶血性贫血，对于临床医生有较大的提示，克罗恩病患者出现进行加重性贫血，需排查自身免疫性溶血性贫血，但本例中鉴别诊断相关检查有待进一步完善。克罗恩病合并自身免疫性溶血性贫血罕见，已有文献报道仅 7 例，机制不明，可能是克罗恩病的肠外表现，通过积极治疗克罗恩病后好转；也可能继发于药物（如美沙拉秦、维多利珠单抗等）、感染等因素。本例中肠道病变好转后贫血加重，不考虑自身免疫性贫血为克罗恩病肠外表现。感染控制后，贫血加重，也不支持贫血继发于感染。药物方面，需要重点排查继发于维多利珠单抗可能，但在维多利珠单抗和吗替麦考酚酯维持治疗期间，Hb 持续正常水平。该患者合并自身免疫性溶血性贫血原因不明，且维多利珠单抗和吗替麦考酚酯长期联用的安全性问题仍有待进一步随访及观察。

中南大学湘雅二医院　王学红

参考文献

[1] Onur T, Hilmi Erdem S, Firat K, et al. Treatment of steroid resistant ulcerative colitis with severe autoimmune haemolytic anaemia[J]. Transfus Apher Sci, 2014, 51(1): 81-82.

[2] Bianco C, Coluccio E, Prati D, et al. Diagnosis and management of autoimmune hemolytic anemia in patients with liver and bowel disorders[J]. J Clin Med, 2021, 10(3): 423.

[3] 中华医学会血液学分会红细胞疾病（贫血）学组. 自身免疫性溶血性贫血诊断与治疗中国专家共识（2017 年版）[J]. 中华血液学杂志, 2017, 38 (4): 265-267.

Case 16

溃疡性结肠炎合并免疫性血小板减少症一例

／赵小静　马晶晶　张红杰　南京医科大学第一附属医院／

病　史

患者，女性，37 岁，因"黏液血便 1 月余加重伴发热 2 周"于 2021-05-21 入南京医科大学第一附属医院江苏省人民医院。2021 年 4 月初，患者无明显诱因出现腹泻、黏液血便，3 ～ 4 次 /d，不成形，伴有腹部隐痛。5 月初，出现发热，体温最高 38.5℃，当地医院行肠镜检查，诊断溃疡性结肠炎，予以美沙拉秦 3g qd po，三七粉及中药汤剂治疗，症状改善不明显。病程中无皮疹、关节痛，无口腔溃疡，自发病以来体重下降 8kg。既往无糖尿病、高血压病及其他免疫性疾病。

▶ **入院查体**

T 37.8℃，P 93 次 /min，R 20 次 /min，BP 97/62mmHg，BMI 21.5kg/m^2。下腹有一长度 10cm 的手术瘢痕，肠鸣音 5 ～ 6 次 /min，腹软，脐周压痛，无反跳痛，墨菲征、肝区叩击痛阴性，肝、脾肋下未触及。

▶ **实验室检查**

血常规：WBC 8.16×10^9/L，淋巴细胞 1.68×10^9/L，N 66.5%，Hb 82 g/L，PLT 359×10^9/L；粪隐血阳性；

生化：ALT 7.6U/L，AST 14.6U/L，LDH 88U/L，Cre 30.1μmol/L，ALb 25.1g/L，钾 3.08mmol/L，钠 133mmol/L，钙 1.77mmol/L，磷 0.55mmol/L；铁蛋白 53.4ng/mL；CRP 105mg/L；ESR 13mm/h；粪便钙卫蛋白 935ng/g；EBV-DNA 2.18×10^4 拷贝 /L；HBsAb、HBcAb 阳性；IgG 6.79g/L，补体 C4 0.112g/L；p-ANCA 阳性；ASCA 弱阳性；抗胃壁细胞抗原阳性；粪涂片见少量真菌孢子；尿常规、凝血、肿瘤标志物、血培养、粪培养、大便艰难梭菌、T-SPOT、CMV、抗核抗体分型组套、抗 ENA 抗体组套 15 项及抗心磷脂抗体均无明显异常。

▶ **内镜检查**

限制性肠镜进镜至距肛门50cm见结肠黏膜充血水肿，不规则溃疡形成，黏膜下血管纹理消失，直肠黏膜尚光整、血管纹理清晰。

▶ **影像学检查**

腹部立位平片示腹腔内肠管多发扩张积气，局部可见气液平面（见图16-1A）。胸部CT示右肺上叶小结节，右肺中叶少许慢性炎症；全腹部直接增强CT示结肠多发肠管管壁增厚，部分强化，肠系膜血管影明显，脂肪间隙模糊，肠系膜脂肪间隙及盆腔多发稍大淋巴结，左侧附件区囊性低密度灶，盆腔少量积液（见图16-1B）。

诊治经过

结合患者病史特点，病程较短，结肠炎症明显，直肠存在豁免现象，需要先排除肠道感染性疾病。予以禁食、肠外营养支持过渡到部分口服肠内营养、雷贝拉唑护胃、头孢哌酮联合奥硝唑抗感染、美沙拉秦 4g qd po联合益生菌治疗。患者便次明显减少，体温正常，食欲改善，但仍明显便血。2021-05-31复查结肠镜：回肠末端见片状糜烂，回盲部、升结肠、横结肠、降结肠见大片不规则溃疡，残存黏膜充血水肿糜烂，距肛门30cm黏膜渗血，予以内镜下氩离子束凝固术烧灼，距肛门25cm以下结直肠黏膜未见明显异常（见图16-1C）。诊断考虑溃疡性结肠炎，因患者肠道溃疡比较严重，故加用激素治疗。出院后患者症状趋于平稳，大便1～2次/d，无肉眼血便，Hb回升至120～130g/L。2021年11月，复查肠镜示大片的溃疡已愈合，升结肠、横结肠、降结肠见散在白色瘢痕及炎性息肉，距肛门20～30cm见黏膜散在片状充血，距肛门5cm以下直肠黏膜弥漫性充血水肿糜烂（见图16-1D），Mayo评分2分。2022年，患者继续口服美沙拉秦治疗，大便1～2次/d，偶尔大便带血。2022年5月，复查肠镜较前相仿，Mayo评分1分（见图16-1E）。因临床症状控制比较稳定，继续美沙拉秦的治疗。

2023年3月，患者双下肢突然出现瘀斑（见图16-1F）。大便次数未明显增加，轻度便血。当地医院查WBC 6.14×10^9/L，Hb 130 g/L，PLT 7×10^9/L，CRP 1.52mg/L。入院实验室检查：血常规：WBC 8.79×10^9/L，淋巴细胞 1.29×10^9/L，单核细胞 0.96×10^9/L，N 72.6%，Hb 123 g/L，PLT 5×10^9/L；ALb 36.4 g/L；CRP 54.7mg/L；ESR 29mm/h；粪便钙卫蛋白：313ng/g；粪便艰难梭菌阳性；EBV-DNA 8.14×10^3 拷贝/L；PLT抗体阳性；抗Ro52抗体弱阳性；免疫五项、抗核抗体分型组套、抗心磷脂抗体正常、p-ANCA阴性、凝血未见明显异常。因患者PLT过低，

有严重出血风险，且患者肠道症状不明显，未行肠镜复查。请血液科会诊，骨髓穿刺涂片示巨核系增生活跃伴成熟障碍，PLT 散在可见；排除其他病因后，考虑UC 合并免疫性血小板减少症（immune thrombocytopenia，ITP）。结合血液科会诊意见，治疗予以联合丙种球蛋白 20g ivd qd×5 天，甲泼尼松龙 60mg ivd qd 及海曲泊帕 5mg po qd 治疗后 PLT 逐渐上升，血液科会诊考虑 ITP 与 EB 病毒感染相关，参考相关指南[3]，进一步予以利妥昔单抗 100mg ivd 治疗。出院前患者 PLT 恢复至 $281×10^9$/L，出院予醋酸泼尼松 40mg 口服，逐渐减量，美沙拉秦维持治疗。

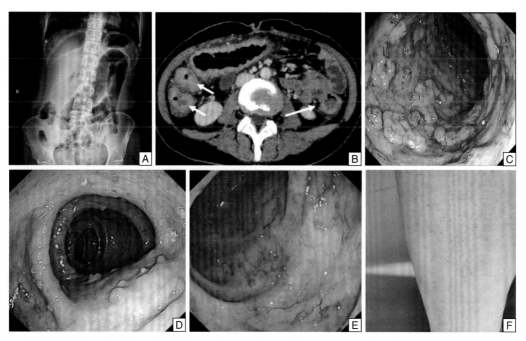

A：腹部立位平片示腹腔内肠管多发扩张积气，局部可见气液平面；B：全腹部直接增强 CT 示结肠多发肠管管壁增厚，部分强化，肠系膜血管影明显；C：2021-05-31 结肠镜示回肠末端见片状糜烂，回盲部、升结肠、横结肠、降结肠见大片不规则溃疡，残存黏膜充血水肿糜烂，距肛门 30cm 黏膜渗血，距肛门 25cm 以下结直肠黏膜未见明显异常；D：2021 年 11 月复查肠镜示大片的溃疡已愈合，散在白色瘢痕及炎性息肉；E：2022 年 5 月肠镜较前相仿，Mayo 评分 1 分；F：患者双下肢出现皮疹。

图 16-1　内镜、影像学和查体

总结与思考

UC 是一种肠道慢性非特异性炎症，常常合并各种肠外表现，如关节炎、皮肤损害等，也有部分文献报道可合并血液系统疾病。UC 合并 ITP 首先由 Edwards 和Trueloves 报道，自 1964 年首次报道以来，全世界目前报道约 90 例，其中男性占56%，多见于欧洲和美洲[1, 2]。ITP 是血小板特异性自身抗体致敏的 PLT 被单核巨噬细胞系统过度破坏，细胞毒性T细胞直接溶解PLT和抗原特异性T细胞免疫失耐受等引起血小板减少的疾病[3, 4]，是一种获得性自身免疫性疾病，其特征是血小板破坏导致血小板计数减低和血小板生成受损，发生率（2～5）/10万人[4-6]。ITP可能是UC的肠外表现，可能的机制是UC病情活动肠黏膜通透性增加致肠内细菌糖蛋白通过分子模拟作用于血小板膜糖蛋白而导致血小板免疫性减少。

ITP诊断要点：①至少连续2次血常规检查示PLT减少，外周血涂片镜检血细胞形态无明显异常；②脾脏一般不增大；③骨髓检查骨髓细胞形态学特点为巨核细胞增多或正常，伴成熟障碍；④须排除其他继发性血小板减少症，如自身免疫性疾病、甲状腺疾病、淋巴系统增殖性疾病、骨髓增生异常综合征（MDS）、再生障碍性贫血（AA）、各种恶性血液病、肿瘤浸润、慢性肝病等[7, 8]；⑤诊断ITP的特殊实验室检查，如血小板糖蛋白特异性自身抗体、血清血小板生成素（TPO）水平测定[8]。

ITP的治疗遵循个体化原则，在治疗不良反应最小化基础上提升PLT至安全水平，减少出血事件，关注患者健康相关生活质量[7-10]。一线治疗方案：糖皮质激素、静脉丙种球蛋白；二线治疗方案：促血小板生成药物[重组人血小板生成素（rhTPO）、艾曲泊帕等]、利妥昔单抗、rhTPO联合利妥昔单抗等。UC合并ITP治疗：激素和美沙拉秦维持治疗；激素抵抗，静脉丙球蛋白治疗有效；部分爆发UC合并ITP患者可考虑给予TNF-α单克隆抗体治疗；少数合并Hp感染的患者根除Hp后PLT上升；药物治疗无效者可考虑脾切除或结肠切除治疗。

本例患者的诊疗经过也带给我们一些思考，①初诊的UC患者不典型内镜表现如直肠豁免现象并不少见，易被误诊；②UC合并ITP非常少见，ITP可能是UC的一种肠外表现；③活动期UC合并ITP治疗上强调同时积极控制UC原发病（美沙拉秦、激素、硫唑嘌呤、生物制剂、外科手术等）；④UC合并ITP治疗，可应用激素、静脉丙种球蛋白治疗，促血小板生成药物如艾曲泊帕、利妥昔单抗及rhTPO为二线治疗方案[8-10]。

本病例为一例溃疡性结肠炎合并免疫性血小板减少症病例。患者急性起病，发病初期肠道溃疡表现不典型，诊断突破点为结肠溃疡动态随访变化，排除其他感染和非感染性病因后可诊断。治疗后缓解期患者出现IBD少见肠外表现免疫性血小板减少，需要我们加强对IBD少见并发症的认识，有助于减少漏诊误诊。

专家点评

该病例为溃疡性结肠炎合并免疫性血小板减少症，特点为年轻女性，急性起病，诊断重症UC后给予激素＋美沙拉秦治疗半年后，肠镜复查黏膜愈合，达标治疗，以美沙拉秦维持治疗过程中发现皮肤瘀斑，同时血小板减少，骨髓穿刺术和血液科会诊后明确为ITP，给予了相应药物治疗后改善。

UC可伴有多种肠外表现，包括外周关节炎、原发性硬化性胆管炎等，但UC合并ITP罕见，ITP可能与感染，免疫异常和遗传等多种因素有关，ITP的主要表现为皮肤黏膜出血点、瘀斑以及不同程度的贫血、黄疸、血小板减少，需要与再生障碍性贫血、急性白血病、过敏性紫癜、系统性红斑狼疮等疾病进行鉴别，需排除其他原因引起的血小板减少。

ITP治疗一般首选皮质类固醇进行一线治疗，静脉注射免疫球蛋白，二线治疗可以使用rhTPO或血小板生成素受体激动剂（TPO-RA），目前批准用于ITP的TPO-RA包括艾曲泊帕、海曲泊帕、阿伐曲泊帕和罗普司亭，TPO-RA其通过特异性结合TPO受体，调节巨核细胞增殖、分化与成熟，促进血小板生成，从而提升血小板计数，降低出血风险，但在选择二线治疗时建议参考《促血小板生成药物临床应用管理中国专家共识（2023年版）》，并需要说明选择的理由，并注意剂量和使用方法。

在考虑IBD合并肠外疾病一般需要考虑：①与IBD密切相关的肠外表现；②IBD相关的自身免疫状态（特殊共患病，两者之间存在部分共同的发病机制，但疾病相对独立存在）；③IBD或药物治疗相关的并发症。这三种类别有时候可能相互重叠。在IBD相关的特殊共患病中，可累及血液系统、内分泌系统、神经系统、免疫系统等，IBD合并血液系统共患病包括骨髓增生异常综合征（MDS）、T细胞大颗粒淋巴细胞白血病、镰刀型红细胞病、免疫性血小板减少性紫癜等，IBD特殊共患病具体机制尚不完全清楚，目前研究显示两者之间存在一部分共同的遗传因素和免疫因素等。当IBD与另一种疾病共存时，诊断方面首先需要重新审视IBD的诊断，明确：①是否是系统性疾病肠道表现；②是否是肠道感染表现为肠道溃疡；③是否是系统性疾病应用的药物导致肠道溃疡；④是否是系统性疾病影响凝血机制导致肠道缺血而引起肠道溃疡；⑤是否是其他疾病。IBD合并特殊共患病时，两者可能相互独立存在，但在治疗时却需要兼顾两者的受益和风险。

IBD是一类很复杂的疾病，不仅仅会发生肠道受累，还会出现一些肠外的共患疾病，而这些特殊共患病涉及多类疾病，加大了IBD诊断和处理的难度，也会增加IBD患者的致残率和死亡率，严重影响生活质量。本病例在UC治疗随访过程中及时发现患者伴发了ITP，显示了诊治医生对患者的规范管理和随访，血液科医生的及时会诊和规范诊治，最终取得了较为满意的疗效，体现了IBD专病医生对患者规范管理和MDT的重要性，并提醒我们在工作中要规范进行疾病诊治、随访，不断的积累经验，注意多学科协作，努力提高对IBD的认识，改善患者预后。

苏州大学附属第二医院　唐　文

参考文献

[1] Subki AH, Bokhary MI, Alandijani SA, et al. Resolved hypereosinophilic syndrome and immune thrombocytopenic purpura in ulcerative colitis patients post colectomy: A case series and literature review[J]. J Inflamm Res, 2022, 15(63): 73-80.

[2] The course and prognosis of ulcerative colitis: Part Ⅱ Long-term prognosis[J]. Gut, 1963, 4(4): 309-315.

[3] Cooper N, Ghanima W. Immune thrombocytopenia[J]. N Engl J Med, 2019, 381(10): 945-955.

[4] Audia S, Mahevas M, Samson M, et al. Pathogenesis of immune thrombocytopenia[J]. Autoimmun Rev, 2017, 16(6): 620-632.

[5] Moulis G, Palmaro A, Montastruc JL, et al. Epidemiology of incident immune thrombocytopenia: a nationwide population-based study in France[J]. Blood, 2014, 124(22): 3308-3315.

[6] Lee JY, Lee JH, Lee H, et al. Epidemiology and management of primary immune thrombocytopenia: A nationwide population-based study in Korea[J]. Thromb Res, 2017, 155: 86-91.

[7] Liu XG, Hou Y, Hou M. How we treat primary immune thrombocytopenia in adults[J]. J Hematol Oncol, 2023, 16(1): 4.

[8] 中华医学会血液学分会血栓与止血学组. 成人原发免疫性血小板减少症诊断与治疗中国指南（2020 年版）[J]. 中华血液学杂志, 2020, 41(8): 617-623.

[9] Chugh S, Darvish-Kazem S, Lim W, et al. Rituximab plus standard of care for treatment of primary immune thrombocytopenia: A systematic review and meta-analysis[J]. Lancet Haematol, 2015, 2(2): e75-81.

[10] Provan D, Arnold DM, Bussel JB, et al. Updated international consensus report on the investigation and management of primary immune thrombocytopenia[J]. Blood Adv, 2019, 3(22): 3780-3817.

Case 17

反复腹痛、肝功能异常病例一例

／程姮　重庆沙坪坝区陈家桥医院／

病　史

患者，男性，36岁，因"反复腹痛、腹泻5年余"于2023-03-10入重庆市医药高等专科学校附属陈家桥医院。2017年5月，患者腹痛、腹泻，3～4次/d，无低热、盗汗、消瘦、便血等，外院腹部超声未见异常，肠镜可见回盲部、升结肠黏膜多发糜烂，病理提示：回盲部慢性炎。诊断考虑肠结核，给予HREZ四联抗结核治疗。2018年10月，出现黄疸，完善肝炎标志物阴性，考虑药物性肝炎停用抗结核药物，停药后肝功能恢复正常。2019年10月，再次出现腹痛、腹泻，3～4次/d，复查肠镜仍可见回盲部、升结肠黏膜多发糜烂，较前无缓解，给予美沙拉秦缓释颗粒2g bid、HREZ抗结核治疗，治疗后大便次数减少至1～2次/d。2021年10月再次出现黄疸，肝功能：ALT 139U/L，AST 138U/L，GGT 457U/L，ALP 455U/L，总胆红素45.5μmol/L，直接胆红素18.3μmol/L，总胆汁酸60.7μmol/L，间断服用美沙拉秦及抗结核治疗。2023-01-05，因腹痛、腹泻，4～5次/d，伴黄疸，就诊于重庆市医药高等专科学校附属陈家桥医院。门诊肠镜考虑溃疡性结肠炎（E3，Mayo评分2分）（见图17-1）。病理提示：（升结肠）黏膜慢性活动性炎、糜烂，（横结肠、乙状结肠）黏膜慢性活动性炎、糜烂，小灶见隐窝脓肿，（降结肠）黏膜慢性活动性炎、糜烂，灶性隐窝结构不规则（见图17-2）。上腹部CT提示：肝内胆管可疑增宽，脾大，腹腔及腹膜后小淋巴结增多（见图17-3）。实验室检查ALT 79U/L，AST 101U/L，ALB 27g/L，总胆红素49μmol/L，WBC $6.32×10^9$/L，Hb 93g/L，PLT $281×10^9$/L。诊断考虑"1.溃疡性结肠炎，2.药物性肝炎可能"。予以美沙拉秦肠溶片2g bid、双环醇片50mg tid治疗，腹痛、腹泻缓解，但黄疸加重，于2023-03-10收治入院。患者自发病以来，进食一般，睡眠可，小便正常，体重下降约2.5kg。既往史、个人史、家族史无特殊。

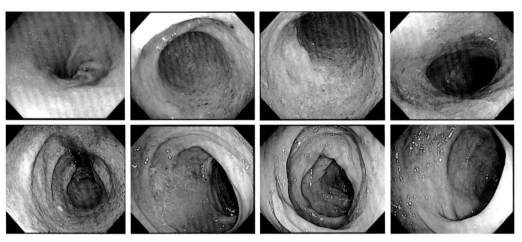

升结肠、横结肠、降结肠、乙状结肠黏膜散在糜烂，血管纹理减少，易脆。

图 17-1　肠镜

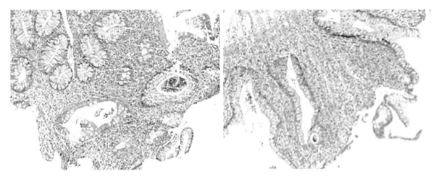

（升结肠）黏膜慢性活动性炎、糜烂，（横结肠、乙状结肠）黏膜慢性活动性炎、糜烂，小灶见隐窝脓肿，（降结肠）黏膜慢性活动性炎、糜烂，灶性隐窝结构不规则。

图 17-2　病理

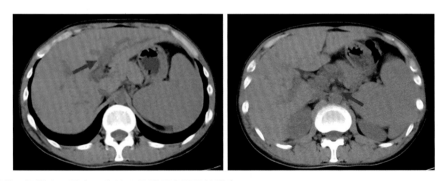

肝内胆管可疑增宽，脾大，腹腔及腹膜后小淋巴结增多。

图 17-3　上腹部CT

▶ **入院查体**

T 36.8℃，P 89 次/min，R 18 次/min，BP 112/78 mmHg，BMI 20.7kg/m²。巩膜黄染，肠鸣音 3～4 次/min，腹软，全腹无压痛、反跳痛及肌紧张，墨菲征、肝区叩击痛阴性，肝、脾肋下未触及。

▶ **实验室检查**

Hb 94g/L，WBC 3.34×10⁹/L，PLT 157×10⁹/L，超敏 CRP 2.16mg/L，ESR 32mm/h，血清铁 9.3μmol/L，ALT 57.7U/L，AST 174.9U/L，GGT 693U/L，ALP 725U/L，ALB 34.6g/L，总胆红素 79.15μmol/L，直接胆红素 40.76μmol/L，总胆汁酸 93.46μmol/L，大便常规、尿常规、肾功能、PCT、肿瘤标志物、凝血四项正常，抗核抗体谱、TORCH、T-SPOT 阴性，EBV-DNA 5.0×10² 拷贝/mL。

▶ **辅助检查**

胸部 CT 提示：右肺中叶外侧段少许炎症，双肺下叶少许纤维条索灶（见图 17-4）。上腹部 MRI 提示：胆管炎，脾大，腹腔少许积液（见图 17-5）。小肠 CTE 提示：肝内胆管稍扩张，升结肠肠壁增厚，考虑炎症所致，脾大、盆腔少量积液（见图 17-6）。肠镜检查提示：溃疡性结肠炎（E3，Mayo 评分 3 分）（见图 17-7）。病理提示：（回盲部、横结肠）黏膜慢性活动性炎、糜烂，（升结肠）黏膜慢性活动性炎，（降结肠）少许黏膜慢性炎，（乙状结肠）黏膜慢性炎，（直肠）黏膜慢性炎（见图 17-8）。胃镜检查提示：食管静脉曲张（Lem.iD1Rf0）（见图 17-9）。肝穿刺活检病理诊断：符合原发性硬化性胆管炎（primary sclerosing cholangitis，PSC）Ⅲ 期；改良 Scheuer 评分：G2S3，METAVIR 评分：A1F3（见图 17-10）。

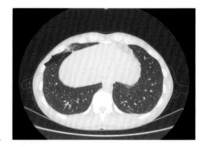

右肺中叶外侧段少许炎症，双肺下叶少许纤维条索灶。

图 17-4 胸部 CT

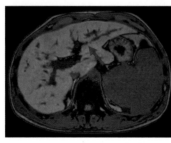
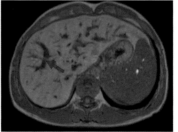

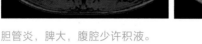

胆管炎，脾大，腹腔少许积液。

图 17-5 上腹部 MRI

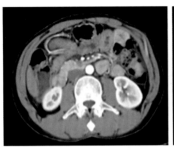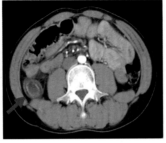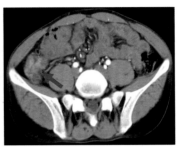

肝内胆管稍扩张，升结肠肠壁增厚，考虑炎症所致，脾大、盆腔少量积液。

图 17-6 小肠 CTE

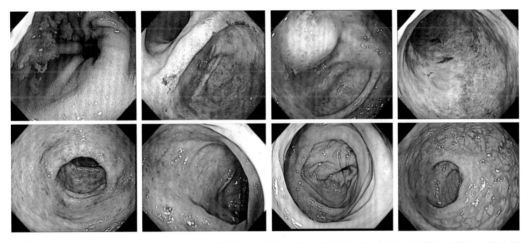

回盲瓣变形，升结肠管壁僵硬，升结肠、横结肠、降结肠黏膜散在红斑伴糜烂，血管纹理消失，可见瘢痕形成，质脆，有自发性出血，乙状结肠及直肠黏膜未见异常。

图 17-7 肠镜

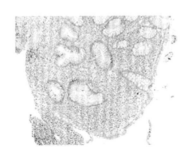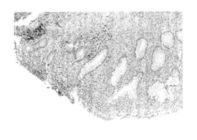

（回盲部、横结肠）黏膜慢性活动性炎、糜烂，（升结肠）黏膜慢性活动性炎，（降结肠）少许黏膜慢性炎，（乙状结肠）黏膜慢性炎，（直肠）黏膜慢性炎。

图 17-8 病理

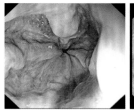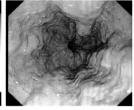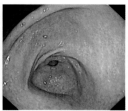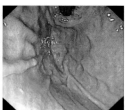

食管静脉曲张（Lem.iD1Rf0）。

图 17-9　胃镜

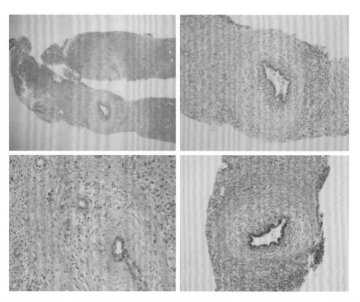

送检（肝穿刺活检）组织 2 条，见 20 个完整及不完整的汇管区，肝小叶结构破坏。肝细胞轻度水肿，见散在灶状坏死，部分肝细胞和毛细胆管淤胆，局部肝细胞增生，肝板增厚，见少量多核及糖原核肝细胞，肝窦内库普弗细胞增生。汇管区扩大，见大量淋巴细胞和簇状浆细胞浸润，见中度界面炎，见汇管区及周围纤维化，并形成粗大的纤维间隔，部分汇管区中等大胆管周围向心性纤维化，胆管上皮细胞变性、萎缩，小胆管显著增生，部分汇管区之间见纤维间隔形成。特殊染色：Masson 染色（＋，示汇管区及周围纤维化，并形成粗大的纤维间隔，部分汇管区中等大胆管周围向心性纤维化）、天狼星红染色（＋，示汇管区及周围纤维化，并形成粗大的纤维间隔）、网染（＋，网状支塌陷）、铁染色（－）、铜染色（＋）、D-PAS（＋，肝窦内散在库普弗细胞）、PAS（＋，肝细胞）。免疫组化：HBsAg（－）、HBcAg（－）、CMV（－）、CD3（＋，灶片状 T 细胞浸润）、CD68（＋，肝窦内散在库普弗细胞增生肥大，汇管区见组织细胞）、CK7（＋，细胆管显著增生）、CD38（＋，示汇管区簇状浆细胞浸润）。

图 17-10　光镜镜下

　　患者最后诊断：1.UC（慢性复发型，广泛结肠型，中度活动期）；2.UC 合并 PSC。

　　治疗上建议进行肝移植，但由于费用问题拒绝肝移植，目前给予美沙拉秦肠溶片 2g bid、熊去氧胆酸胶囊 0.5g bid、多糖铁复合物胶囊 150mg qd 治疗，大便 1 次/d，成形，偶成糊状便，伴皮肤瘙痒，无腹痛、脓血便，每月复查 1 次肝功能，胆红素进行性升高，2023-12-07 实验室检查：ALT 115U/L，AST 238U/L，GGT 67U/L，ALP 201U/L，ALB 33.48g/L，总胆红素 195.84μmol/L，直接胆红 103.41μmol/L，总胆汁酸 261μmol/L，Hb 111g/L，WBC 5.12 ×10^9/L，PLT 146×10^9/L，凝血四项正常。2024-01-27 患者就诊于重庆市某三甲医院，开始服用布地奈德片 4mg bid，服药期间逐渐出现乏力，精神差，伴有皮肤巩膜黄染加重；2024-02-04 完善实验室检查：ALT 104U/L，AST 147U/L，ALB 22g/L，总胆红素 394.7μmol/L，直接胆红素 223.6μmol/L，总胆汁酸 401μmol/L，PT 87.6s，APTT 55.3s，INR 7.68，肌酐 227μmol/L，尿酸 544μmol/L。2024-02-07 患者因慢加急性肝功能衰竭死亡。

总结与思考

本例患者以腹痛、腹泻为主要临床表现，起病初期肠镜可见病变局限于回盲部及升结肠，外院按照肠结核进行治疗，出现肝功能异常后，惯性思维考虑药物性肝炎，未重视共病可能性，间断服用保肝药物和抗结核药物 3 年，最后依据《中国溃疡性结肠炎诊治指南（2023 年·西安）》、《原发性硬化性胆管炎诊断及治疗指南（2021）》确诊为 UC 合并 PSC。追溯整个诊疗过程，此患者 UC 发病先于 PSC，为广泛性结肠炎，直肠豁免，总的来说，UC 病情较轻，治疗上给予口服熊脱氧胆酸胶囊及美沙拉秦，用药后腹痛、腹泻很快得到缓解，但随访肝功能，胆红素持续升高，继而出现门脉高压表现，熊脱氧胆酸并不能改善病情进展。根据文献报告，肝移植是 PSC 迄今为止唯一被证明能延长寿命的治疗方法。但患者经济困难，无法接受，最后死于肝功能衰竭。

专家点评

该病例为慢性进展性疾病（性别年龄未知），长期腹痛、腹泻，误诊为肠结核，抗结核治疗中反复出现黄疸，抗结核药物停用黄疸可褪去，后期病情发展为反复腹痛、腹泻并黄疸，但肝胆相关检查未见。2023-01-05 入院检查上腹部 CT 提示肝内胆管可疑增宽，脾大，腹腔及腹膜后小淋巴结增多，ALB 27g/L，未予以重视，仅按惯性思维考虑药物性肝炎，治疗效果欠佳，而 2023-03-10 入院，病情加重且诊断逐渐清晰，上腹部 MRI 提示胆管炎，脾大，腹腔少许积液痛，胃镜也提示食管静脉曲张，肝穿刺病理进一步明确诊断为原发性硬化性胆管炎（PSC）Ⅲ期，因经济原因拒绝肝脏移植，后病情加重加用激素治疗无效，进展为肝功能衰竭，同时肾脏功能不全，后出现死亡。

本例病例对临床非常具有警示作用，值得临床医生关注。首先是教训，溃疡性结肠炎患者合并黄疸，除了要考虑药物性肝炎之外，一定要想到共病的可能，如原发性硬化性胆管炎、其他风湿免疫性疾病，上述疾病的早期诊断干预对后续的治疗和转归非常重要，避免出现疾病诊断延迟带来的治疗延误；其次是提示警醒，肠结核的诊断需要更加规范，没有肠结核中毒症状，没有肠结核的病理，甚至没有血清学支持的情况下，抗结核治疗是具有很大风险，对后续的治疗也会造成干扰和影响；第三是经验，UC合并PSC是少见病，并不是罕见病，对于直肠豁免的UC要考虑到合并PSC的可能，而且UC合并PSC治疗效果一般较差，预后不好，结直肠癌变、肝功能衰竭的发生率较一般疾病明显升高，而且进展迅速，提前预判和谨慎处理非常重要，值得我们临床医生重视；最后是感谢，程医生提供的病例非常复杂，对临床医师的实践经验的提高非常有帮助，虽然诊治过程不是尽善尽美，但是我们年轻临床医生读此病例，在今后的工作实践中遇到此类疾病，会有足够的经验可以汲取，非常有利于我们拓宽思路，增宽视野。

厦门大学附属中山医院　胡益群

Case 18

1 型神经纤维瘤病累及回结肠合并反复下消化道出血一例

／淮漫修　段晓燕　葛文松　上海交通大学医学院附属新华医院／

病　史

患者，男性，22 岁，未婚，因"反复便血 2 年余"于 2020-08-16 入上海交通大学医学院附属新华医院。2018 年，出现反复便血，无黏液，无腹痛、腹胀，便血发作时大便 3～4 次/d，劳累后症状加重，休息时可好转，患者未重视。2020年 6 月，患者出现头晕、乏力，当地医院查血常规示 Hb 50g/L，结肠镜检查提示回肠末端溃疡型病灶，回肠末端颗粒样隆起，阑尾开口处糜烂，横结肠息肉样隆起，直肠炎，肛缘黏膜粗糙、糜烂、息肉样隆起；肠镜病理诊断：1.回肠末端慢性炎症伴急性活动，2.横结肠增生性息肉，3.直肠近肛缘慢性炎症伴溃疡形成。予以输血等对症治疗后好转，当地医院建议转上级医院进一步诊治，门诊拟"克罗恩病可能"入院。发病以来，患者否认反复发热、盗汗、腹泻及口、眼、生殖器溃疡等症状。病程中精神、饮食可，体重无下降。既往生长发育落后于同龄人，无结核患者接触史，否认反复口腔溃疡、关节痛及皮疹史。父母非近亲结婚，否认家族遗传性疾病史。

▶ 入院查体

T 36.0℃，P 100 次/min，R 18 次/min，BP 111/46 mmHg，BMI 21.1 kg/m^2。贫血貌，全身皮肤散在咖啡牛奶斑、腋窝雀斑及皮下结节（见图 18-1），肠鸣音3～4 次/min，腹软，无压痛，无反跳痛，墨菲征、肝区叩击痛阴性，肝、脾肋下未触及。

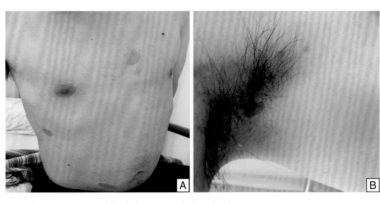

患者皮肤表现：咖啡牛奶斑（A）、腋窝雀斑（B）

图 18-1　查体

▶ **实验室检查**

CRP 9.0mg/L，WBC 5.37×10⁹/L，Hb 80g/L，PLT 262×10⁹/L，ESR 3mm/h，T-SPOT 阴性。大便常规、尿常规、肝肾功能、肿瘤标志物、ANA 14 项、炎症性肠病抗体、CMV 及 EB 病毒 IgM 抗体均无明显异常。

▶ **影像学检查**

胸部 CT 未见明显异常；小肠 CT 提示腹盆腔多发结节样改变；回肠远端、升结肠及直肠节段性肠壁增厚伴强化；腹部 MRI 显示盆腔多发结节（丛状神经纤维瘤病可能），回肠末端肠壁增厚强化，炎性改变（见图 18-2）；肛周 MRI 检查未见明显异常。

内镜检查：胃镜提示慢性胃炎；结肠镜提示回肠溃疡及肉芽组织增生，偏向一侧分布，回盲瓣溃疡，直肠肛管溃疡（见图 18-3）。结肠镜病理黏膜慢性炎症，嗜酸性粒细胞增多。

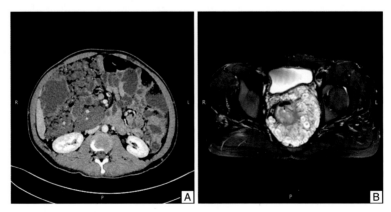

图 18-2　腹部 MRI

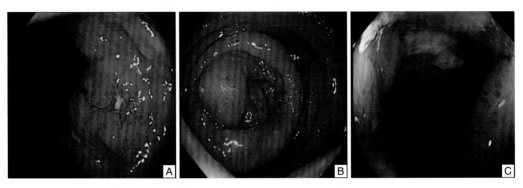

A: 回肠末端; B: 回盲部; C: 直肠肛管。

图 18-3　结肠镜检查见多发溃疡及糜烂

诊治经过

患者因反复便血入院，入院前外院结肠镜提示回肠末端溃疡。

首先要考虑与以下相关疾病相鉴别：①克罗恩病：患者年轻男性，生长发育落后于同龄人，反复便血及贫血，存在肠道多节段病变，合并直肠肛管溃疡，克罗恩病须首先考虑，但患者炎症指标均正常，内镜下非克罗恩病典型表现，病理亦无典型克罗恩病改变，尚需进一步排除其他相关疾病。②肠结核：无结核患者接触史，无结核相关症状，胸部 CT（－），T-SPOT（－），内镜下溃疡非环周分布鼠咬征、回盲瓣无固定开放，暂可排除。③肠白塞病：患者无口、眼、生殖器溃疡等临床表现，内镜下回盲部无圆形或半圆形的火山口溃疡等表现，可排除。④肠淋巴瘤：患者无高热、体重下降等淋巴瘤症状，CTE 未见肠系膜显著增大淋巴结，内镜下未见形态各异、深大溃疡，病理未发现淋巴瘤依据，暂不考虑。⑤其他疾病：患者 CTE 及腹部 MRI 均显示盆腔多发结节（丛状神经纤维瘤病可能），是否存在神经纤维瘤可能，进一步分析病史及完善相关检查后发现患者存在以下 Ⅰ 型神经纤维瘤（neurofibromatosis type 1，NF Ⅰ 型）证据——咖啡牛奶斑、腋窝雀斑、丛状神经纤维瘤、眼底检查见虹膜 Lisch 结节，进一步基因检查发现17 号染色体 *NF1* 基因 c.6791dupA 杂合变异（见图 18-4），评级为致病变异。综上所述患者 NF Ⅰ 型诊断成立。为明确肠道病变是否与 NF Ⅰ 型相关，进一步免疫组化发现回肠末端、回盲部 SOX10 表达阳性（见图 18-5），符合神经纤维瘤病理特征，该患者最终诊断：NF Ⅰ 型（腹腔丛状神经纤维瘤合并肠黏膜下神经纤维瘤）。住院期间予以补充造血原料、调节肠道菌群、修复肠黏膜等对症治疗后患者贫血改善、便血消失。外科会诊认为腹腔内病变范围较广，目前无压迫及梗阻症状，建议随访。随访期间，患者偶有便血，无腹痛，建议患者外院参加MEK抑制剂selumetinib临床试验（因个人原因未参加）。

NF1:NM_000267.3:exon45:c.6791dup:p.Y2264*fs*1

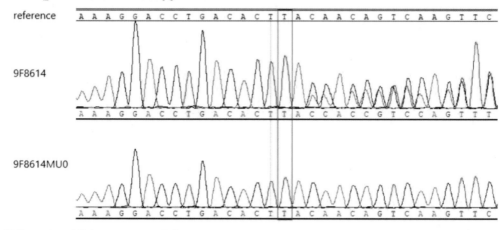

图注：9F8614:受检者；9F8614MU0:母亲

17 号染色体 *NF1* 基因 c.6791dupA 杂合变异，评级：致病变异。

图 18-4　基因检测

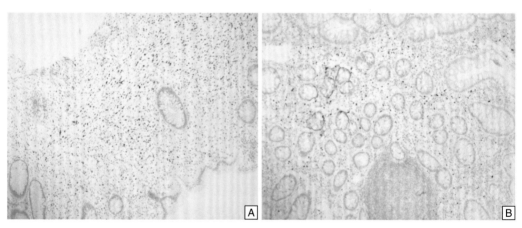

A: 回盲部；B: 回肠末端。

图 18-5　SOX10 免疫组化表达阳性

总结与思考

NF Ⅰ 型是一种常染色体显性遗传性肿瘤综合征，是由位于染色体 17q1 1.2 上的 *NF1* 基因的功能突变缺失或缺失引起的。神经纤维蛋白是该基因的细胞质蛋白产物，通过p21、RAS和MAP激酶途径控制细胞增殖，并在多种组织中表达，导致广泛的临床表现，包括特征性中枢神经系统、皮肤和骨骼表现[1]。NF Ⅰ型的发病率约为 1/3000 ～ 1/2500，是最常见的遗传性多肿瘤综合征之一。NF Ⅰ型的典型临床特征包括神经纤维瘤（单发和丛状）、虹膜色素结节（Lisch结节）、咖啡色斑点、腋窝或腹股沟雀斑和视神经胶质瘤[2]。

目前，NF Ⅰ型的诊断标准：①≥6 个皮肤牛奶咖啡色斑②≥2 个任何类型的NF灶或 1 个丛状NF灶；③腋窝或腹股沟区雀斑；④视神经胶质瘤；⑤≥2 个Lisch结节；⑥特征性的骨性病变，包括蝶骨发育不良或长骨骨皮质变薄等；⑦患者的一级亲属根据上述标准被诊断为NF Ⅰ型[3]。符合上述≥2 项者，即可诊断为NF Ⅰ型。

本例患者符合上述标准中的 4 项，因此明确诊断为NF Ⅰ型。该患者回肠、结肠病变免疫组化SOX10 均为阳性，免疫组织化学结果符合NF Ⅰ型诊断，证实存在胃肠道累及。NF Ⅰ型累及消化道时其临床症状是非特异性的，主要表现为消化道出血、梗阻或腹痛，如果没有影像学、内镜病理检查，仅依靠临床体征和体检、实验室检查结果，很难及时明确有无消化道累及。

有 10% ～ 25%的NF Ⅰ型患者出现胃肠道累及，包括神经源性（孤立或丛状神经纤维瘤、黏膜或黏膜下神经纤维瘤和恶性周围神经鞘肿瘤）、卡哈尔（Cajal）间质细胞（增生、胃肠道间质肿瘤）、神经内分泌和胚胎性肿瘤（横纹肌肉瘤）[4]。神经纤维瘤是NF Ⅰ型患者胃肠道最常见的肿瘤类型。尽管良性病变多见，但有 10%的胃肠道神经纤维瘤可转向恶性[5]。肠神经纤维瘤病变源于黏膜下层的Meissner's神经丛或固有肌层Auerbach's神经丛[6]，其临床表现差异较大，从无症状到梗阻、穿孔、出血均可出现，其中消化道出血主要原因是黏膜受累所致[7]；最常见的部位是空肠，其次是胃、回肠、十二指肠，很少累及结肠[8]。而本例患者除累及回肠外，结直肠均有累及，较为罕见。

NF Ⅰ型累及胃肠道治疗较为棘手，传统化疗药物对本病无效，2019 年有丝分裂原激活选择性蛋白激酶抑制剂selumetinib被美国食品药品监督管理局批准用于儿童肠外营养治疗。若出现梗阻、压迫症状、潜在恶性变倾向时，需外科手术治疗，NF Ⅰ型是一种神经源性疾病，病变通常较难完全切除而导致残留病变再生长[9, 10]，建议进行多学科协作计划性手术治疗。本例患者为NF Ⅰ型累及回肠、结直肠合并下消化道出血，患者腹部CT检查结果提示腹腔内多发异常结节，考虑NF累及，手术无法实现肿瘤根治性切除，故暂给予随访观察。

NF Ⅰ型累及回结肠致下消化道出血的病例较少见。本例患者的诊治经过提示对于回结肠溃疡反复便血患者，除需要考虑消化道原发病外，还应结合患者临床表现、体征、内镜结果、病理表现、影像学表现等综合分析有无其他疾病累及消化道，以免漏诊、误诊。

专家点评

神经纤维瘤病为中枢神经系统最常见的常染色体显性遗传性的疾病之一，具有家庭聚集和遗传倾向，是一组疾病的总称，是基因缺陷导致神经嵴细胞发育异常，而导致的一类多系统损害的疾病，主要包括Ⅰ型NF（NFⅠ型）、Ⅱ型NF（NFⅡ型）；Ⅰ型神经纤维瘤病（NFⅠ型）表现为神经纤维瘤、咖啡牛奶斑、腋窝雀斑和视神经胶质瘤；Ⅱ型神经纤维瘤病（NFⅡ型）是一种以双侧前庭神经鞘瘤和脑膜瘤为特征的疾病。

NFⅠ型占所有神经纤维瘤病病例的96%，患病率在新生儿中为1/3000名，不同性别与种族均可发生。50%的病例有遗传证据，50%病例为新突变患者。NFⅡ型占所有病例的3%，患病率在新生儿中为1/87410～1/33000，没有性别或种族好发倾向。NFⅠ型患者中会有胃肠道肿瘤，如神经纤维瘤、胃肠道间质瘤（GIST）、神经内分泌肿瘤（NET）等。仅5%的患者报道有临床症状，其中GIST最常见。以消化道出血为首发症状的相对少见。

本例NFⅠ型患者同时累及回肠和结直肠，以溃疡型为内镜下表现，较罕见。

在患者入院病史采集有发育异常病史存在时，要高度警惕基因遗传病可能，体格检查发现全身皮肤散在咖啡牛奶斑、腋窝雀斑及皮下结节时，结合病史需要警惕神经纤维瘤病的可能。NFⅠ型的很多临床表现都是和年龄相关，除了咖啡牛奶斑外，其余表现不明显，根据诊断标准来早期诊断NFⅠ型有一定困难。此外，还有很多与咖啡牛奶斑相关的遗传性综合征，如Legius综合征（又称为NFⅠ型样综合征，临床上主要表现为多发咖啡牛奶斑和皱褶部雀斑样色素沉着，可以并发认知障碍、发育迟滞、巨颅等，但没有神经纤维瘤及恶性肿瘤等表现。预后相对较NFⅠ型好）、LEOPARD综合征（可有心脏病变）、斑驳病等。这些疾病有时临床上早期难以鉴别，并且预后和随访关注点不一样。因此，对于有咖啡牛奶斑表现的患者，基因检测是一种有效的鉴别方法。本例患者符合诊断标准中的4个标准，因此诊断NFⅠ型明确。

*NF1*是抑癌基因，相对正常人群，*NF1*突变患者发生恶性肿瘤的风险可能会更高（2%～29%），发生肿瘤的患者，多数患病已10年或更长，恶性肿瘤多发

生在腹腔、胸腔等难以根治的部位；多个系统的肿瘤都在NFⅠ型患者人群中有报道，如白血病、恶性周围神经鞘瘤。神经母细胞瘤。颅内胶质瘤等。颈部或四肢较大的神经干的肿瘤亦容易发生恶性肿瘤，一般多为恶性周围性神经鞘瘤。若神经纤维瘤突然出现生长迅速或出现明显疼痛，则应及时活检。与正常人群相比，在40岁以后，NFⅠ型患者的存活率较低。

该病例为年轻男性，临床表现为消化道出血，体格检查发现全身皮肤散在咖啡牛奶斑、腋窝雀斑及皮下结节，内镜发现回肠溃疡，回盲瓣溃疡，直肠肛管溃疡，影像学检查提示腹盆腔多发结节样改变，眼底检查见虹膜Lisch结节，进一步基因检查发现17号染色体*NF1*基因c.6791dupA杂合变异，诊断NFⅠ型成立。对于消化道出血，内镜发现有节段性溃疡的患者，需要进一步了解病史，详细完善全身体格检查，不能只满足于做腹部体检，完善相应的实验室检查，并对患者影像检查仔细分析，良好地进行鉴别诊断，不能随意确定CD诊断。对于诊断NFⅠ型的患者，需要更进一步完善全身的影像检查，评估原发瘤灶情况，以及肿瘤对周围邻近组织器官的侵犯情况，尽可能早发现生长于体内深部的肿瘤，请相关多学科会诊，制定详细的随访计划。最后建议加强对本例患者的随访工作。

苏州大学附属第二医院　唐　文

参考文献

[1] Gutmann DH, Parada LF, Silva AJ, et al. Neurofibromatosis Type 1: Modeling CNS Dysfunction[J]. The Journal of Neuroscience, 2012, 32, 14087.

[2] Cimino PJ, Gutmann DH. Neurofibromatosis type 1[J]. Handb Clin Neurol, 2018, 148, 799-811.

[3] Gutmann DH, Aylsworth A, Carey JC, et al. The diagnostic evaluation and multidisciplinary management of neurofibromatosis 1 and neurofibromatosis 2[J]. JAMA, 1997, 278(1): 51-57.

[4] Agaimy A, Vassos N, Croner RS. Gastrointestinal manifestations of neurofibromatosis type 1 (recklinghausen's disease): clinicopathological spectrum with pathogenetic considerations[J]. Int J Clin Exp Pathol, 2012, 5: 852-862.

[5] Fuller Ce, Williams Gt. Gastrointestinal manifestations of type 1 neurofibromatosis (von recklinghausen's disease)[J]. Histopathology, 1991, 19: 1-12.

[6]　Panteris V, Vassilakaki t, Vaitsis N, et al. solitary colonic neurofibroma in a patient with transient segmental colitis: case report[J]. World J Gastroenterol, 2005, 11: 5573-5576.

[7]　Reynolds rM, Browning GG, Nawroz I, et al. Von recklinghausen's neurofibromatosis: neurofibromatosis type 1[J]. Lancet, 2003, 361: 1552-1554.

[8]　Ferner RE, Huson SM, Thomas N, et al. Guidelines for the diagnosis and management of individuals with neurofibromatosis 1[J]. J Med Genet, 2007, 44: 81-88.

[9]　Basile U, Cavallaro G, polistena a, et al. Gastrointestinal and retroperitoneal manifestations of type 1 neurofibromatosis[J]. J Gastrointest Surg, 2010, 14: 186-194.

[10]　Levy AD, Patel N, Dow N, et al. From the archives of the aFIp: abdominal neoplasms in patients with neurofibromatosis type 1: radiologic-pathologic correlation[J]. Radiographics, 2005, 25: 455-480.

Case 19

溃疡性结肠炎合并神经纤维瘤病Ⅰ型一例

／郭婧　左秀丽　山东大学齐鲁医院／

病　史

患者，男性，47岁，因"腹泻、黏液脓血便5年，加重1月余"入山东大学齐鲁医院。2016年，患者出现大便次数增多，黏液脓血便，伴里急后重，伴脐周绞痛，患者未行诊治。2018年1月，患者腹泻、黏液脓血便加重，10余次/d，伴腹痛，便后腹痛减轻。外院结肠镜示全结肠弥漫性充血水肿、糜烂，血管纹理欠清晰，可见多枚大小不等、形状不一的息肉样隆起。诊断为溃疡性结肠炎并结肠多发息肉，予以泼尼松、美沙拉秦治疗后症状好转并停药，此后症状多次反复就诊于当地。2021年11月，患者症状再次加重，当地医院予以甲泼尼龙、美沙拉秦、甲硝唑、头孢克肟、蜡样芽孢杆菌等治疗效果欠佳。2021年12月，为进一步诊治来我院就诊。

▶ 既往史

患者述自幼有躯干、四肢的雀斑及咖啡牛奶斑；成年后开始出现胸腹部多发皮下结节，触之柔软；成年后出现左下肢肿胀，活动后肿胀加重，平卧休息后减轻，逐渐加重出现皮肤不规则隆起，无疼痛，无皮温改变，不影响活动。婚育史：已婚，育有1女。家族史：母亲因"肺癌"去世，姨母因"脑瘤"去世，舅舅因肿瘤去世（具体不详），外祖父因"胃癌"去世。

▶ 体格检查

T 36.1℃，P 85次/min，R 17次/min，BP 115/71 mmHg，BMI 20.2kg/m^2。可见虹膜Lisch结节（见图19-1A）。全身多处皮肤丘状隆起，质软无压痛。全身皮肤可见色素沉着，躯干部密集，表现为深棕色斑点或椭圆形斑片（见图19-1B）。心肺检查无异常。腹部平坦，触软，肝脾肋下未触及，无压痛、反跳痛，肠鸣音正常。左下肢肿胀，多发结节样隆起（见图19-1C），右下肢无水肿。

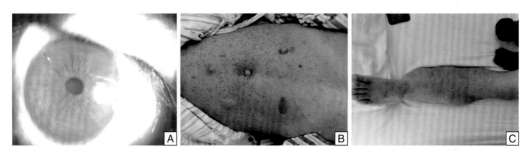

A: 虹膜 Lisch 结节（箭头所示）；B: 躯干雀斑、咖啡牛奶斑；C: 左下肢肿胀，多发结节样隆起。

图 19-1　查体

▶ 实验室检查

Hb 111g/L，ESR 41mm/h，CRP 6.7mg/L，大便隐血阳性。肝肾功能、电解质、甲状腺功能、大便培养、肿瘤标志物、T-SPOT、风湿系列、EB 病毒、CMV、粪便艰难梭菌均无明显异常。

▶ 影像学检查

CTE 检查示结肠节段性管壁增厚水肿，可见靶征及分层现象，炎性肠病可能。在回盲部、升结肠可见强化明显地占据管腔的息肉（见图 19-2A）。

结肠镜检查示回肠末端黏膜光滑，全结肠黏膜轻度易脆，可见轻度糜烂（见图 19-2B），见轻度自发性出血，全结肠可见大小不等多发息肉，表面充血水肿，部分可见糜烂，松塔样结构，局部见棘皮样变（见图 19-2C）。

▶ 组织病理学检查

黏膜急慢性炎，伴肉芽组织形成，并可见裂隙状溃疡，隐窝扭曲变形。息肉提示炎性息肉（见图 19-2D）。

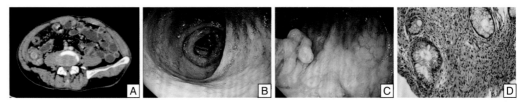

A: CTE 检查示结肠节段性管壁增厚水肿，回盲部、升结肠内可见息肉影；B: 结肠镜检查示肠黏膜弥漫性充血水肿、轻度糜烂；C: 结肠镜示全结肠大小不等多发息肉；D: 病理结果示黏膜急慢性炎症，伴肉芽组织形成，隐窝扭曲变形。

图 19-2　影像学、内镜和病理

诊治经过

结合患者的病史、临床表现、实验室检查、影像学检查及结肠镜、病理学检查，患者肠道表现诊断溃疡性结肠炎复发，活动期，全结肠型，中重度。患者同时存在结肠多发息肉、特殊皮肤表现和特殊下肢表现，原因不明确。

针对患者存在特殊皮肤和左下肢肿胀的表现，我们组织了多学科会诊。按照血管外科会诊意见，完善下肢血管超声排查先天性静脉畸形肢体肥大综合征（Klippel-Trenaunay syndrome，KTS）可能。双下肢血管扫查示双侧股总动脉、股浅动脉、腘动脉、胫前后动脉及足背动脉内-中膜不厚，管壁光滑。双侧股总静脉、股浅静脉、腘静脉、胫后静脉及大隐静脉走行正常，内膜光滑，探头加压管腔可闭合，其内未见异常回声。彩色多普勒血流成像示上述静脉内血流通畅，未见充盈缺损。上述静脉反流试验均为阴性。双小腿肌间静脉未见血栓形成。左小腿可见皮下软组织弥漫性增厚，内回声不均匀，左小腿中下段内侧见穿静脉内径增宽，远端肢体挤压试验阳性。超声提示左小腿弥漫性皮下软组织增厚，左小腿穿静脉瓣膜功能不全。结果不支持KTS诊断。

按照皮肤科会诊意见排查NFⅠ型。追问病史，患者母亲、姨母、舅舅及表兄弟有相似皮肤表现（色素沉着、皮肤隆起），但均无胃肠道表现。根据2021年国际神经纤维瘤病诊断标准共识及国内指南，诊断符合NFⅠ型诊断[1, 2]。完善全身CT排除肿瘤性病变。皮肤科会诊建议定期随访。

治疗上排除禁忌，于2021-12-17、2022-01-02、2022-01-28分别予以英夫利昔单抗300mg治疗，患者大便基本正常，无明显脓血。后患者推迟至2022-05-14返院复查，复查肠镜示回盲部、升结肠、横结肠、降结肠、乙状结肠黏膜光滑，可见多发息肉形成，表面充血水肿糜烂，局部棘皮样改变；直肠黏膜轻度红斑，血管纹理减少，无明显糜烂及自发性出血。镜下诊断：溃疡性结肠炎合并多发息肉表现，较前好转。继续每8周1次规律性应用英夫利昔单抗治疗半年余，患者大便规律，无脓血，临床症状缓解。后患者因个人原因停药。

患者最终诊断：溃疡性结肠炎合并神经纤维瘤Ⅰ型。

总结和思考

本患者为中年男性，慢性病程，以腹泻、黏液脓血便起病，肠镜示全结肠、直肠连续性病变，病理示急慢性炎、隐窝扭曲变形，激素治疗后病情缓解后反复，应用生物制剂治疗有效，综上，UC诊断明确。同时，肠镜可见结直肠多发息肉，病理符合炎性息肉。值得一提的是，患者同时罹患神经纤维瘤Ⅰ型，经文献检索发现两者可为共患病。NFⅠ型合并UC罕见。国外报道NFⅠ型的发病率为 1/4500 ～ 1/3000，UC 的发病率为 21/1 万，若将二者视为无发病相关性的共患病，则同一例患者同时合并两种疾病的概率约为 1/150 万[3]。

神经纤维瘤病是周围神经系统的一种良性神经鞘肿瘤，有 3 种主要不同类型：NF Ⅰ 型、NF Ⅱ 型和施万细胞瘤病。NF Ⅰ 型是最常见的类型，是常染色体显性遗传病，可表现为家族聚集，也可散发突变。

在该患者的诊治中，结直肠多发息肉为突出表现，已知长期 UC 患者及 NF Ⅰ 型患者均可以出现消化道息肉样病变，那两者的肠道息肉有何不同呢？文献报道，NF Ⅰ 型较少累及胃肠道，可表现为弥漫的神经纤维瘤病/神经节瘤病、单个/丛状神经纤维瘤、壶腹周围良性肿瘤和胃肠道间质瘤（gastrointestinal stromal tumour，GIST）。炎性/增生性息肉是否为 NF Ⅰ 型的明确肠道表现，目前尚无定论。Agaimy[4] 等总结 NF Ⅰ 型患者肠道息肉的组织学表现多种多样，从以炎症为主，到纤维血管肉芽组织样为主和幼年样息肉为主等多种模式。而 UC 患者发生炎性息肉的概率各报道差异较大，目前认为，重度活动和增生愈合过程更易形成炎性息肉，同时与结肠累及范围也呈正相关[5]。UC 的炎性息肉表现多种多样，可为无蒂、有蒂、叶状，可全结肠分布或局部分布。因此，UC 患者肠道息肉与 NF Ⅰ 型息肉样病变有一定相似性。UC 患者息肉多为多发，NF Ⅰ 型患者可单发可多发，可有黏膜下血管增生。本例患者的息肉为多发、大小 0.5 ～ 3.5cm，病理更倾向于炎性息肉，为 UC 的修复期改变；但患者息肉病变不能除外 NF Ⅰ 型的因素参与。

本病例为 1 例特殊的溃疡性结肠炎合并神经纤维瘤病 Ⅰ 型的共患病病例。本病例的突出特点为结肠的形态不规则的多发息肉。诊断的要点是要增加对此类共患疾病的认识，以减少漏诊、误诊，给予患者更合理的治疗。

专家点评

本例患者结合腹泻、黏液脓血便等临床表现、肠镜下表现、病理学特点、影像学以及治疗反应等，符合 UC 诊断。

神经纤维瘤病 Ⅰ 型是由 *NF1* 基因突变引起的常染色体显性遗传性疾病，NF Ⅰ 型的诊断基于存在特征性临床表现。美国国立卫生研究院共识会议于 1987 年制定并于 1997 年更新的诊断标准是基于 NF Ⅰ 型的特异性临床表现；2021 年，国际神经纤维瘤病诊断标准共识组对 NF Ⅰ 型诊断标准提出了修正建议；中国罕见病联盟神经纤维瘤病 Ⅰ 型多中心治疗协作组相发布了《Ⅰ 型神经纤维瘤病临床诊疗专家共识（2021版）》及《Ⅰ型神经纤维瘤病多学科诊治指南（2023版）》也采用了此修正建议。在本病例中，NFⅠ型的诊断依据包括典型的皮肤病变（包括咖啡牛奶斑和皮肤型神经纤维瘤）、虹膜Lisch结节，并且有一级亲属被诊断为NFⅠ型。

虽然UC与NFⅠ型共存的病例非常罕见，但国外陆续有UC合并NFⅠ型的报道。2018年，钱家鸣教授团队首次报道了我国"溃疡性结肠炎合并神经纤维瘤病Ⅰ型"的病例，此次报告的病例也与之有相似之处，都有结肠炎性息肉显著的特点。有学者对此两种疾病共生的潜在机制进行探究。NFⅠ型的特征是神经纤维瘤的发展，神经纤维瘤的微环境由施万细胞、肥大细胞脱颗粒产物、成纤维细胞和细胞外基质组成。在这些细胞的形成过程中，施万细胞通过细胞表面的细胞因子受体c-kit调节肥大细胞脱颗粒。与正常施万细胞相比，来自NFⅠ型患者的施万细胞表达更高水平的c-kit，导致肥大细胞脱颗粒失调。肥大细胞通过释放其脱颗粒产物和分泌细胞因子参与神经纤维瘤的形成。值得注意的是，肥大细胞的募集和活性增加也并非神经纤维瘤微环境所独有。据报道在UC和NFⅠ型患者中，结肠黏膜样本中CD117/c-kit的表达增加，表明存在肥大细胞的局部增多，这种改变可能通过在结肠黏膜上皮释放炎症介质从而在结肠炎的发病机制中发挥作用，这可能意味着患溃疡性结肠炎的风险增加。因此推测涉及肥大细胞的共同途径可能在UC及NFⅠ型的共存中起作用。未来需要进一步研究肥大细胞在UC发展中的作用，并确认这两种疾病之间的遗传关联。

目前尚不了解对UC合并NFⅠ型患者与其他UC患者在治疗上是否存在明显差异，是否有可能由于NFⅠ型持续存在的炎症反应从而导致对UC的治疗更难达到缓解；本病例的突出特点为结肠的形态不规则的多发息肉，是否也与此机制有一定关联？结肠的炎性息肉的进一步转归情况也有待进一步随访观察。

此外，相比此患者，其母系亲属患有相似皮肤表现（色素沉着、皮肤隆起），但均无胃肠道表现，是否可能在取得知情同意后进一步对此家系的这些成员进行深入的随访及研究，例如进行全基因组测序比较此例患者与其他阳性亲属的异同，探索可能的潜在致病机制。

上海交通大学医学院附属仁济医院　郑　青

参考文献

[1] Legius E, Messiaen L, Wolkenstein P, et al. Revised diagnostic criteria for neurofibrcmatosis type 1 and Legius syndrome: an international consensus recommendation[J]. Genet Med, 2021, 23(8): 1506-1513.

[2] 中国罕见病联盟Ⅰ型神经纤维瘤病多学科诊疗协作组. Ⅰ型神经纤维瘤病多学科诊治指南（2023版）[J]. 罕见病研究, 2023, 2(2): 210-230.

[3] Lammertm, Friedmanj M, Kluwel, et al. Prevalence of neurofibromatosis 1 in German children at elementary school enrollment [J]. Arch Dermatol, 2005, 141(1): 71-74.

[4] Agaimya, Schaeferim, Kotzina L, et al. Juvenile-like (inflammatory/hyperplastic) mucosal polyps of the gastrointestinal tract in neurofibromatosis type 1[J]. Histopathology, 2014, 64(6): 777-786.

[5] Goldgraber MB. Pseudopolyps in ulcerative colitis[J]. Dis Colon Rectum, 1965, 8(5): 355-363.

Case 20

特发性肠系膜静脉硬化性结肠炎二例

／刘燕　郭红　重庆市人民医院／

病例一

病　史

患者，女性，69岁，因"反复腹痛9年，加重10天"于2023年9月首次入我院。2014年，患者因"腹痛"于外院就诊，考虑"化脓性阑尾炎"，行阑尾切除术，随后患者反复出现右下腹痛，长期自服用中药调理。2016年，患者不洁饮食后出现剧烈腹痛伴呕吐，于贵州某院完善肠镜示结肠占位性病变，结肠黑变病；活检病理示降乙交界黏膜慢性炎。随后，患者于重庆某院完善全腹部增强CT提示：横结肠及结肠肝曲改变并横结肠肠腔稍狭窄、近段结肠及远段回肠积液，考虑慢性炎症性病变所致可能；肠镜：结肠狭窄；克罗恩病？肠镜活检病理：考虑IBD可能，TB染色、TB-PCR阴性；钡灌肠消化道造影：右半结肠及横结肠考虑炎症性病变（克罗恩病可能）；诊断为"1.不全性肠梗阻，2.克罗恩病？"，对症治疗好转出院，后因口服美沙拉秦不适、自行停用，继续口服中药。此后，患者因腹痛反复发作于当地医院住院，约10次/年，多次完善CT提示：不全性肠梗阻，回肠、结肠肠壁增厚，肺门淋巴结钙化；肠镜提示：结肠狭窄、结直肠黑变病；活检为黏膜慢性炎症；对症治疗好转，继续自行中药治疗。入院前10天（2023-09-10），患者进食红薯后出现右下腹痛，伴恶心、呕吐，肛门停止排气排便，当地查WBC高，全腹增强CT提示回肠、结肠、直肠肠壁广泛增厚，考虑炎性病变伴其近段小肠梗阻，结肠肠壁内散在增粗血管影伴钙化，其周围肠系膜静脉亦散在钙化；予以禁食、抗感染、胃肠减压、灌肠等治疗后好转不明显，急诊转诊至我院。既往史：阑尾、胆囊切除术，高血压。

▶ **入院查体**

生命体征平稳，急性面容，心肺阴性，腹部可见陈旧性手术瘢痕，全腹散在压痛，右下腹反跳痛，腹部未触及包块，肝脏肋下未触及，脾脏肋下未触及，双肾未触及，肝肾区无叩痛，可闻及高调肠鸣音。

▶ **实验室指标**

血常规：WBC $20.79×10^9$/L，NEUT% 86.80%，Hb 90.00g/L；CRP 58.48mg/L；

肝功能：ALB 26.2g/L，前白蛋白 92.10mg/L；

电解质：钾 2.74mmol/L，钠 127.6mmol/L，氯 93.9mmol/L，钙 2.00mmol/L，磷 0.41mmol/L，镁 0.70mmol/L；

凝血机制：D-二聚体 3.617μg/mL，国际标准化比值 1.21，纤维蛋白原含量 4.28g/L；PPD试验、T-SPOT：阳性；CMV-DNA、EB-DNA、肿瘤标志物未见明显异常。

免疫指标：抗核抗体谱（IgG检测）：抗核抗体阳性，核型核颗粒型，滴度 1：100；体液免疫、血管炎未见异常。

▶ **影像学检查**

全腹增强CT＋CTA：1.结肠、直肠、第6组小肠肠壁明显增厚，以右半结肠及回肠末端为显，较厚处肠壁厚约0.9cm，回盲部上段小肠明显扩张，积气积液，较宽处径约4.1cm，考虑小肠低位肠梗阻。2.升结肠、横结肠、降结肠肠壁内散在增粗血管影伴钙化，其周围肠系膜静脉亦散在钙化，以横结肠及降结肠为显（见图20-1-1）。3.腹部CTA示腹主动脉硬化，余腹部血管未见明显异常。胸部平扫示双侧胸腔积液并邻近肺组织膨胀不全，左侧稍显；双肺散在慢性炎症。4.主动脉及冠状动脉硬化。肛周MR未见明确肛瘘及肛周脓肿。

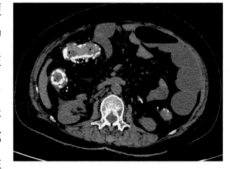

右半结肠肠壁及肠系膜散在增粗血管影伴钙化。

图 20-1-1 腹部CT

诊断和鉴别诊断

1.肠道病变待查

（1）克罗恩病？支持点：病程长，阑尾炎病史，CT节段性肠壁增厚伴狭窄，外院曾诊断；不支持点：老年起病，平素炎症营养指标尚可，内镜表现不典型，病理不支持，肛周无病变。

（2）特发性肠系膜静脉硬化性结肠炎？患者长期口服中药，既往肠镜下有色素沉着、黑变病表现，CT提示肠系膜静脉钙化灶，需排除特发性肠系膜静脉硬化性结肠炎等。

（3）肠结核？支持点：PPD试验、Tspot阳性，肺门淋巴结钙化；不支持点：肠镜表现不典型，病理及TB染色不支持。

2.肠梗阻

治疗经过

入院后予以胃肠减压、泰能抗感染、营养支持治疗，患者疾病进展快，完善普外科急会诊后入院当天转普外科急诊手术。

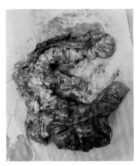

术中所见：小肠及系膜与阑尾陈旧性切口下方致密粘连，远端回肠肠袢及系膜致密粘连，大网膜与肝脏粘连紧密。远端小肠扩张明显，回盲部可触及一质硬肿物，约5cm×5cm大小，全结肠管壁僵硬，呈黑色，无肠蠕动，似"硬塑胶"，直肠上段肠壁质软，肠蠕动正常（见图20-1-2）。

全结肠管壁僵硬，呈黑色，无肠蠕动，似"硬塑胶"。

图 20-1-2　手术标本

手术方式：结肠次全切除术、肠粘连松解、回肠造口术。

术后病理：（右半结肠）溃疡，溃周黏膜上皮部分脱落，黏膜下层纤维化，肠壁及肠系膜静脉壁广泛纤维化、玻璃样变性、钙化，符合静脉硬化性结肠炎；淋巴结59枚呈反应性增生（见图20-1-3）。

最终诊断：1.特发性肠系膜静脉硬化性结肠炎，2.急性肠梗阻。

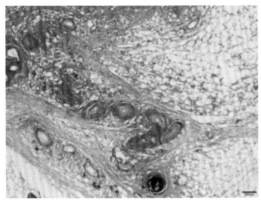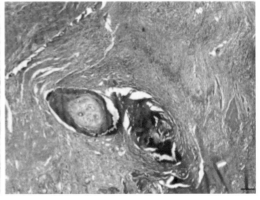

肠壁及肠系膜静脉壁广泛纤维化、玻璃样变性、钙化。

图 20-1-3　手术病理

术后对症、抗感染、营养支持治疗，患者炎症及营养指标逐渐好转出院，随访数月患者现无腹痛腹泻表现。

病例二

病　史

患者，男性，66岁，因"反复腹痛腹泻便血10余年"于2023年9月首次入我院。10余年前，患者开始出现右下腹痛，间断腹泻、便血，偶有关节痛，无口腔溃疡，就诊于重庆某院，肠镜（2013-09-30）示回肠末端光滑，结直肠黏膜充血肿胀；升结肠、回盲部、结肠肝曲及横结肠近端见大小不等的溃疡，回盲部至降结肠见黑色色素沉着，诊断结肠溃疡待定：结核？IBD？大肠黑变病，病理为慢性炎，予以诊断性抗结核治疗2年患者诉症状缓解，自诉复查肠镜溃疡消失，仍存在结肠黑变病；但其后患者仍间断出现腹痛，多次外院肠镜提示右半结肠黏膜呈暗蓝色及褐色豹纹样改变；肠镜诊断：结肠黑变病，结肠静脉曲张；病理多次示黏膜慢性炎，曾行平片提示不全性肠梗阻，外院诊断IBD，间断口服美沙拉秦，长期中药调理。入院1天前患者再次出现右下腹痛，有恶心、无呕吐，肛门排便、排气少，无便血，首次入我院。

▶ 既往史

高血压、乙肝表面抗原携带者、帕金森病；曾行胆囊切除术；反复服用中草药30年保健（查阅药方含栀子成分），无吸烟饮酒史。

▶ 实验室检查

2023-09-10 血常规：NEUT% 86.50%，Hb 113.00g/L；CRP：15.90mg/L；PCT检测：0.09ng/mL；凝血机制：D-二聚体1.104μg/mL，抗核抗体谱、血管炎抗体谱、ESR、肾功能、电解质未见明显异常。

▶ 影像学检查

腹部立卧位：中腹部、左上腹部小肠稍扩张，其内小气液平面，不全性梗阻可能。全腹增强CT：升结肠、横结肠肠壁增厚，其中盲肠壁伴水肿及肠周系膜少量积液。结肠系膜区弥漫性条状钙化，考虑肠系膜血管钙化可能（见图20-2-1）。

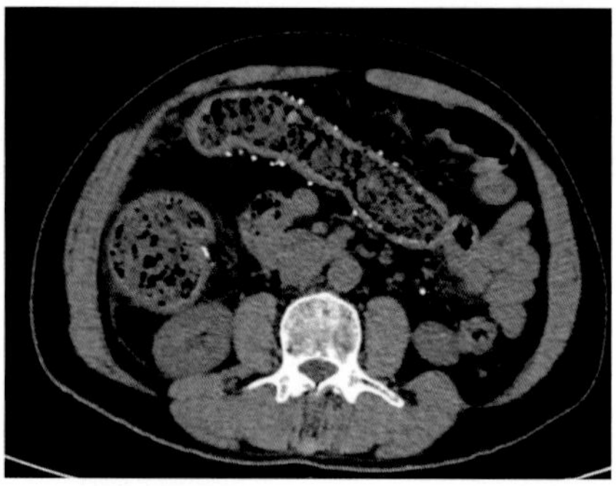

结肠系膜区血管钙化。

图 20-2-1　腹部CT

肠镜：右半结肠可见黏膜充血水肿及糜烂，黏膜黑褐色改变，蠕动尚差，活检质脆；黏膜下可见广泛静脉扩张。符合肠系膜静脉硬化、右半结肠缺血表现（见图20-2-2）。

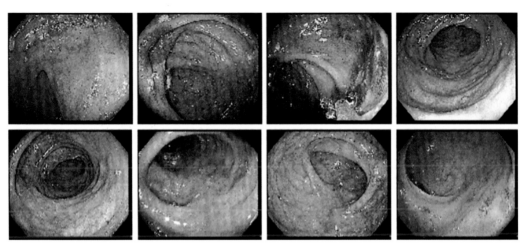

图20-2-2　肠镜图片

病理：（回盲部）黏膜慢性活动性炎。（升结肠、横结肠、降结肠）黏膜慢性活动性炎，黏膜下层静脉壁广泛纤维化、玻璃样变性、钙化，符合静脉硬化性结肠炎（见图20-2-3）。

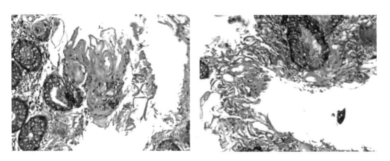

黏膜下层静脉壁纤维化、玻璃样变性、钙化。

图20-2-3　病理

最终诊断：特发性肠系膜静脉硬化性结肠炎。

诊治经过

嘱患者停服中药，抗凝及改善循环、营养支持好转出院，继续小剂量美沙拉秦口服。随访期间患者偶有便秘，粗纤维饮食后有腹痛，均改善饮食及服用乳果糖等好转。

总结与思考

上述两例患者最终均被诊断为"特发性肠系膜静脉硬化性肠炎"，他们存在以下共同点：①中老年起病，病程长，均表现为腹痛及肠梗阻症状；②长期服用中药；③CT可见肠系膜静脉广泛钙化灶；④右半结肠为主的肠壁僵硬，黏膜黑褐色、暗紫色改变；⑤病理见黏膜下静脉壁广泛纤维化、玻璃样变性、钙化；⑥均易被误诊为IBD。

特发性肠系膜静脉硬化性肠炎（idiopathic mesenterie phlebosclerotic，IMP）是一种以结肠系膜静脉管壁广泛钙化导致循环血流障碍为主要特征的慢性缺血性肠炎。1991年，日本学者小山首次报告1例慢性右半结肠狭窄的缺血性结肠炎。2000年，Yao等[1]提出"静脉硬化性肠炎"的概念。IMP发病年龄多为中老年，男女之比2∶3，亚洲国家报道多于欧美。

大多有服用中药、药酒，尤其是含有栀子苷成分的药物。栀子苷可被肠道菌群水解为具有毒性的京尼平（genipin），其可引起肠系膜静脉内膜增生、壁增厚、纤维化和钙化，从而导致肠缺血[2, 3]。IMP患者可伴随有高血压、门静脉高压、自身免疫性疾病、糖尿病、腹腔手术史等[4]，说明动静脉高压、免疫异常、代谢异常及肠道结构改变均可能参与了静脉硬化性肠炎发生发展。

IMP一般慢性起病，表现为腹痛、腹泻，部分患者可在慢性疾病基础上出现急性并发症，如肠梗阻、肠穿孔、消化道出血等，易被误诊为IBD。影像学特点为沿着肠管壁的肠系膜静脉钙化，结肠壁的增厚。肠镜特点为病变部位的肠黏膜呈暗紫色或者青铜色、暗黑色等，可伴有不规则小溃疡，表现为慢性缺血性改变。普通缺血性肠炎以左半结肠为主，IMP以右半结肠为主。组织学表现为静脉壁纤维化增厚伴钙化，小血管壁浆膜下层见泡沫状巨噬细胞，肠黏膜纤维化、玻璃样变、钙化，淋巴细胞质细胞浸润，组织纤维化以静脉为中心[5]。

当前IMP治疗缺乏共识，以保守治疗为主。首先建议停用中药。其次为抗炎、抗凝、改善微循环、调节菌群等对症治疗。保守无效出现疾病进展的患者，如肠梗阻、肠坏死、穿孔、癌变等，可考虑手术治疗。

专家点评

特发性肠系膜静脉硬化性肠炎（IMP）临床上仍不常见，除了手术病理确诊外，对明确诊断最有意义的是CT看到明显的肠系膜静脉钙化，因此影像科医生是IMP诊疗团队不可缺少的一员。

如病例一中患者，首先，多次CT提示不全性肠梗阻、回结肠壁增厚，但未提示血管钙化的特征性表现，诊断因此一直不能明确，直至病情进展，术前CT才发现端倪、指明方向；其次，IMP患者常长期服用中药或药酒，尤其是含有栀子苷成分的中药或药酒如五加皮，仔细询问病史也会给我们的诊断提供线索；另外，CT血管变化和肠镜表现不一定平行，肠镜表现也非常多样，如充血肿胀、溃疡、静脉显露及扩张等，但多在右半结肠。注意这些肠镜表现需要与克罗恩病、肠结核、血管炎、其他原因所致的缺血性肠病等相鉴别。此外，IMP的内镜变化有时非常迅速，我们中心曾有一位IMP患者某次肠镜复查示静脉显露伴局部狭窄（内镜可通过），2个月后却突发肠穿孔，因此需要医患双方对该疾病的预后引起关注和警惕。

因此，对不明原因的肠道疾病应在患者就诊时详细询问患者是否摄入含栀子苷成分的中药或药酒，同时在CT读片时更重视血管钙化这一特征性表现。如果内镜医师在肠镜时发现右半结肠静脉显露，那么也应进一步注意上述两种情况，以便尽早发现IMP。

浙江大学医学院附属第二医院　陈　焰

参考文献

[1] Yao T, Iwashita A, Hoashi T, et al. Phlebosclerotic colitis: value of radiography in diagnosis: report of three cases[J]. Radiology, 2000, 214(1): 188-192.

[2] Kang MJ, Khanal T, Kim HG, et al. Role of metabolism by human intestinal microflora in geniposide-induced toxicity in HepG2 cells[J]. Arch Pharm Res, 2012, 35(4): 733-738.

[3] Sasaki Y, Saito M, Koshiba Y, et al. Idiopathic mesenteric phlebosclerosis associated with herbal drugs presenting with asymptomatic fecal occult blood[J]. J Gen Fam Med, 2017, 18(6): 475-476.

[4] Ding J, Zhang W, Wang L, et al. Idiopathic mesenteric phlebosclerosis: clinical and CT imaging characteristics[J]. Quant Imaging Med Surg, 2021, 11(2): 763-771.

[5] Guo F, Zhou YF, Zhang F, et al. Idiopathic mesenteric phlebosclerosis associated with long-term use of medical liquor: two case reports and literature review[J]. World J Gastroenterol, 2014, 20(18): 5561-5566.

Case 21

右半结肠多发溃疡伴周围钙化一例

／沈祥国　上海市吴淞中心医院／

病　史

患者，男性，52 岁，反复间断腹痛伴腹泻 1 年余，加重 5 天，糊状便，3 ～ 4 次 /d，2021-04-28 收治入我院。否认食物药物过敏史，否认传染病史，否认遗传、免疫、肿瘤家族史。自述 3 年前肠镜检查未见明显异常，未见肠镜报告。病程中追问补充病史，饮用五加皮酒 5 ～ 6 年。

▶ 实验室检查

2021-04-29 血常规：Hb 134g/L，WBC 14.1×10^9/L，中性百分比 82%，PLT 350×10^9/L；大便常规：隐血弱阳性，未见 RBC、WBC；生化、凝血、尿常规、肿瘤标志物指标未见明显异常；乙肝、梅毒、丙肝、艾滋病毒阴性。

▶ 内镜检查

2021-04-30 胃镜：糜烂性胃炎，胃息肉。

肠镜：插镜至回肠末端，回肠末端未见明显异常，回盲瓣唇形，无狭窄变性。盲肠、升结肠散在大量黄白苔，黏膜肿胀，色泽暗紫色，可见大量脓性分泌物，未见血迹。黏膜暗紫水肿状态向远端至横结肠中段逐步恢复正常（见图 21-1）。

肠镜病理：（回盲部、升结肠）黏膜慢性炎伴糜烂，活动性（＋＋）。

2021-05-08 胶囊内镜：小肠黏膜未见明显异常（见图 21-2）。

▶ 影像学检查

2021-05-06 CTE：升结肠肠壁增厚，周围可见条状高密度钙化灶（见图 21-3）。

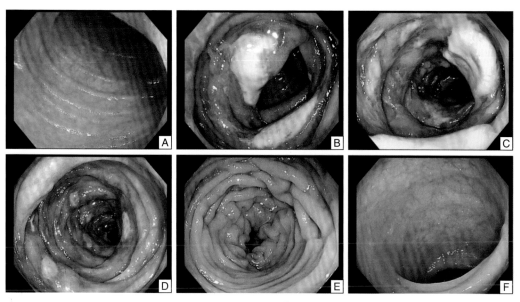

A：回肠末端；B：回盲瓣升结肠；C：升结肠；D：横结肠近肝曲；E：横结肠中段；F：降结肠。

图 21-1　肠镜

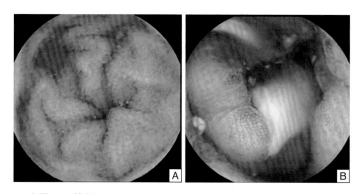

A：小肠；B：结肠。

图 21-2　胶囊内镜

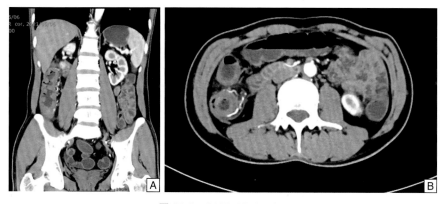

图 21-3　2021-05-06 CTE

诊治经过

结合患者五加皮酒饮用史，右半结肠瘀血表现，CTE 见升结肠肠壁增厚，肠系膜静脉钙化表现，确诊特发性肠系膜静脉硬化性肠炎（idiopathic mesenteric phlebosclerosis colitis，IMP）。

总结与思考

2003 年，IMP 由日本学者命名[1]。2012 年，我国国内首次报道 IMP[2]。IMP 的主要特征是患者有中药、药酒（特别是五加皮酒，也有栀子花茶的报道）长期服用史；结肠近段病变累及为主，向远端延伸（在已统计国内病例中，最远累及乙状结肠）；未累及直肠，可能和直肠双血供双血液回流有关；内镜下表现为黏膜暗紫水肿，严重者可出现大量溃疡，极少数病例可出现穿孔；CT 可见结肠肠壁增厚，周围可见肠系膜静脉钙化导致的高密度影。

由于该病特征明显，一旦认识，易于诊断，典型病例一般无须与肠结核、IBD、血管炎、风湿血液类疾病相鉴别诊断。患者 WBC 升高，考虑肠道黏膜急性炎症反应所致，筛查无特异性感染证据，后续也未予以抗感染治疗。该病病理特征主要为肠系膜静脉壁纤维化增厚并伴有钙化，但一般仅手术病理可见上述特征，内镜病理多无特异性。无特异性治疗，主要为去除诱因（停用中药、药酒、药茶），对症治疗。本例患者我们给予美沙拉秦口服，半年后复查：溃疡消失，黏膜完全愈合，但病变部位色泽仍为暗紫色（见图 21-4）。这可能和肠系膜血管钙化难以恢复有关。国内[3]及日本学者[4]均有报道美沙拉秦治疗 IMP 有效案例，但考虑到不同案例间患者病情严重程度差异较大，对于病情较为轻微的患者，是否可以采用单纯去除诱因观察随访，进而减轻患者经济负担的处理策略，有进一步研究的空间。

截至 2021 年底，中文文献报道该病不足百例，绝大多数（80% 以上）为浙江省报道病例，长江以北地区罕见。大多数病例有中药服用史，尤其是五加皮酒饮用史。浙江、广东、天津均为五加皮酒产地，但浙江该病最多见，可能与五加皮酒配方差异有关。部分五加皮酒配方中含有栀子，有文献认为栀子苷是该病的致病物质。是否存在个体易感性差异尚不得而知。

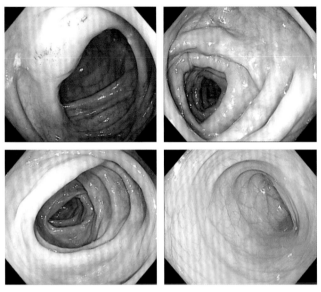

图 21-4　内镜

提出本例的目的，是普及对该病的认识，提高该病诊断率，尤其对于浙江、上海以外区域的医务人员。在本例之后，我院又诊断一例该病（见图 21-5），虽然严重程度不及本例，但主要特征一致，相同处理后恢复可。

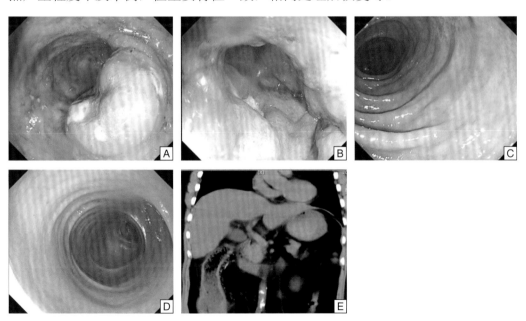

图 21-5　IMP 患者的内镜和影像学

专家点评

患者为中年男性，慢性病程，急性加重，主要表现为腹痛伴腹泻。主要特点是在肠镜下可见盲肠、升结肠的黏膜肿胀，CTE下可见肠壁增厚及肠系膜上静脉钙化表现。因此，IMP需要与其他可导致肠道炎症及血管钙化的疾病相鉴别，如感染（肠结核）、血管炎。在本病例中，结合典型内镜及影像学特点，加上既往五加皮酒饮用史，在排除感染等其他因素后，特发性肠系膜静脉硬化性肠炎（IMP）的诊断是比较确切的。后续嘱患者停用五加皮酒，并使用美沙拉秦治疗有效，使诊断进一步明确。当然，如果能完善内镜下黏膜活检，并在镜下见到肠壁黏膜血管周围胶原沉积、小血管壁浆膜下泡沫状巨噬细胞浸润等表现，则进一步支持IMP的诊断。总体而言，对于长期腹痛、腹泻患者的诊断，消化科专科医生需开拓思路，追根溯源，充分了解患者病史及用药史，才能在少见病的诊治中游刃有余。

中山大学附属第一医院　毛　仁

参考文献

[1] Iwashita A, Yao T, Schlemper RJ, et al. Mesenteric phlebosclerosis: a new disease entity causing ischemic colitis[J]. Dis Colon Rectum, 2003, 46(2): 209-220.

[2] 周郁芬, 姚玮艳, 陈佩璐, 等. 特发性肠系膜静脉硬化性肠炎一例 [J]. 中华消化杂志, 2012, 32(11): 779-780.

[3] 李永宇, 何瑶. 特发性肠系膜静脉硬化性肠炎一例与文献复习 [J]. 中华结直肠疾病电子杂志, 2020, 9(3): 302-304.

[4] Hozumi H, Hokari R, Shimizu M, et al. Phlebosclerotic colitis that was difficult to distinguish from collagenous colitis[J]. Dig Endosc, 2014, 26(4): 594-598.

Case 22

特殊的缺血性肠病病例一例

／王翰瑜　中南大学湘雅二医院／

病　史

患者，男性，77岁，因"反复腹泻1年余，加重伴腹痛、便血2月"于2021-12-07入中南大学湘雅二医院。患者自述1年前无诱因出现腹泻，表现为黄色水样便，10余次/d，量不多，无腹痛、腹胀、便血、发热、盗汗等不适，在当地县人民医院住院，完善胃肠镜检查，自诉胃镜结果未见异常，肠镜提示肠息肉，并行息肉切除术，经相关治疗后，患者症状缓解出院，出院后间断有腹泻不适，多次在当地医院住院治疗，治疗效果不理想。2个月前，腹泻次数较前增加，伴有腹痛、便血，腹痛以左下腹为主，呈阵发性胀痛，解鲜红色水样便，混有黏液，20余次/d，每次30～40mL不等，伴有腹胀、消瘦不适，无乏力、纳差，无发热、盗汗，遂再次在当地市人民医院住院，行肠镜检查示结肠多发隆起性病变性质待定？病理：(升结肠)检材见黏膜呈慢性炎，间质水肿；(乙状结肠)黏膜慢性炎，部分黏膜呈息肉样增生，部分呈肉芽肿性炎性改变，并见部分坏死，局灶腺体轻度非典型增生。诊断：结肠多发隆起性病变，克罗恩病？经抗感染、促黏膜修复、营养支持等治疗，患者症状无明显缓解，为求进一步诊治住院，患者自起病来，体重下降约10kg。2006年，有"鼻出血"病史，并行手术治疗，自10年前开始间断口服保健品及中药治疗(成分不明)。否认高血压、糖尿病等病史。否认乙肝、结核病史。

▶ 入院查体

T 36.6 ℃，P 95次/min，R 20次/min，BP 108/74mmHg，H 160cm，BMI 20.70kg/m²。慢病面容，腹软，未见腹壁静脉曲张，无胃肠型及蠕动波，左下腹压痛，无反跳痛及腹肌紧张，左下腹可扪及一长约6.5cm×6cm椭圆形包块，质韧，活动欠佳，边界欠清，有压痛，肝、脾肋缘下未触及，腹部移动性浊音阴性。肠鸣音正常。双下肢无水肿。

▶ **实验室检查**

Hb 124g/L，大便常规＋隐血WBC 4＋/HPF，RBC 4＋/HPF，脓球 2＋/HPF，隐血试验阳性，粪便艰难梭菌毒素检测阴性，大便培养未见异常。ALB 30.7g/L，D-二聚体定量 1.84μg/mL，ESR 62mm/h，CRP 77.20mg/L。肾功能、电解质、CMV-DNA、EBV-DNA、血尿免疫固定电泳、乳酸脱氢酶、肿瘤标志物、血管炎三项、ANA、ENA、ANCA、γ-干扰素释放试验均未见异常。

▶ **内镜检查**

胃镜：1.十二指肠球部多发溃疡（A2）并假憩室形成，2.十二指肠降段淋巴管扩张？ 3.慢性萎缩性胃炎（O3）（见图 22-1）。

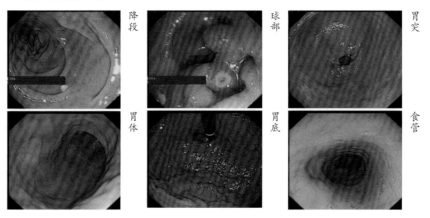

十二指肠球部可见多发直径约 0.3～0.5cm 不规则溃疡，球部黏膜纠集，球腔变形，假憩室形成，全胃黏膜白相增多，胃底、胃体透见黏膜下血管网。

图 22-1　胃镜

肠镜：大肠多发病变性质待定；淀粉样变性？缺血性肠病、克罗恩病待查（见图 22-2）。

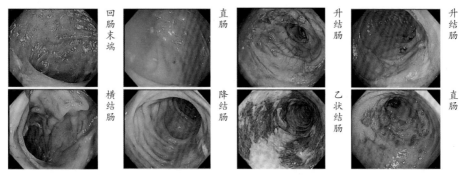

升结肠、横结肠、降结肠可见多发直径约 0.3～1.5cm 不规则溃疡，表面覆白苔及黏液，乙状结肠黏膜充血肿胀，呈暗红色，见广泛溃疡形成，直肠距肛门约 10cm 可见结节样增生。

图 22-2　肠镜

诊治经过

　　患者为老年男性，腹泻次数多，每次量不多，混有黏液血便，符合结肠型腹泻特点，肠镜提示肠道病变为节段性分布，溃疡及隆起性病变合并存在。因需与克罗恩病、肠结核相鉴别，入院后完善小肠CTE提示结肠壁弥漫性增厚并强化，未见明显小肠受累，肺部CT示双肺内多发小结节（LU-RADS2类）。考虑到肠镜病变最严重的部位在乙状结肠，黏膜呈暗红色改变，溃疡的周围平坦，边界清晰，结合老年男性2个月前突发腹痛、便血病史，符合缺血性肠病特征，遂进一步完善肠系膜血管CT，提示肠系膜上下动脉未见明显异常，肠系膜上静脉-门静脉起始段狭窄，肠系膜上静脉血栓形成可能，脾静脉细小，肠系膜下静脉未见明确显示；后肠镜多点活检病理示部分区域肠黏膜表面损伤，腺上皮缺失，局灶隐窝萎缩，间质纤维组织增生，固有层纤维化，符合缺血性肠炎改变；进一步完善双下肢深静脉超声示左侧股浅静脉、双侧腘静脉、左小隐静脉陈旧性血栓。考虑到该患者存在多部位静脉血栓，需排查易栓症，遂完善狼疮抗凝物、抗心磷脂抗体均阴性，蛋白C活性测定47.9%，蛋白S活性测定正常。

　　请血管外科会诊，考虑下肢静脉血栓为陈旧性血栓，且合并消化道出血，建议暂不予以抗凝治疗。予以补液扩容、改善微循环、益生菌调节肠道菌群、抗感染等治疗，3周后出院，患者大便次数减至2～3次/d，无腹痛、便血；随访至2024-03-01，患者大便次数减少至1～2次/d，体重较在院时增长13kg，左下腹未扪及明显包块。

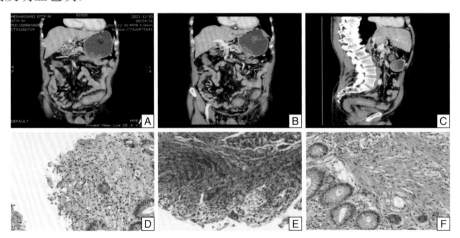

A：肠系膜血管CT提示乙状结肠肠管弥漫性增厚，增强扫描明显强化，肠壁小血管影增多。B、C：肠系膜血管CT提示肠系膜上静脉-门静脉起始段狭窄，周围侧枝形成。D～F：肠镜活检病理示部分区域肠黏膜表面损伤，腺上皮缺失，局灶隐窝萎缩，间质纤维组织增生，固有层纤维化。

图 22-3　影像学和病理

总结与思考

缺血性肠病分为急性肠系膜缺血、慢性肠系膜缺血和缺血性结肠炎。对大便习惯改变尤其伴腹痛、便血的老年患者，除肿瘤性疾病外，还需重视肠系膜血管病变。既往对肠系膜血管病变的认识，更多的关注点集中在急性肠系膜缺血，对于慢性肠系膜缺血，特别是慢性肠系膜静脉病变，认识较少。本例患者为老年男性，在慢性腹泻的基础上突发腹痛便血，乙状结肠溃疡符合缺血性结肠炎特点，但动脉性缺血不足以解释其他部位溃疡、直肠多发隆起性病变，但进一步完善肠系膜血管CT提示肠系膜上静脉-门静脉起始段狭窄，肠系膜下静脉未显影以及周围多发迂曲扩张侧支静脉形成提示为慢性肠系膜静脉血栓可能性大，推测慢性肠系膜静脉血栓为慢性腹泻的病因，慢性肠系膜静脉血栓致静脉回流障碍，可解释肠镜下结节样隆起、CT上肠壁增厚以及体查扪及腹部包块等表现，2个月前腹泻加重引起血容量不足，血容量不足导致低灌注，进一步导致肠系膜动脉性缺血，遂突发腹痛便血，可解释肠镜下乙状结肠处缺血性结肠炎表现。该病例的特殊之处在于同时合并肠系膜动静脉缺血。

慢性肠系膜静脉血栓是一种少见疾病，占肠系膜静脉血栓的20%～40%[1]，占缺血性肠病的5%～10%左右，早期诊断仍较困难，患者多出现腹部不适，阵发性腹痛，排便习惯改变等，症状缺乏特异性。如病情进一步发展，肠壁缺血进一步加重，淤血、水肿、渗出加剧，病情迅速恶化，患者可出现高度腹胀、剧烈腹痛、肠鸣音消失等弥漫性腹膜炎表现，以及血性腹腔积液、循环容量不足，甚至多器官功能不全等表现[2]。关于肠系膜静脉血栓形成的病因，包含局部因素和系统性因素。局部因素包含外伤、脾切手术、腹腔感染等；系统性因素包含骨髓增殖性肿瘤、遗传性易栓症如蛋白C和蛋白S缺乏、妊娠、自身免疫性疾病、抗磷脂抗体综合征以及药物等[3]。本病例患者除肠系膜静脉血栓外，还合并广泛的下肢深静脉血栓，入院后相关检查并未提示肿瘤、自身免疫性疾病、易栓症等病因，推测与近十年来长期服用成分不明的中药相关可能性大，已嘱患者院外停服。本病例为1例特殊的缺血性肠病病例，发病过程中牵涉肠系膜动静脉缺血。诊断突破点为结肠溃疡特征，掌握不同病因所致肠道溃疡的特征性改变以及提升对肠系膜血管性疾病的认识，有助于减少漏诊、误诊。

专家点评

该病例为老年男性，长期腹泻，加重伴腹痛、便血2个月，结合实验室检查、肠镜、活检病理及肠系膜血管CT结果，基本符合缺血性肠病。但外院肠镜病理曾提示肉芽肿性炎症，肠镜也显示多发节段性溃疡，所以需要与克罗恩病、肠结核等易引起腹泻、血便的疾病相鉴别。同时，肠系膜血管CT显示肠系膜上静脉-门静脉起始段狭窄，肠系膜上静脉血栓形成可能，如果能完善小肠CTE、胶囊小肠镜检查，则对了解小肠情况很有益。该病例随访时间为半年，如能延长随访时间，同时复查肠镜及相关实验室指标，动态观察病情变化，则对进一步明确诊断有很大帮助。

对于老年腹泻、腹痛、血便、腹部包块的患者，诊断思路宜开阔，需要在肿瘤性疾病、炎症性疾病、感染性疾病、自身免疫疾病、缺血性疾病等病症中进行充分鉴别，并密切随访。

华中科技大学同济医学院附属协和医院　朱良如

参考文献

[1] Hmoud B, Singal AK, Kamath PS. Mesenteric venous thrombosis[J]. J Clin Exp Hepatol, 2014, 4(3): 257-263.

[2] Gnanapandithan K, Feuerstadt P. Review Article: Mesenteric Ischemia[J]. Curr Gastroenterol Rep, 2020, 22(4): 17.

[3] Intagliata NM, Caldwell SH, Tripodi A. Diagnosis, Development, and Treatment of Portal Vein Thrombosis in Patients With and Without Cirrhosis[J]. Gastroenterology, 2019, 156(6): 1582-1599.

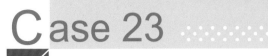

Case 23

合并颅内出血和静脉窦血栓的急性重症溃疡性结肠炎一例

／谢颖 彭春艳 张晓琦 南京大学医学院附属鼓楼医院／

病 史

患者，女性，31岁，已婚，自由职业者，因"反复腹痛5年，加重伴脓血便21天"于2022-01-14入南京大学医学院附属鼓楼医院消化内科。2017年，患者出现下腹痛，大便无改变，当地查肠镜示结直肠炎症，未见报告。2021-12-24不洁饮食后出现腹痛腹泻，稀便7～8次/d，抗感染治疗无效，渐出现脓血便，6～7次/d，伴发热，热峰38.7℃。2021-12-27外院肠镜示回肠末端和全结肠炎症，活检示横结肠至直肠可见局灶可疑类上皮淋巴细胞积聚。2021-12-29外院小肠CT示脾静脉和肠系膜上静脉血栓形成，伴D-二聚体10.77μg/mL，抗心磷脂抗体和狼疮抗凝物无异常，予以低分子量肝素抗凝。2021-12-31予以甲泼尼龙40mg ivgtt，便次减至3～4次/d，仍有脓血便和腹痛，同日出现左上肢麻木，四肢肌力减弱，左上肢轻瘫试验阳性，肌电图示感觉神经受损，头颅MRI示右侧额顶叶异常信号，考虑感染可能，复查头颅MRA/MRV、头颈部CT平扫和双下肢血管B超正常，建议行腰椎穿刺但患者拒绝。2022-01-07改美卓乐口服36mg/d，仍有脓血便，3～4次/d，伴下腹痛。

▶ **既往史**

无肝炎、结核史，无慢性病史，有碘佛醇过敏史，有输血史。

▶ **入院查体**

T 36℃，P 108次/min，R 20次/min，BP 94/72mmHg，WT 52kg，BMI 20.43kg/m²。神志清，精神可，贫血貌，皮肤巩膜无黄染，表浅淋巴结未触及肿大。腹部平坦，有腹部压痛，位于中下腹部，无腹部反跳痛，无肌紧张，肝、脾肋下未触及，墨菲征阴性。肝、肾区无叩击痛，移动性浊音：阴性，肠鸣音约

4 次/min，双下肢无水肿，四肢肌力 5－，生理反射存在，病理反射未引出。

▶ **实验室检查**

WBC $8.1×10^9$/L，NEUT% 86.1%，Hb 81g/L，HT 25.3%，PLT $84×10^9$/L；ESR 23mm/h，CRP 56.4mg/L，PCT 正常；凝血五项：D-二聚体 8.7mg/L；BNP、肌钙蛋白、心肌酶均正常；尿蛋白弱阳性，24 小时尿蛋白 370mg；ALT 55.3U/L，GGT 221U/L，Alb 31.1g/L，尿素氮和肌酐正常，磷 0.44mmol/L，转铁蛋白 1.3g/L，前白蛋白正常；自身抗体（－），P-ANCA（＋），抗磷脂酶A2 受体抗体阴性，免疫球蛋白IgA、IgG、IgE 均正常，铁蛋白 528ng/mL；粪便艰难梭菌毒素检测阳性，大便隐血（＋），阳性球菌20%（＋），阴性杆菌80%；乙肝表面抗体阳性，余均阴性，G 和 GM 阴性，T-SPOT 阴性，CMV-DNA $2.85×10^3$IU/mL，EBV-DNA $2.1×10^3$IU/mL；血培养和粪便培养均阴性；凝血因子Ⅷ活性 202.5%，凝血因子Ⅻ活性 25.8%，抗凝血酶Ⅲ 78.5%，蛋白C活性 84.3%，蛋白S活性 67.7%，血管性血友病因子活性 333.3%。CD55/59 无异常。

▶ **影像学检查**

2022-01-16 CT 全腹部平扫（见图 23-1A ～ D）：多发结肠及回肠末端管壁水肿增厚，周围脂肪间隙模糊，肝内低密度。

2022-01-17 上腹部 MR 平扫＋增强（见图 23-1E、F）：肝脏铁沉积，肝脏局灶性脂肪浸润，肝包膜下及肝右叶片状异常强化信号，考虑灌注不均；所示升结肠、横结肠及降结肠多发肠管壁稍厚伴强化；肠系膜上静脉及脾静脉内血栓，双肾异常信号，考虑梗死可能。

2022-01-20 头颅 MR 平扫＋增强（见图 23-2）：右侧额顶叶异常信号，血管源性病变可能，出血性梗死？感染性病变不除外；静脉窦血栓形成（双侧横窦、左侧乙状窦、右颈内、上矢状窦多发充盈缺损）。

▶ **内镜检查**

2022-01-17，无痛肠镜（见图 23-3）：全结肠除直肠外黏膜显著充血、水肿、接触性出血，多发颗粒样增生及浅溃疡形成，部分区域肌层裸露，直肠黏膜略充血，血管纹理模糊，未见明显溃疡。结论：溃疡性结肠炎（E3，Mayo 评分 3 分）。

病理（回盲部、升结肠、降结肠、乙状结肠）：活动性慢性肠炎伴隐窝脓肿和溃疡形成。注：结合临床可符合溃疡性结肠炎形态学改变。免疫组化：活检 4 部位均查见 CMV（2 张）阳性细胞，符合肠道 CMV 感染。原位杂交：EBER×2（－）。

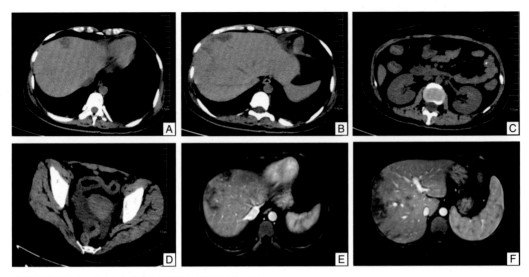

全腹部平扫（A～D），上腹部MR平扫＋增强（E～F）。

图 23-1　影像学

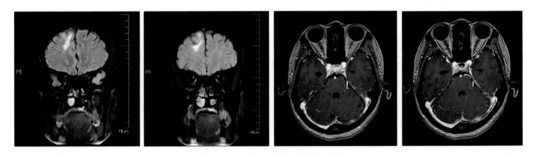

图 23-2　头颅MR平扫＋增强

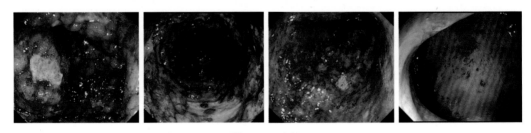

图 23-3　内镜

　　2022-01-21 腰椎穿刺：脑脊液压力 185mmH$_2$O。（2022-01-21，南京脑科医院）脑脊液细胞学及隐球菌检查未见明显异常（未见红细胞），未查见隐球菌及异型细胞。脑脊液涂片找新型隐球菌、常规检查、生化、抗酸杆菌涂片无明显异常。

诊治经过

入院初步诊断：1.溃疡性全结肠炎；重度；2.肠系膜上静脉血栓形成；3.脾静脉血栓形成；4.颅内感染（可能）；5.重度贫血；6.低蛋白血症。

主要通过多学科会诊来开展：

神经内科：因患者存在一过性偏侧肢体感觉障碍和四肢肌力减退，需与颅内感染和脑血管疾病相鉴别，依据患者脑脊液压力正常，未见红细胞，头颅MR示右侧额顶叶异常信号、静脉窦内血栓，肌电图示感觉神经受损，考虑为颅内静脉窦血栓伴局部脑梗，抗凝有效，继续低分子量肝素抗凝。

血液科：该患者高凝状态与溃疡性结肠炎活动期密切相关，易栓症组套可明确易栓症诊断，但遗传性易栓症待排，可继续完善血栓与止血相关基因检查，继续予以抗凝、对症治疗。

肾内科：该患者目前存在高凝状态，腹部MR提示肾梗死可能，患者近期无明显剧烈腰部绞痛，无肉眼血尿，尿量及肾功能可，考虑肾梗死灶较小，少量蛋白尿与肾梗死相关，可予抗凝治疗，关注尿量、肾功能和复查肾梗死灶。

免疫科：患者外院心磷脂抗体阴性，PLT未见异常。入院查P-ANCA阳性，尿蛋白轻度升高，无皮疹，无反复口腔溃疡，无生殖器溃疡，无虹膜炎等病史，胸部CT（－），可排除白塞病、抗磷脂抗体综合征。可继续予以抗炎、抗感染、抗病毒治疗，加强抗凝。

感染科：该溃疡性结肠炎活动期患者合并活动性CMV和EB病毒感染，动态复查CMV-DNA，继续更昔洛韦抗病毒治疗，必要时可加用膦甲酸钠。

2022-01-14入院后予以甲泼尼龙片36mg/d口服，患者脓血便5～6次/d，每次均有血性液体，逐渐减至1～2次/d，每次均有血。2022-01-22甲泼尼龙片减量为32mg/d。2022-01-24排除颅内感染后，因患者便血无改善，遂重启静脉氢化可的松100mg q6h×3天后减量并逐渐改为口服激素甲泼尼龙片40mg/d，1周后继续每周减4mg逐渐减停。2022-01-25、2022-01-30、2022-02-07（d0，5，13）英夫利昔单抗300mg静脉输注，予以抑酸、输血、补蛋白、补钙、补钾、更昔洛韦抗病毒、口服万古霉素、激素灌肠、肠外营养支持；抗凝方面，入院后继续低分子量肝素400AxaIU皮下注射1次/晚，一周后改为2次/d，出院后改利伐沙班15mg qd；患者于启动英夫利昔单抗第6天大便次数从6次/d减到3次/d，少量血，第11天大便转黄1次/d，未再发生肢体乏力。

患者出院后按英夫利昔单抗 300mg 每 4 周一次输注，口服利伐沙班满 6 个月后停用，未再发生肢体乏力。

2022-03-08 复查 MR 头颅平扫＋增强（见图 23-4A）：右侧额顶叶陈旧性出血，较前 2022-01-19 范围缩小；左侧横窦静脉窦血栓形成，较前好转。

2022 年 8 月肠镜（见图 23-4B）：全结肠黏膜愈合，较多瘢痕样改变，黏膜无充血水肿糜烂。Mayo 评分 0 分。

2022 年 12 月当地查英夫利昔单抗：谷浓度＜0.4μg/mL，抗体浓度 47ng/mL，同时因出现带状疱疹暂停类克输注，改为口服美沙拉秦 4g/d 维持治疗，解成型便 2～3 次/d，每周 1～2 次大便有黏液血，无腹痛，无发热，无肢体乏力。

2023-02-02 肠镜（见图 23-4C）：盲肠至降结肠可见广泛白色瘢痕和假息肉，乙状结肠距肛缘 30cm 至直肠可见黏膜广泛充血糜烂，黏膜质脆，表覆大量白色分泌物，血管纹理消失，肠腔内无血迹。诊断：溃疡性结肠炎（E3，Mayo 评分 2 分，UCEIS 3 分）病理（乙状结肠 20cm）：活动性慢性肠炎。注：活检取材部位局限，结合临床不除外溃疡性结肠炎形态学改变。

2023-02-03 头颅 MRV＋增强（见图 23-4D）右侧额顶叶陈旧性出血，较前 2022-03-08 范围缩小。左侧横窦静脉窦血栓形成，较前相仿，对侧横窦、两侧乙状窦和上下矢状窦显影良好。遂调整英夫利昔单抗为 400mg 每 4 周一次，联合硫唑嘌呤 50mg/d 口服。目前随访大便色黄成形，1～2 次/d。

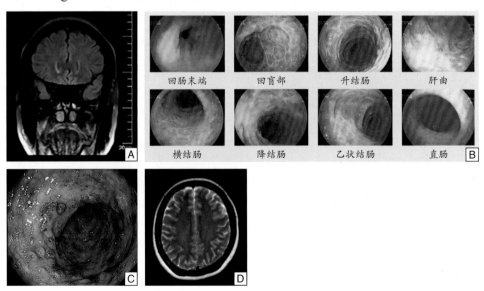

A：2022-03-08 复查 MR 头颅平扫＋增强。B：2022 年 8 月肠镜，提示溃疡性结肠炎黏膜愈合。C：2023 年 2 月复查肠镜。D：2023-02-03 复查头颅 MRV＋增强。

图 23-4　内镜和影像学

总结与思考

颅内静脉血栓形成（cerebral venous sinus thrombosis，CVST）是指各种病因引起颅内静脉或静脉窦血栓形成，使血液回流受阻或脑脊液循环障碍，导致颅内高压和局灶脑损害为特征的一类血管病，约占所有脑血管病的 0.5% ～ 1%[1]。静脉回流障碍、脑动脉灌注减低和血脑屏障破坏等可导致血管源性水肿和缺血性细胞毒性水肿，患者可出现脑实质出血或蛛网膜下腔出血、颅内高压征、静脉性梗死或出血性脑损伤。神经系统症状，如头痛、头晕、恶心、呕吐、反应迟钝、表情淡漠、肢体活动障碍、尿失禁、视物模糊、意识障碍等。其中，头痛占 88% ～ 95%，癫痫发作约占 47%，轻瘫约占 43%，语言障碍约占 37%。危险因素有遗传或继发性血栓倾向、妊娠、产后、口服避孕药、各种相关药物（激素、抗肿瘤药、止血药）、各种急慢性感染、血液或免疫系统疾病、颅内外肿瘤或外伤。

诊断依赖 MRV 检查，发现静脉窦局部充盈缺损，提示颅内静脉窦血栓形成，是最敏感的检查方法；数字减影血管造影（DSA）是诊断金标准，但因有创而使用受限[2]。治疗主要针对病因治疗（控制感染或原发病）、抗凝治疗（低分子量肝素 100U/kg bid×14 天，然后口服抗凝治疗至少 6 个月）。在预后方面，UC 相关与非 UC 相关的 CVST 在临床或放射学特征、预后或治疗方面没有明显差异。

UC 患者血栓增加的原因[3, 4]有：IL-6 和 TNF-α 等升高，易发生血液高凝状态，血浆凝血因子 V、凝血因子Ⅷ、血管性血友病因子（vWf）以及凝血酶原抗凝血酶复合物（TAT）和纤维蛋白原等促凝物质水平升高，而抗凝物质下降，血浆纤维蛋白溶解减弱，纤溶功能受到抑制，D- 二聚体水平升高，活动期 UC PLT 明显升高，体积缩小，活性增加，PLT 迁移增快，自发性 PLT 聚集。该患者凝血因子Ⅷ、vWf 升高，凝血因子Ⅻ下降，抗凝血酶Ⅲ明显下降，PLT 正常，D- 二聚体升高。

总结，该患者为初发型急性重症溃疡性结肠炎，合并 CMV、EBV、艰难梭菌感染，需及时对症处理；合并肠系膜上静脉、脾静脉和颅内静脉窦血栓，伴继发脑出血，基础病所致获得性易栓症可能大，需持续抗凝治疗；颅内病灶诊断需谨慎，及时行腰椎穿刺排除出血和感染。

专家点评

来自国内外的流行病学调查数据均证实，IBD 患者静脉血栓栓塞症（VTE）风险升高，且IBD被作为VTE的独立高危因素之一被纳入Caprini评分中。本病例中，患者在确诊为UC的同时即发现了多发的内脏静脉血栓以及颅内静脉窦血栓，这也反映出IBD与VTE的高度相关性是独立于其他VTE的危险因素而存在的。基于这些发现，多个共识均已提出需重视对IBD患者VTE的筛查和预防。

对IBD患者进行VTE筛查的重点首先在于存在高危因素的人群识别，除传统VTE高风险因素如住院状态、制动、近期手术史、深静脉置管等外，来自包括我国学者在内的多个研究均发现，中-重度疾病活动是IBD患者中需要重点识别的VTE高危因素，尤其是在住院IBD患者中。本例患者发现VTE时正处于疾病重度活动期，且处于住院状态，也符合上述存在VTE高危因素人群的临床特点。需关注的是，急性重症溃疡性结肠炎的VTE风险尤其高，因此这一类患者中应尤其重视VTE的筛查以及预防。

IBD患者发生VTE的常见部位与普通人群类似，包括下肢深静脉血栓（DVT）和肺栓塞（PE）。但值得额外关注的是IBD患者的特殊部位血栓，如内脏静脉血栓、颅内静脉血栓，多个国内外研究均有IBD合并上述特殊部位血栓的报道。IBD患者合并内脏静脉血栓的临床表现多样，如腹痛等，这些症状与IBD疾病活动类似，因此在临床中当患者存在相应症状时，不应单纯归因于IBD疾病活动，需重视进一步VTE的筛查。本病例中患者的静脉窦血栓是因存在神经系统症状而进一步筛查发现的，提示我们要重视患者的不典型主诉与临床表现，当出现IBD无法解释的症状时，需警惕VTE的可能。

下肢DVT和PE是VTE中发生率较高、预后不良的两类，因此也是VTE筛查的重点内容。筛查DVT和PE推荐首先使用Wells评分进行先验概率分层，并结合D-二聚体水平进行判断。对于Wells评分低风险者，如D-二聚体为正常范围内，则无须进行其他VTE筛查，但如此时D-二聚体升高，则建议进一步开展超声、CT血管造影等检查排除VTE。当Wells评分为中、高风险时，则无论D-二聚体水平如何，均建议进一步通过超声、CT血管造影等检查排除VTE。需注意的是，内脏静脉血栓可合并下肢DVT，但也可单独出现，且以后者居多，例如本病例中的IBD患者即合并了内脏静脉血栓，但同时并没有常见部位血栓的出现，此时，血栓的筛查应以腹部超声或其他腹部影像为主。本例患者因VTE多发且部位特殊，因此同时接受了易栓症的相关筛查，最终未发现遗传性易栓疾病。通常情况下，若IBD患者在住院期间发生VTE，则建议首先保证针对VTE本身的诊疗，如抗凝、外科干预等，遗传、获得性促凝血功能异常的筛查并非必须，但在有条件的情况下，仍鼓励开展。

对于 DVT 和 PE 的患者，一经确诊，其抗栓治疗方案与常规 VTE 治疗基本无异，首选低分子量肝素联合维生素 K 拮抗剂作为深静脉 VTE 的治疗药物。对于合并急性内脏静脉血栓的 IBD 患者，在有相关症状时，也需抗凝治疗。本病例中的患者为内脏静脉血栓合并颅内静脉窦血栓，二者均导致了相应的症状，因此患者接受了低分子量肝素的初始抗凝治疗，后序贯利伐沙班。合并 VTE 的 IBD 患者，包括有症状的内脏静脉血栓患者，其抗凝治疗疗程应结合患者 IBD 活动性考虑，并兼顾是否合并可逆的 VTE 危险因素。通常认为，住院的 IBD 患者若在疾病活动期时初发 VTE，应至少药物抗凝治疗至 IBD 缓解后 3 个月，甚至长期使用抗凝药物。本病例中的患者后续达到内镜下黏膜缓解，且维持抗凝治疗至满 6 个月，随访 VTE 好转后停止抗凝治疗。需额外注意的是，由于该患者无明确 IBD 疾病活动以外的 VTE 危险因素，因此对于该患者，若在疾病维持缓解状态下再发 VTE，则可能需长期抗凝治疗；若患者存在明确的与 IBD 无关的 VTE 危险因素，且该因素可逆时（如深静脉置管），则药物抗凝治疗应不少于 3 个月且至少持续治疗至危险因素解除后 1 个月。

浙江大学医学院附属邵逸夫医院　曹　倩

参考文献

[1] 中华医学会神经病学分会, 中华医学会神经病学分会脑血管病学组. 中国颅内静脉血栓形成诊断和治疗指南 2019[J]. 中华神经科杂志, 2020, 53(9): 648-663.

[2] Capecchi M, Abbattista M, Martinelli I. Cerebral venous sinus thrombosis[J]. J Thromb Haemost, 2018, 16(10): 1918-1931.

[3] Weissman S, Sinh P, Mehta TI, et al. Atherosclerotic cardiovascular disease in inflammatory bowel disease: The role of chronic inflammation[J]. World J Gastrointest Pathophysiol, 2020, 11(5): 104-113.

[4] 焦春花, 姜亚, 严锋枫, 等. 初发重度溃疡性结肠炎合并颅内静脉窦血栓 1 例[J]. 中华内科杂志, 2022, 61(4): 420-423.

Case 24

克罗恩病合并多发性大动脉炎一例

／柳婧　叶玲娜　曹倩　浙江大学医学院附属邵逸夫医院／

病　史

患者，女性，16 岁，因"反复腹痛腹泻半年余，间断发热 5 月余"多次入院。患者半年余前出现脐周阵发性疼痛，伴腹泻，3～4 次/d，部分水样便，偶便中带血，外院实验室检查示 Hb106g/L，PLT 635×10^9/L，WBC 9.3×10^9/L，ALB 29.9g/L，超敏 CRP 25.6mg/L，外院考虑肠道感染可能，予以抗感染、止泻等处理后腹痛好转，但仍有腹泻，遂入我院进一步治疗，完善小肠CT造影示多节段小肠及结肠壁厚、强化，周围系膜血管增粗伴多发淋巴结饱满（见图 24-1），肛管MR增强示肛周约 11～2 点小片炎性灶考虑，结肠镜示结直肠黏膜多发溃疡（见图 24-2），肠镜活检病理见慢性结肠炎、慢性回肠炎，可见微小肉芽肿及肉芽肿样结构，基底部浆细胞密集增多，淋巴管扩张（见图 24-3），诊断为克罗恩病（A1L3B1，轻度活动期）。住院第 5 天，患者出现双下肢环形红斑，有触痛，压之不退；伴口唇周围多发小溃疡，伴发热（最高 38.9℃）、畏寒、寒战，无其他感染定位症状，实验室检查示 Hb 113g/L，PLT 530×10^9/L，WBC 10.0×10^9/L，N% 67.9%，ALB 30.5g/L，超敏 CRP 202.9mg/L，PCT 0.15ng/mL，大便常规见 RBC、WBC，隐血阳性，大便培养、血培养阴性，考虑 CD 活动伴肠外表现或继发肠道感染可能，先予以头孢哌酮舒巴坦 2.0g q8h×3 抗感染后仍发热，遂于 2021-12-31 行第一次英夫利昔单抗 300mg 输注后体温好转，但 2 天后再次发热，加用甲泼尼龙 60mg/d×5 天静滴后症状好转，并于 2022-01-10 完成第 2 次输注，期间皮疹、唇周溃疡好转。出院时，复查实验室检查示 WBC 10.3×10^9/L，N% 56.3%，超敏 CRP 9.7mg/L。

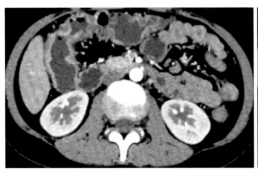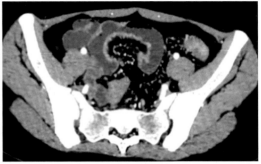

多节段小肠及结肠壁厚、强化，周围系膜血管增粗伴多发淋巴结饱满。

图 24-1　小肠CT造影

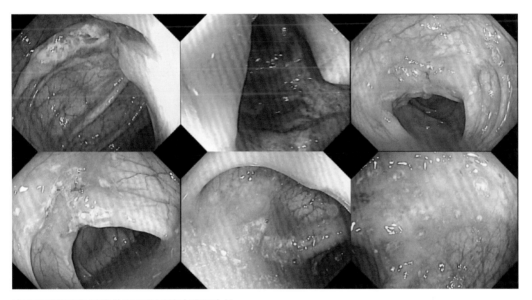

结肠镜示结直肠黏膜散在不规则溃疡跳跃生长。

图 24-2　内镜

　　第2次英夫利昔单抗输注后患者仍有间断发热，监测超敏CRP、ESR较前升高，加用甲泼尼龙16mg/d口服治疗好转，但减量时发热再发，期间患者完成第3、4次英夫利昔单抗输注。半月前，患者激素再次减量至8mg/d时，发热再发，伴干咳，无腹痛腹泻及其他感染定位症状，遂再次入院进一步诊治。

　　既往史、个人史、家族史无殊。

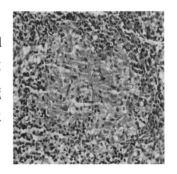

基底部浆细胞增多，肉芽肿。

图 24-3　病理

▶ **入院查体**

T 37.4℃，P 107 次/min，BP 105/78mmHg；表浅淋巴结无明显肿大。心肺听诊无殊。腹软，腹部无明显压痛反跳痛。肛周无疼痛、红肿及流脓。

诊断和鉴别诊断

CD患者为特殊人群，病程中出现发热诊断及鉴别诊断如下。

1.呼吸道或其他特殊感染：CD患者使用生物制剂期间免疫功能受损，感染风险增加。该患者间断发热，伴随炎症指标升高，近期新发干咳，需警惕呼吸道感染或其他特殊感染，但患者多次病原菌培养均阴性，抗生素治疗效果欠佳，激素治疗后可好转不支持感染。

2.克罗恩病活动：CD患者使用英夫利昔单抗期间仍反复发热，需排除英夫利昔单抗原发无效而疾病仍活动，以及是否并发肠瘘、腹腔脓肿等导致的发热。该患者症状及影像评估没有肠瘘、腹腔脓肿的证据，且患者腹痛、腹泻、皮疹症状均好转，仅发热症状反复，用CD活动难以解释，但加用激素可好转但依赖，需要进一步评估肠道黏膜愈合情况。

3.伴发其他自身免疫性疾病：CD为免疫功能紊乱相关疾病，其可伴发其他自身免疫性疾病，免疫性疾病的活动也会导致发热等全身性非特异性症状。疑虑点是患者后程发热中未见皮疹、关节疼痛等其他伴随症状。

诊治经过

患者以腹痛、腹泻起病，确诊为CD，随后出现发热、环形红斑、口腔溃疡，考虑肠外表现，英夫利昔单抗治疗后肠外表现好转，但仍存在发热，抗生素治疗效果欠佳，使用激素有效但存在依赖表现，近期激素减量过程中再发发热。

患者入院后完善相关检查。

感染相关方面筛查：WBC 11.5×10^9/L，N 7.85×10^9/L，Hb 93g/L，PLT 499×10^9/L，超敏CRP 81.7mg/L，ESR 41mm/h，ALB 34.3g/L；尿常规、大便常规、大便培养、血培养、血结核感T细胞斑点试验、CMV及EB病毒IgM抗体、肺炎衣原体、肺炎支原体、新冠病毒核酸、心超无明显异常。胸部CT示左肺下叶小结节，左侧少量胸腔积液较前新发。

CD疾病活动度及相关并发症评估检查：小肠MR造影（见图 24-4）示回肠末端、盆腔为主多节段小肠及结肠肝曲为主较长节段结肠壁略增厚，强化接近或稍高于周围正常肠管壁；肠镜（见图 24-5）示结直肠黏膜多发瘢痕，SES-CD 0 分，提示黏膜愈合。

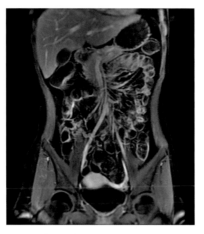

回肠末端、盆腔：主多节段小肠及结肠肝曲：主较长节段结肠壁增厚，强化接近或稍高于周围正常肠管壁。

图 24-4　小肠 MRE

免疫相关方面筛查：IgA 6.78g/L，IgG 19.00g/L，抗核抗体谱、血管炎系列、补体、IgE 无异常。

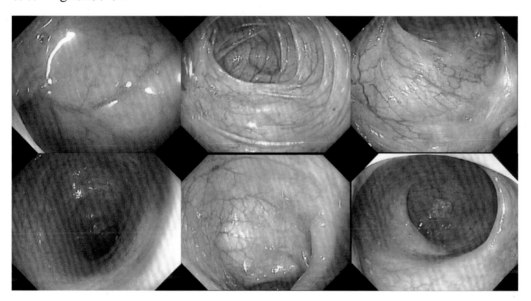

结直肠黏膜散在溃疡瘢痕，横结肠见假息肉形成。

图 24-5　内镜

入院后予以头孢呋辛 750mg q12h 一次联合甲硝唑 0.5g q8h 抗感染，期间继续维持甲泼尼龙 8mg/d，监测 WBC（10 ~ 11.2）×10^6/L，超敏 CRP 30 ~ 40mg/L，

5 天后停用甲泼尼龙后患者再度体温升高（38℃左右）。调整抗生素为阿奇霉素 0.5g qd×5 天，并联合头孢曲松 2g qd×3 天抗感染效果仍不佳。

追问病史患者发热时除头痛外，伴随颈部疼痛，热退后头痛、颈痛好转，否认关节痛、皮疹。查体：双侧上下肢体血压无明显差异，颈部前后存在压痛，未扪及明显甲状腺肿大，克氏征阴性；右颈动脉杂音，搏动弱；左颈动脉无杂音，搏动强。遂进一步完善检查，排查颈部骨骼肌肉、血管、颈部器官等病变，甲状腺 B 超、甲状腺功能、甲状腺球蛋白抗体、甲状腺过氧化物酶抗体无明显异常；颈部 MR 增强（见图 24-6）示右侧头臂干及颈总动脉、（左侧）椎动脉和锁骨下动脉壁普遍增厚，呈动脉炎改变；PET-CT 示主动脉弓、右侧头臂干、颈总动脉及右侧锁骨下动脉 FDG 代谢增高，血管炎首先考虑。

最终诊断：多发性大动脉炎，克罗恩病（回结肠型，缓解期）。

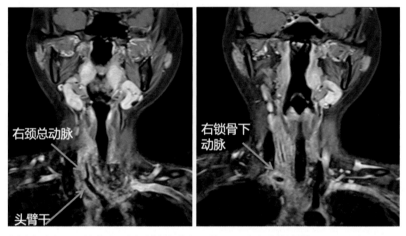

右侧头臂干及颈总动脉、（左侧）椎动脉和锁骨下动脉壁普遍增厚，呈动脉炎改变。

图 24-6　颈部 MR 增强

治疗及随访：英夫利昔单抗药物浓度检测结果（英夫利昔单抗 1.34μg/L，抗体 3.38AU/mL），结合风湿免疫科意见英夫利昔单抗加量至 400mg，并联合甲泼尼龙 8mg/d，患者发热好转，偶有右颈部疼痛，但监测炎症指标仍进行性升高。2022 年 11 月至外院查英夫利昔单抗浓度低，抗抗体浓度较前升高，遂更换英夫利昔单抗为阿达木单抗（40mg ih qw 诱导后 40mg q2w 维持）合并甲氨蝶呤（15mg qw 口服，同时予以甲泼尼龙 80mg ivgtt qd×3 天后序贯为 32mg qd 口服并逐渐减量，期间患者无腹痛腹泻、发热、颈部疼痛等不适，监测炎症指标下降并恢复正常。2023 年 6 月外院复查 ESR 25mm/h，超敏 CRP 16.7mg/L，全身动脉血管成像 MRI

示右侧头臂干、右颈总动脉、双侧锁骨下动脉不同程度狭窄；右侧锁骨下动脉近段、中远段局部管壁增厚，左侧颈总动脉纤细，双侧椎动脉开口处轻度狭窄，ITAS评分0分、NIH评分，考虑疾病处于缓解期。

总结与思考

CD患者在其病程中出现发热时，我们需仔细鉴别，详细地询问病史、仔细地查体、对病情动态演变进行分析，仍是破案的关键。本病例患者确诊为CD，入院后出现发热和肠外表现，英夫利昔单抗治疗后肠外表现好转但仍间断发热，抗生素治疗效果不佳，呈激素依赖表现。但患者存在新发咳嗽，因使用生物制剂、激素的CD患者存在免疫抑制的背景，感染仍需警惕，但完善相关检查及针对性抗生素治疗效果不佳后排除了感染可能；同时，我们完善了内镜、影像检查，排除了CD活动及相关并发症导致发热的可能。在排除以上因素后，结合患者发热呈激素依赖，且CD可合并其他免疫性疾病，我们集中精力寻找证据。进一步的询问病史，得知患者存在先前被我们忽略的颈部疼痛，着重的病史查体获得了右侧颈动脉杂音、搏动弱等新发现，这些线索提示颈部血管异常可能，后续的颈部MR增强、PET-CT结果对我们的猜想进行了佐证。碰到一临床问题，我们需考虑该问题的常见情况，但也需思维广泛想到少见情况。CD合并多发性大动脉炎虽然少见，但当遇上年轻尤其是女性克罗恩病患者出现不明原因的长程发热并伴随颈部疼痛、双侧颈部血管搏动强弱不一、颈部血管杂音、双侧肢体血压明显差异等症状、体征、炎症指标异常升高，则需考虑合并多发性大动脉炎的可能。至于治疗药物的选择，需与风湿免疫科医生共同决策制定。

专家点评

这是一例16岁女性患者，以消化道症状为主要首发临床表现，影像和内镜提示小肠和结肠的节段性病变，伴有多发环形红斑和口腔溃疡。之后发现患者伴有头痛和颈部疼痛，经过糖皮质激素联合抗肿瘤坏死因子抑制剂和甲氨蝶呤治疗疾病有好转，最终确定诊断为克罗恩病和多发性大动脉炎。

针对该患者诊疗过程有以下启迪：第一个启迪是，一般来说，在诊疗中要对新出现和新发现的临床表现，随时考虑能不能用现有的诊断来解释现有的现象。例如该患者在肠道病变控制后，出现了难以控制的发热，另外由于该患者结肠镜下溃疡形态不是典型克罗恩病纵向溃疡的表现，因此首先需要思考克罗恩病诊断是否正确。患者影像表现出典型的系膜侧强化和梳状征，病理检查发现肉芽肿，疾病评估发现治疗应答好，患者肠道病变缓解，从而确定克罗恩病诊断明确。下一步就需要思考是否存在其他情况导致患者发热。追问病史，患者存在头痛和颈部疼痛，而作者团队也非常有经验地进行了查体和相关的影像检查，从而发现了多发血管病变，最终诊断多发性大动脉炎。第二个启迪，该患者诊疗的转折在于补充了现病史和查体，因此提示我们问诊和体格检查仍然是临床最基本的功底，不能因为有了各种诊疗的技术手段，就丢弃基本的操作。第三个启迪是，当出现新的临床发现时，诊疗思路是分析一元论还是二元论，多数现象都可以用一元论来解释，但少数需要用二元论来解释，治疗时需要兼顾控制两个疾病。

总之，这是一例少见的CD与多发性大动脉炎共患疾病的病例。从这个病例的诊疗过程中，我们学习到很多，作者在总结中，也给我们提出了注意事项：年轻女性、颈部疼痛、双侧颈部血管搏动强弱不一、颈部血管杂音、双侧肢体血压明显差异，且炎症指标高于CD现有的炎症负荷时要警惕合并多发性大动脉炎的可能性，并且需与风湿免疫科医生共同决策制定。

北京协和医院　杨　红

Case 25

青黛相关的缺血性结肠黏膜损伤一例

／王珍珍　沈玲燕　颜小丹　浙江省台州医院／

病　史

患者，女性，57岁，因"间断腹痛、便血1月余，再发伴加重2天"于2021-08-21入浙江省台州医院。1月余前，患者无明显诱因下开始出现上腹部持续性隐痛，伴间断解暗红色血便，2～3次/d，余无明显异常。曾至当地医院就诊，考虑"缺血性肠病"，予以抗凝、补液等对症治疗，上述症状缓解后出院。出院后规律口服"硫酸氢氯吡格雷片1# qd联合阿托伐他汀钙片1# qd"。2天前，再次出现上腹痛，伴解血便，性质同前。既往有"高血压病"病史10余年，自行停药1年余，血压控制可。有"急性早幼粒细胞白血病（M3型）"病史半年余，曾规律予以"维甲酸片20mg bid d1～14＋三氧化二砷针d1～28"化疗2次（末次服药时间为2021年6月），后予以"复方黄黛片4# 口服tid"治疗。

▶ 体格检查

BP 156/85mmHg，神志清，皮肤巩膜无黄染，左锁骨上淋巴结未及肿大，双肺呼吸音清晰，未闻及干湿啰音，心律齐，未闻及病理性杂音，腹平坦，腹肌软，上腹部有轻压痛，无反跳痛，肝脾肋下未触及，包块未触及，肠鸣音3次/min，双下肢无浮肿。

▶ 实验室检查

大便常规＋OB：RBC 3＋/HPF，WBC 6～8个/HPF，隐血3＋/HPF；D-二聚体：0.62mg/L；生化B＋同型半胱氨酸：葡萄糖7.77mmol/L，甘油三酯2.24mmol/L，脂蛋白a 544mg/L，同型半胱氨酸15.6μmol/L；血常规＋CRP、肿瘤指标、免疫系列、TORCH系列、大便培养、粪便镜检找寄生虫、艰难梭菌毒素检测、尿常规无明显异常。

▶ **肠镜检查**

2021-07-22 当地医院肠镜（见图 25-1）：缺血性肠病？

▶ **影像学检查**

2021-08-20 全腹部＋盆腔CT平扫（见图 25-2）：结肠肝曲至降结肠肠壁水肿、增厚，周围脂肪间隙略模糊，考虑结肠炎性病变可能大，建议结肠镜进一步检查排除肿瘤、胆囊结石、左肾低密度灶、盆腔少许积液。

B超（见图 25-3）：左室舒张功能减退，腹主动脉及两侧髂动脉内中膜增厚伴斑块（多发），门脉系统未见明显超声异常，双下肢动脉及深静脉未见明显异常。

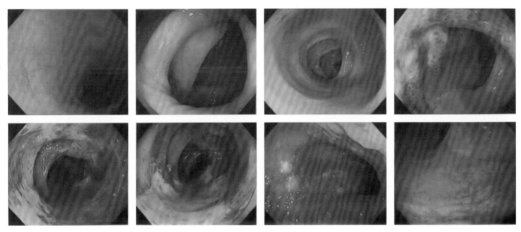

脾曲、降结肠、乙状结肠黏膜充血水肿、糜烂，并见溃疡形成，呈纵向分布。

图 25-1　2021-07-22 肠镜

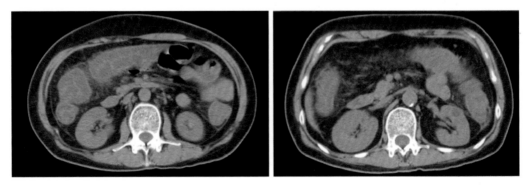

结肠肝曲至降结肠肠壁水肿、增厚，周围脂肪间隙略模糊，考虑结肠炎性病变可能大，建议结肠镜进一步检查排除肿瘤、胆囊结石、左肾低密度灶、盆腔少许积液。

图 25-2　2021-08-20 全腹部＋盆腔CT平扫

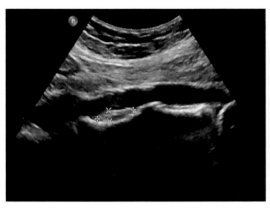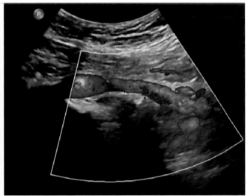

腹主动脉及两侧髂动脉内中膜增厚伴斑块（多发）。

图 25-3　2021-08-20 B超

诊断和鉴别诊断

入院诊断：1.腹痛便血待查：缺血性肠病？白血病肠道累及？2.高血压病，3.急性早幼粒细胞白血病（M3型），4.胆囊结石。

结肠病变还需要与以下疾病进行鉴别诊断。

1.白血病累及肠道：可由白血病细胞的浸润、免疫异常或化疗药物导致的直接性或间接性胃肠道毒性导致肠道病变，内镜下表现多种多样，可表现为斑片状溃疡、阿弗他溃疡或息肉样肿块，这些溃疡性病变可继续进展，甚至导致肠套叠或肠穿孔。该患者白血病病情稳定，已停用化疗药物，目前不考虑白血病相关肠道病变。

2.克罗恩病：慢性病程，主要表现腹痛、腹泻、便血、肿块、瘘管形成或肠梗阻，多表现为多节段性、铺路石样改变、纵向溃疡，可伴有肛周病变，病理可见非干酪样肉芽肿。该患者为中老年，病程1月余，病程中肠道病变恢复快，无典型克罗恩病内镜表现，不支持克罗恩病诊断。

3.白塞病：主要表现为复发性口腔溃疡、生殖器溃疡、眼炎及皮肤损害，可累及消化道，典型的肠道白塞病通常位于回盲部的圆形或卵圆形深大溃疡，通常数量 < 5 个。该患者无口腔溃疡、生殖器溃疡，内镜下表现无深大溃疡，不支持白塞病诊断。

4.感染性肠炎：各种细菌如志贺菌、空肠弯曲菌、沙门氏菌、产气单孢菌、大肠埃希菌、耶尔森菌等感染，常有流行病学特点（如不洁食物史或疫区接触史），急性起病常伴发热和腹痛，具自限性（病程一般数天至 1 周，不超过 6 周），抗菌药物治疗有效，粪便检出病原体可确诊。该患者病程1月余，无如不洁食物史或疫区接触史，大便培养、粪便镜检找寄生虫、艰难梭菌毒素检测均阴性，不考虑感染性肠炎。

诊治经过

予以禁食、补液、解痉治疗，患者腹痛好转，便血减少，逐步恢复饮食。2021-08-24行全腹部＋盆腔CT增强（见图25-3）检查提示原结肠肝曲至降结肠肠壁水肿增厚、周围脂肪间隙略模糊及盆腔少量积液已基本吸收。2021-08-24肠镜（见图25-4）：升结肠息肉，缺血性肠病？病理提示升结肠管状腺瘤伴腺上皮低级别上皮内瘤变，横结肠黏膜慢性炎。

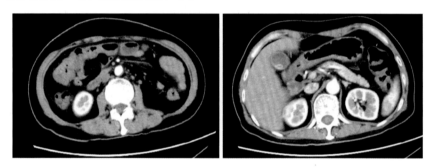

原结肠肝曲至降结肠肠壁水肿增厚、周围脂肪间隙略模糊及盆腔少量积液已基本吸收，增强检查未见明显异常强化影。

图 25-3　2021-08-24 全腹部＋盆腔CT增强

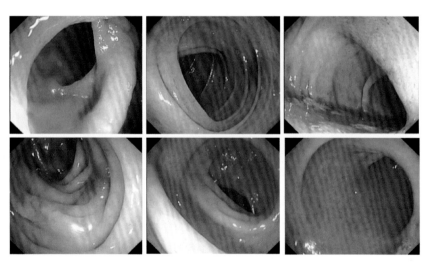

升结肠见一约 0.5cm 大小息肉，横结肠、降结肠见散在黏膜充血水肿。

图 25-4　2021-08-24 肠镜

患者住院期间自行服用复方黄黛片。2021-08-26再发腹痛，上腹部及右侧腹部为主，伴解血便，行急诊全腹部＋盆腔CT平扫（见图25-5）提示盲肠末端至横结肠肠壁弥漫水肿增厚伴渗出。请胃肠外科及血管外科会诊，首先考虑缺血性肠病，不能完全排除血管性疾病致肠坏死等。结合病史，考虑为青黛相关的缺血性结肠黏膜损伤。予以禁食、补液、左氧氟沙星针抗感染，停用复方黄黛片。1天后，患者腹痛好转，便血减少，后逐步恢复饮食，于2021-08-31出院。随访：患者停用复方黄黛片，未再发腹痛、便血。

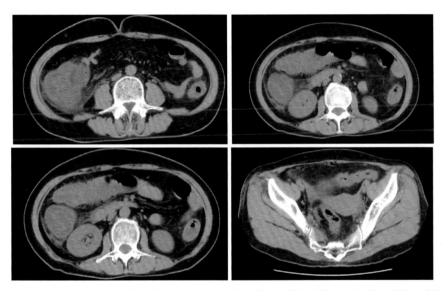

盲肠末端至横结肠肠壁弥漫水肿增厚伴渗出，考虑炎性可能；胆囊多发结石，左肾小囊肿，盆腹腔少量积液。

图25-5　2021-08-26急诊全腹部＋盆腔CT平扫

总结与思考

此病例特点为：①中老年女性，有"高血压病、急性白血病"史；②反复腹痛、便血；③病变以肝曲、横结肠、脾曲、降结肠为主，病变部与正常肠段界限清晰；④症状消失快，病变恢复快。病例符合缺血性肠病的临床表现。遗憾的是患者入院后病情加重时未行肠镜检查，也缺乏腹部DSA检查，诊疗上存在不足。

缺血性肠病病因包括：①血管因素：血栓或栓塞、动脉粥样硬化、血管受侵犯或血管外压、血管炎；②心衰、心律不齐、休克；③血液系统疾病：PLT减少性紫癜等；④感染、腹腔内炎症性疾病；⑤增加肠腔压力的因素；⑥手术、创伤；⑦药物：口服避孕药、雌激素、血管升压素、降压药、地高辛、泻剂、利尿剂、干扰素、可卡因、精神药物、非甾体抗炎药、免疫抑制剂、甲基强的松龙等。

青黛可引起缺血性结肠炎。其致病机制尚未明确，可能的原因有：①青黛对肠道有刺激作用，使肠黏膜受到轻微损伤，从而引起出血；②青黛可引起部分敏感患者腹泻，而剧烈腹泻可导致血容量降低、肠内压增高、血管痉挛等，导致肠壁供血不足，有可能引起缺血性结肠黏膜损伤；③青黛有凉血止血功效，可能导致黏膜血管血栓形成、黏膜缺血坏死，继而出现便血；④青黛可引起过敏反应。

含青黛成分的中成药有诱发缺血性结肠黏膜损伤的倾向；青黛相关的缺血性结肠黏膜损伤的病程多呈相对慢性过程，且病情较重，但预后较好；在疾病诊治过程中，应重视病史的询问，寻踪觅迹，找到真正的病因。

专家点评

该病例为中老年女性，有高血压病、急性白血病史；反复腹痛、便血；病变以肝曲、横结肠、脾曲、降结肠为主，病变部与正常肠段界限清晰；症状消失快，病变恢复快。本病例符合缺血性肠病的临床表现。因为缺血性肠病大部分缺乏诊断金标准，需要充分进行鉴别诊断，建议随访复查中增加内镜和腹部DSA图片。青黛是我国的传统中药，含青黛成分的中成药有诱发缺血性结肠黏膜损伤的倾向，已有文献报道。

对于中老年腹痛、便血患者，存在白血病，长期服用青黛等药物的，需要与肿瘤性疾病、炎症性疾病、感染性疾病、自身免疫疾病、缺血性疾病等病症进行充分鉴别，高度警惕血栓相关性疾病，并密切进行随访。

浙江中医药大学附属第一医院　范一宏

Case 26

药物诱发自身免疫性肠炎一例

／徐丽　赵晶　范一宏　浙江中医药大学附属第一医院／

病　史

患者，女性，40 岁，因"反复腹泻 1 年余"入院。患者因服用减肥药（艾丝瘦身胶囊）半年开始腹泻，大便稀，量不多，血便不多，稍有腹痛，稍有里急后重，体温未监测，近一年每天大便次数均在 5 ～ 10 余次以上。当地医院查大便OB：2 ＋～ 3 ＋。肠镜：降结肠、乙状结肠黏膜充血水肿较显著，表面广泛呈糜烂及地图样浅溃疡；直肠黏膜充血水肿著，广泛呈地图样溃疡，表面披黄苔，有少量新鲜出血，考虑溃疡性结肠炎可能。予以哌拉西林他唑巴坦、奥硝唑抗感染，补液及营养支持，激素 60mg qd 冲击治疗半个月，症状未见好转，大便 10 余次 /d。为进一步诊治来我院就诊，拟"重症溃疡性结肠炎待查"收住入院。

▶ 既往史

高血压病史 4 年，最高血压 210/110mmHg，规律服用降压药，血压控制可。余无殊。

▶ 体格检查

T 36.7℃，P 52 次 /min，R 19 次 /min，BP 123/89 mmHg，BMI 17.9kg/m^2，NRS 2002 评分 3 分，神志清，精神软。全身浅表淋巴结无肿大，双肺呼吸音清，未闻及干湿啰音，心律齐，无杂音。腹软，左下腹轻压痛，无反跳痛，肝、脾肋下未触及，墨菲征阴性，肠鸣音正常，无肾区叩击痛，双下肢无浮肿。

▶ 实验室检查

（血）WBC 10.8×10^9/L，Hb 102g/L，CRP 22.31mg/L，ALB 27.16g/L，大便OB（3 ＋），ESR 23mm/h，EBV-DNA 3.36×10^4 拷贝 /mL，IgE 1516IU/mL，D- 二聚体 1.17mg/L，HBc-Ab（＋），HBsAb（＋），HBV-DNA（－），T-SPOTA 抗原：50、B 抗原：40，抗结核抗体阳性，大便培养、大便霉菌、大便艰难梭菌、尿常规、

免疫指标、ANA谱、IgG$_4$、甲状腺功能类、CMV-DNA、肿瘤指标、HIV＋RPR阴性。

▶ **影像学检查**

胸部CT：左肺下叶少许纤维灶。

肠镜（见图26-1）：广泛肠炎，弥漫充血水肿，地图样浅溃疡。病理（见图26-2）：肠黏膜慢性活动性炎，隐窝萎缩明显，黏膜浆细胞浸润明显。小肠MR（见图26-3）：肠壁阶段性黏膜强化、增厚。

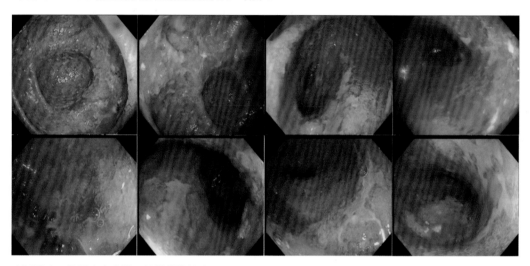

广泛肠炎，弥漫充血水肿，地图样浅溃疡。

图 26-1　肠镜

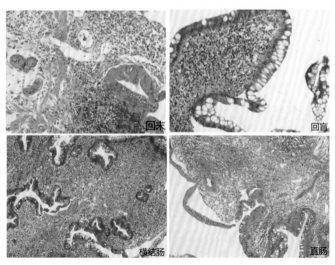

肠黏膜慢性活动性炎，隐窝萎缩明显，黏膜浆细胞浸润明显。

图 26-2　肠镜

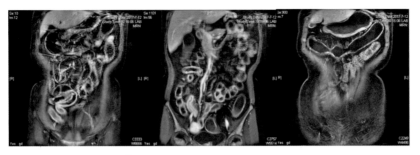

肠壁节段性黏膜强化、增厚。

图 26-3　小肠MR

胶囊内镜（见图 26-4）：小肠多发溃疡，回肠为主，绒毛缩短。

胃镜（见图 26-5）：慢性非萎缩性胃炎。

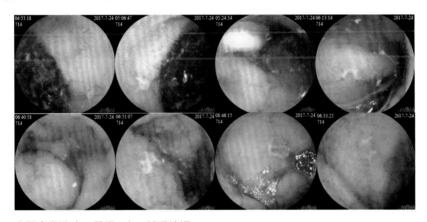

小肠多发溃疡，回肠：主，绒毛缩短。

图 26-4　胶囊内镜

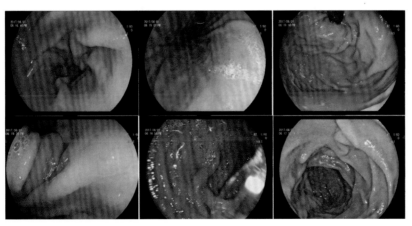

慢性非萎缩性胃炎。

图 26-5　胃镜

服用沙利度胺100mg qn＋激素口服（逐渐减量）3个月后复查肺部CT（见图 26-6）：两肺叶散在高密度影，纤维灶形成，纵隔内多发小淋巴结。复查肠镜（见图 26-7）：广泛肠炎，弥漫充血水肿，广泛浅溃疡。病理会诊（见图 26-8）：（肠镜活检）多处大肠黏膜呈活动性慢性结肠炎改变，隐窝萎缩明显，黏膜全程多量浆细胞浸润，小肠黏膜呈活动性炎症，绒毛萎缩。考虑溃疡性结肠炎，请结合临床排除感染、克罗恩病等。第一次肠镜活检EBER：阴性。第二次肠镜活检EBER：见到12个阳性细胞/HPF。

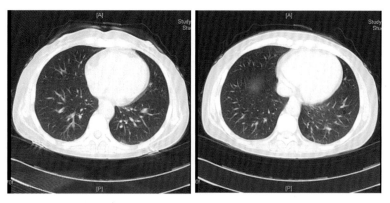

两肺叶散在高密度影，纤维灶形成，纵隔内多发小淋巴结。

图 26-6　3个月后复查肺部CT

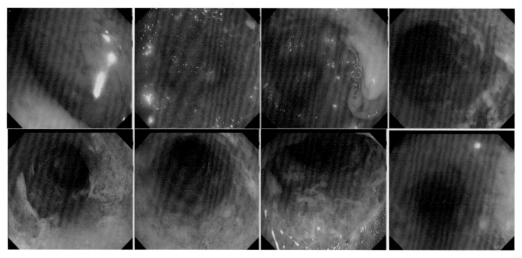

广泛肠炎，弥漫充血水肿，广泛浅溃疡。

图 26-7　3个月后复查肠镜

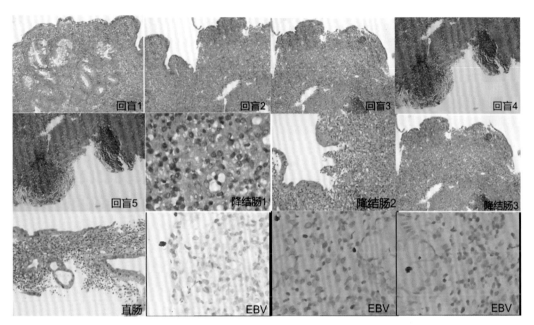

（肠镜活检）多处大肠黏膜呈活动性慢性结肠炎改变，隐窝萎缩明显，黏膜全程多量浆细胞浸润，小肠黏膜呈活动性炎症，绒毛萎缩。考虑溃疡性结肠炎，请结合临床排除感染、克罗恩病等。

图 26-8　病理会诊

诊治经过

　　本例患者为中年女性，反复腹泻 1 年余，起病前曾服用艾丝瘦身胶囊（含螺旋藻、仙人掌浓缩提取物、何首乌、杏仁、甘草、荷叶、山楂、茯苓等），既往有高血压病史。患者当地医院肠镜提示：降结肠、乙状结肠黏膜充血水肿较显著，表面广泛呈糜烂及地图样浅溃疡；直肠黏膜充血水肿及广泛地图样溃疡，表面披黄苔，有少量新鲜出血，考虑溃疡性结肠炎。但予以哌拉西林他唑巴坦、奥硝唑抗感染，补液及营养支持，予以激素 60mg 冲击治疗半个月，症状未见好转。我院复查肠镜仍提示：广泛肠炎，弥漫充血水肿，地图样浅溃疡。小肠 MR 提示肠壁节段性黏膜强化、增厚。胶囊内镜提示：小肠多发溃疡，回肠为主。

　　需与以下疾病进行鉴别诊断。

　　1.溃疡性结肠炎：患者肠镜提示有广泛性糜烂及地图样浅溃疡，首要考虑重症广泛型溃疡性结肠炎可能，但患者激素冲击治疗无效，胶囊内镜和小肠 MR 均提示有小肠病变，病理未见明显隐窝脓肿，因此溃疡性结肠炎证据不充分。

　　2.溃疡性结肠炎合并感染：患者血 CMV-DNA（－），EBV-DNA 偏高，病理中 EBER 检测见到 12 个阳性细胞/HPF，病毒性肠炎证据不足。

3.克罗恩病：虽然患者胶囊内镜和小肠MR均提示小肠节段性溃疡，但结肠病变弥漫，无肛瘘，病理无肉芽肿等改变，激素、沙利度胺效果不佳，克罗恩病证据不足。

后经肖书渊教授病理会诊，指出了 3 个重要病理特点：①回肠末端潘氏细胞不明显；②结肠黏膜隐窝消失很突出、严重；③炎症细胞浸润在固有层很重，［没有显示相应程度的活动性炎症（中性粒细胞浸润上皮）］。这种改变可见于重症UC长期生物制剂治疗以后，但该患者没有使用过生物制剂。第二要考虑的是自身免疫性小肠结肠炎，组织学上基本符合。后者可以包括药物所致一类，更恰当的应该叫"药物所致自身免疫样肠炎"。患者反应停维持治疗 3 个月后，因效果不佳自行停药，激素渐减，又经 2 个月左右，患者症状逐渐好转，大便 1 ～ 2 次/d，无便血、腹痛、发热等情况，随访症状无再发。

总结与思考

自身免疫性肠病（autoimmune enteropathy，AIE）是一种病因不明的以小肠黏膜上皮绒毛萎缩为主的自身免疫性疾病，主要发生于 3 岁以内的婴幼儿，成人罕见。AIE的特点是：难治性腹泻、重度营养吸收不良、小肠绒毛萎缩。最常累及小肠，胃和结肠也常受累。可合并一种或多种自身免疫性疾病。

AIE的主要临床表现是顽固性腹泻、严重营养吸收不良、低蛋白血症。成人AIE患者多表现为无明显诱因的间断反复腹泻，可达 10 次/d以上，多为水样便，部分患者可伴有腹胀、肠鸣、腹部不适等，少数患者可有腹部间歇性隐痛，个别患者因肠梗阻亦可出现剧烈腹痛[1-5]。非特异性临床表现有消瘦、乏力、贫血等。

AIE的内镜下表现为小肠环形皱襞减少、变平，黏膜表面出现裂隙、凹槽；镜下注水染色时，可更清晰观察到黏膜绒毛改变，包括绒毛短钝、增粗、倒伏及剥脱以至消失；大片黏膜受损时，可见因水肿和萎缩相间形成的颗粒样隆起[6]。许多患者自身免疫反应涉及全消化道，结肠镜检查可见大片黏膜受损，胃镜检查部分患者可发现自身免疫性胃炎[6]。

成人AIE的诊断，目前主要依据Akram等[1]于 2007 年根据对临床数据的研究分析所提出诊断标准包括：①慢性腹泻持续 6 周以上；②吸收不良的临床表现；③小肠组织学形态：a.小肠绒毛部分或完全变钝；b.固有层单核炎症增加，深部隐窝淋巴细胞增多；c.隐窝凋亡小体增多；d.表面上皮内淋巴细胞增多不明显；④除外引起的绒毛萎缩其他病变，如 CD、小肠淋巴瘤及难治性腹泻等；⑤抗肠上皮细胞抗体或抗杯状细胞抗体阳性。同时满足①～④可确诊 AIE；而⑤抗体阳性更支持诊断，但阴性也不能排除 AIE。此外，部分患者上皮中出现杯状细胞和（或）Paneth 细胞缺失。

也有学者分析了 25 例 AIE 患者的组织学形态，总结出 AIE 患者的小肠活检最常见的形态：绒毛变钝；固有层扩张，伴单个核细胞为主的混杂性炎症细胞浸润（包括浆细胞和淋巴细胞）；隐窝炎[7]。并非所有病例均出现细胞凋亡的增加，但其出现对诊断有一定意义；AIE 的组织学改变并无绝对特异性，其诊断必须结合临床、内镜、组织学及血清学检查。

治疗上，目前尚无共识，由于多数 AIE 患者均可出现严重的营养不良，因此，营养支持治疗十分必要，AIE 一经诊断，即需要在营养支持治疗基础上予以类固醇皮质激素和（或）免疫抑制剂治疗[1, 8]。

专家点评

1.关于诊断：自身免疫性肠病是由异常肠道免疫介导反应引起的一系列疾病，由 Unsworth 和 Walker-Smith 于 1985 年首先提出。其诊断标准包括对饮食改变或消除无反应的严重腹泻、有自身免疫证据、无严重免疫缺陷。如文中讨论所说，目前诊断本病的依据是 Akram 等提出的 5 条成人 AIE 诊断标准，其要点是小肠组织学形态的改变，自身抗体的存在与否不是诊断所必需，但有助于缩小诊断范围。十二指肠是最常见的胃肠道受累部位，该患者胃镜检查提示：慢性非萎缩性胃炎，未见病理结果，未行小肠镜及寄生虫等检查。缺乏自身免疫抗体阳性，无合并其他自身免疫性疾病，EBV-DNA 偏高，二次肠镜活检 EBER 见到 12 个阳性细胞/HPF，感染性肠炎及乳糜泻、药物性肠炎等不能完全排除。明确诊断需进一步完善相关检查。

2.关于病因：病例介绍患者发病前服用艾丝瘦身胶囊（含螺旋藻、仙人掌浓缩提取物、何首乌、杏仁、甘草、荷叶、山楂、茯苓等），经查未见相关药物批文及使用报道，故不能视其为药物，且也不能明确是否包含其他未披露的成分。就文献而言，何首乌出现不良反应的报道较多，且多以肝损害为主，肠损害（结肠黑病变）较少。奥美沙坦、兰索拉唑、非甾体抗炎药、灵芝孢子等存在诱发结肠炎可能，须追问相关服药史。

3.随访建议：患者沙利度胺维持治疗 3 个月后因效果不佳自行停药，且激素减量 2 个月后，症状逐渐缓解，随访无再发。如能行内镜等客观指标复查及营养评估，方臻完善。

江苏省中医院　沈　洪

参考文献

[1] Akram S, Murray JA, Pardi DS, et al. Adult autoimmune enteropathy: Mayo clinic rochester experience[J]. Clin Gastroenterol Hepatol, 2007, 5(11): 1282-1190, quiz 1245.

[2] 孙菡青，王震华，吴叔明，等. 成人自身免疫性肠病三例及文献复习 [J]. 临床内科杂志，2009, 26(3): 194-197.

[3] Montalto M, D'Onofrio F, Santoro L, et al. Autoimmune enteropathy in children and adults[J]. Scand J Gastroenterol, 2009, 44(9): 1029-1036.

[4] Piñero Pérez C, Velasco Guardado A, Fernández Pordomingo A, et al. Autoimmune enteropathy in an adult patient[J]. Gastroenterol Hepatol, 2010, 33(10): 704-708.

[5] Freeman HJ. Adult autoimmune enteropathy[J]. World J Gastroenterol, 2008, 14(8): 1156-1158.

[6] Gentile NM, Murray JA, Pardi DS. Autoimmune enteropathy: a review and update of clinical management[J]. Curr Gastroenterol Rep, 2012, 14(5): 380-385.

[7] Masia R, Peyton S, Lauwers GY, et al. Gastrointestinal biopsy findings of autoimmune enteropathy: a review of 25 cases[J]. Am J Surg Pathol. 2014, 38(10): 1319-1329.

[8] Patey-Mariaud de Serre N, Canioni D, Ganousse S, et al. Digestive histopathological presentation of IPEX syndrome[J]. Mod Pathol, 2009, 22(1): 95-102.

Case 27

司库奇尤单抗诱发结肠炎一例

／濮田　赵晔　郑州大学第一附属医院／

病　史

患者，男性，28岁，因"腹泻、发热半年，再发10天"于2022年9月就诊于郑州大学第一附属医院住院治疗。半年前患者无明显诱因出现腹泻，10余次/d，不成形，伴间断发热，热峰40℃，无便血，腹痛等。当地医院行胃镜示浅表性胃炎，结肠镜，溃疡性结肠炎（未见报告）。予以美沙拉秦1g tid，稍好转。1月余前，自行停药。10天前，无明显诱因再发腹泻，7～8次/d，呈黏液血便，伴发热，热峰40℃，无腹痛，外院查EBV-DNA＞ULN（具体不详）。门诊以"溃疡性结肠炎？"收入院。自发病以来，患者精神、食欲欠佳，睡眠可，近10天体重下降约3kg。

▶ 既往史

确诊银屑病10余年，半年余前（腹泻发生前1月余）规律应用"司库奇尤单抗注射液（可善挺）"治疗。个人史、家族史等无特殊。

▶ 入院查体

T 37.5℃，P 80次/min，R 18次/min，BP 112/78mmHg，BMI 23.2kg/m²。颈部近发根、双下肢散在皮肤脱屑样改变；心肺腹，口腔黏膜、四肢关节查体均无异常；针刺试验（－）。

▶ 实验室检查

WBC $6.11×10^9$/L，NEUT% 56.7%，Hb 82.0g/L，大便隐血阳性；血钾 3.44 mmol/L，ALB 18.4g/L；CRP 54.02mg/L，ESR 42 mm/h，PCT 0.190 ng/mL；EB病毒、CMV均为IgG阳性，EBV-DNA、CMV-DNA均在正常范围。传染病、大便细菌培养3次、艰难梭菌毒素检测、真菌、T-SPOT检测、自身免疫相关抗体谱等均无异常。

▶ **影像学检查**

胸及全腹增强CT示：1.横结肠至直肠管壁水肿增厚，考虑炎症，符合溃疡性结肠炎改变；2.右肺中叶小结节，考虑炎性。右肺下叶轻微炎症。

▶ **内镜检查**

2022年9月结肠镜（见图27-1）示：回肠末端黏膜正常；全结肠黏膜弥漫性片状糜烂；横结肠、降结肠多发息肉增生、桥接样息肉；乙状结肠、直肠见多发深大溃疡，覆脓苔。内镜诊断：感染性肠炎？药物性肠炎？溃疡性结肠炎？

病理（横结肠、降结肠、乙状结肠、直肠活检）：慢性炎伴溃疡。

免疫组化：EBER、CMV、TB-DNA均无异常。

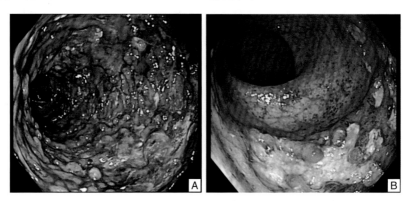

A：横结肠；B：直肠。

图 27-1　司库奇尤单抗停药前结肠镜

诊断和鉴别诊断

患者入院后初步诊断：1.溃疡性结肠炎？ 2.EB病毒感染？ 3.银屑病，4.中度贫血，5.低蛋白血症。

治疗上，暂予以营养支持，补充白蛋白，改善贫血及对症治疗；更昔洛韦5mg/kg q12h静滴，抗病毒；后排除激素禁忌，予以静脉激素（甲泼尼龙60mg qd）联合美沙拉秦4g/d口服。上述治疗7天后患者体温正常，黏液血便仍6～8次/d，复查ESR及CRP较前改善不明显。

需与以下疾病进行鉴别诊断。

1.溃疡性结肠炎：该患者乙状结肠、直肠见多发深大溃疡，非典型UC内镜表现且激素治疗效果不佳，故UC诊断存疑。

2.慢性活动性EB病毒感染（chronic active Epstein-Barr virus infection，CAEBV）

结肠炎：本例患者虽有发热，乙状、直肠深大溃疡，院外EBV-DNA异常，但无其他系统性感染的表现，且暂无EBV病原学证据，因此该诊断证据不足，倾向EBV为疾病"过客"。

3.银屑病共病IBD：银屑病作为一种系统性疾病可同时罹患IBD等，称为银屑病的共病。本例患者为中重度银屑病，随银屑病好转，腹泻却愈发加重，因此银屑病共病IBD证据尚不充分。

4.药物诱导的结肠炎：患者确诊银屑病10余年，腹泻发病前1月余前启用司库奇尤单抗（secukinumab）（每次300mg，皮下注射，0，1，2，3，4周，后每4周1次，半年累计10次）。该患者药物不良反应判断Naranjo评分[1]为6分（很可能是不良反应）。司库奇尤单抗诱导的结肠炎虽偶见，但不能排除。

至此，修正诊断：1.银屑病共病UC？（慢性复发型，全结肠型，活动期，中度）改良Mayo评分9分，2.药物诱导的结肠炎？ 3.EB病毒感染。

诊治经过

根据《中国银屑病生物制剂治疗指南（2021）》[2]建议：活动性IBD患者应慎用司库奇尤单抗。除司库奇尤单抗外，目前中国批准上市用于银屑病的生物制剂包括TNF-α生物制剂（如英夫利昔单抗、阿达木单抗、依那西普）、IL-12/23、p40（如乌司奴单抗）、IL-23、p19（如古塞奇尤单抗）、IL-17A（依奇珠单抗）。经IBD多学科会诊，考虑继续应用司库奇尤单抗存在诱发或加重肠道溃疡风险，建议停用司库奇尤单抗，改用兼顾UC和银屑病的生物制剂，如乌司奴单抗（首选）或抗TNF-α生物制剂。

调整治疗方案：充分营养支持、足疗程抗病毒（更昔洛韦共计3周）、美沙拉秦4g/d联合口服甲泼尼龙片60mg/d规律减量；立即停用司库奇尤单抗，转换为乌司奴单抗，患者因经济原因拒绝应用；故排除禁忌，于2022年9月行英夫利昔单抗400mg（5mg/kg）静滴（第0周）治疗。

治疗随访：①院外用药情况：患者口服激素约3个月后规律减停，同时美沙拉秦停药；英夫利昔单抗完成第0周、第2周治疗后自行停用。②司库奇尤单抗停药后3个月复查：大便1～2次/d，偶不成形，无发热。皮肤经外用药物治疗，脱屑明显改善，规律皮肤科随诊。Hb 110g/L、ALB 30.7g/L、ESR 15mm/h、CRP 6.1mg/L。③司库奇尤单抗停药半年（2023年4月）复查结肠镜（见图27-2）示：结直肠黏膜无异常。

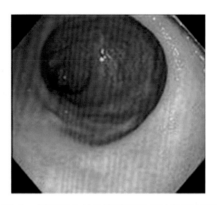

图 27-2　司库奇尤单抗停药半年后结肠镜（直肠）

综上，该患者最后诊断：药物（司库奇尤单抗）诱发的结肠炎。

总结与思考

本例患者经鉴别诊断和治疗随访，最终诊断为药物（司库奇尤单抗）诱发的结肠炎。

该病例的诊治难点在于针对患者疑似UC的临床症状，及EB病毒感染、银屑病、司库奇尤单抗应用等复杂病史，进行结肠溃疡的鉴别诊断。

1. CAEBV结肠炎：该病多有复发性发热、肝脾和（或）淋巴结肿大等系统性表现，且存在EB病毒感染证据（如抗衣壳蛋白抗原IgG抗体VCA-IgG≥1∶640或抗早期抗体IgG抗体≥1∶160；受累组织EBV-DNA增高；受累组织中，EBER阳性。CAEBV累及肠道，且排除恶性淋巴系统增殖性疾病，称CAEBV结肠炎。CAEBV结肠炎内镜下表现为多发、多样溃疡。"多发"指全消化道均可受累，以结肠多见；"多样"指可表现为散分布深大溃疡或多发浅表溃疡，也可伴有糜烂、充血水肿，甚至肠腔狭窄[3]。CAEBV结肠炎需注意与淋巴系统增殖性疾病相鉴别。

2. 银屑病共病IBD：银屑病是一种遗传与环境共同作用诱发的免疫介导的慢性、复发性、炎症性、系统性疾病，可同时罹患IBD等系统性疾病，称为银屑病的共病。流行病学研究表明，银屑病患者IBD的发生率为1%～2%，而普通人群仅为0.4%[4]。银屑病发病机制是，IL-23诱导Th17细胞分泌IL-17A促进角质形成细胞分化，同时IL-17也影响肠上皮细胞分化；此外，银屑病患者存在特定肠道菌属丰度改变，造成短链脂肪酸生成障碍，影响肠道通透性及促进炎症因子分泌；UC和银屑病同时还存在共同遗传致病基因位点改变。

银屑病共病IBD的特点：与单纯银屑病相比，银屑病关节炎患者更易共患IBD（1.4%∶3.0%）；年轻、女性、存在银屑病关节炎的银屑病患者易并发克罗恩病，男性银屑病患者更易并发UC；与单纯银屑病相比，银屑病并发CD患者，CD病情往往更严重[4]。

3.司库奇尤单抗诱发的结肠炎：药物诱导的结肠炎内镜下可表现为弥漫性黏膜充血、水肿、糜烂及溃疡形成，内镜下可分为弥漫病变型、纵向溃疡型、口疮性病变及非特异性病变型，病变多以右半结肠为主，严重者向直肠或盲肠蔓延，也可波及全结肠。病理可见黏膜充血、水肿伴小出血灶，主要由单核细胞构成，炎性细胞浸润少，可伴有杯状细胞减少，表层上皮细胞脱落等[5]。

本病例经鉴别诊断及临床随访，最终考虑为司库奇尤单抗诱发的结肠炎。司库奇尤单抗是一种作用于IL-17A的重组人源性单抗，用于治疗银屑病、银屑病性关节炎和强直性脊柱炎。安全性方面，司库奇尤单抗诱导的IBD偶见（0.1%≤发生率＜1%）[6]。上市后监测研究表明，司库奇尤单抗治疗期间IBD发生率约为0.2%[7]；中国人群真实世界研究表明，司库奇尤单抗治疗16周IBD发生率为0（0/304），与安慰剂无显著差异[8]。机制方面，司库奇尤单抗通过激活Th17细胞对微生物产生过度和失控的免疫反应可导致IBD新发或加重[9]。因此，有IBD病史及家族史患者应慎用。IBD的发生与司库奇尤单抗剂量、暴露时间无显著关系，任何剂量的司库奇尤单抗的IBD相关的暴露校正发生率为＜（0.1～0.4）/100人年[10]；对于司库奇尤单抗治疗期间出现活动性IBD的患者，应立即停药；结合病情可换用IL-12/23生物制剂或TNF-α生物制剂，同时给予密切随访。

该病例诊治突破点在于：详细的病史询问，对患者既往病史，尤其用药史做到追本溯源；对于非典型的结肠溃疡，应重视与非IBD肠道疾病和系统性疾病相鉴别诊断；对于诊断存疑的复杂疑难患者，建议积极开展MDT，同时给予密切随访。

专家点评

药物诱发的肠炎临床并不少见，但却易漏诊、误诊。本例司库奇尤单抗诱发结肠炎与IBD及其他的肠炎临床症状重叠，实验室指标无特异性，治疗方案较为相近，但却是不同性质的疾病，给临床诊断和治疗带来困惑与挑战。司库奇尤单抗注射液（可善挺）是一种特异性作用于IL-17A的单克隆抗体，用于治疗斑块型银屑病、银屑病关节炎和强直性脊柱炎。IL-17A是IBD患者肠黏膜中升高的促炎细胞因子。然而，使用司库奇尤单抗阻断IL-17途径并不能减少肠道炎症反应，反而抑制IL-17使肠上皮屏障功能减弱，导致IBD患者胃肠道炎症加重。诊断中详细询问病史，尤其是基础疾病用药须关注药物副作用导致胃肠道的损伤以及对炎症的激发作用。其次，重视药物性肠炎内镜特征，如广泛的黏膜损伤、重型溃疡以及口疮样溃疡和非特异性的溃疡病变，病变以右半结肠为主，严重者累及直肠，病理表现充血、水肿、出血、炎症细胞少、上皮脱落为主要特征，可能给诊断带来帮助。本案例提醒，在给IBD患者或有IBD家族史的患者使用司库奇尤单抗时，需要谨慎，因为它可能导致炎症活动的暴发。

苏州大学附属第一医院　朱兰香

参考文献

[1] Naranjo CA, Shear NH, Lanctôt KL. Advances in the diagnosis of adverse drug reactions[J/OL]. The Journal of Clinical Pharmacology, 1992, 32(10): 897-904.

[2] 中华医学会皮肤性病学分会, 中国医师协会皮肤科医师分会, 中国中西医结合学会皮肤性病专业委员会. 中国银屑病生物制剂治疗指南（2021）[J]. 中华皮肤科杂志, 2021, 54(12): 1033-1047.

[3] Liu R, Wang M, Zhang L, et al. The clinicopathologic features of chronic active Epstein-Barr virus infective enteritis[J/OL]. Modern Pathology, 2019, 32(3): 387-395.

[4] Egeberg A, Thyssen JP, Burisch J, et al. Incidence and risk of inflammatory bowel disease in patients with Psoriasis-A nationwide 20-year cohort study.[J/OL]. The Journal of investigative dermatology, 2019, 139(2): 316-323.

[5] 邱竹箐, 李琴, 陈东风, 等. 药源性显微镜下结肠炎与药物性结肠炎的诊治进展[J]. 胃肠病学和肝病学杂志, 2022, 31(6): 696-700.

[6] Hohenberger M, Cardwell LA, Oussedik E, et al. Interleukin-17 inhibition: role in psoriasis and inflammatory bowel disease[J/OL]. Journal of Dermatological Treatment, 2018, 29(1): 13-18.

[7] Deodhar A, Mease PJ, Mcinnes IB, et al. Long-term safety of secukinumab in patients with moderate-to-severe plaque psoriasis, psoriatic arthritis, and ankylosing

spondylitis: integrated pooled clinical trial and post-marketing surveillance data[J/OL]. Arthritis Research & Therapy, 2019, 21(1): 111.

[8] Zhao Y, Cai L, Liu XY, et al. Efficacy and safety of secukinumab in Chinese patients with moderate-to-severe plaque psoriasis: a real-life cohort study[J/OL]. Chinese Medical Journal, 2021, 134(11): 1324-1328.

[9] 杨港, 张明鑫, 林俊超, 等. 药物诱导的炎症性肠病相关矛盾反应及其潜在机制[J]. 中华炎性肠病杂志, 2022, 6(4): 353-357.

[10] Schreiber S, Colombel JF, Feagan BG, et al. Incidence rates of inflammatory bowel disease in patients with psoriasis, psoriatic arthritis and ankylosing spondylitis treated with secukinumab: a retrospective analysis of pooled data from 21 clinical trials[J/OL]. Annals of the Rheumatic Diseases, 2019, 78(4): 473-479.

Case 28

克罗恩病患者接受英夫利昔单抗治疗期间诱发银屑病一例

/ 谭伟　重庆市人民医院 /

病　史

患者，女性，因出现头皮双手掌腋窝丘疹伴脱屑，伴双下肢疼痛1周，于2019-06-01就诊于我院。患者17岁（2016年底），无明显诱因出现右下腹疼痛，大便2～3次/d，无黏液脓血，就诊于当地医院，完善相关检查，考虑为急性阑尾炎，并予以腹腔镜下阑尾切除术，术后患者仍有反复腹痛，考虑为肠粘连。2018年初，患者腹痛加重，伴有发热、口腔溃疡、肛周疼痛、体重下降，行肠镜检查提示回肠末端、升结肠多发纵行溃疡，于四川大学华西医院完善相关检查明确诊断为克罗恩病合并肛周脓肿（A2L3B1P），行肛周脓肿切开引流后开始接受英夫利昔单抗300mg治疗。患者腹痛缓解，体重上升，炎症指标恢复正常，复查肠镜达到肠黏膜愈合，其后规律每8周一次治疗，就诊前2019-03-27行英夫利昔单抗治疗。

▶ 入院查体

BMI 18.1kg/m²，头皮双手掌腋窝丘疹伴脱屑，心肺（－），腹软，无压痛及反跳痛，双下肢无水肿，双下肢无明显水肿及关节肿胀，但活动障碍。

▶ 实验室检查

CRP 48mg/L、血沉 32mm/h、ANA 1∶320（既往1∶100），血常规、肝肾功能、血管炎、免疫球蛋白均未见明显异常。英夫利昔浓度1.6μg/mL、抗抗体阴性。

▶ 影像学检查

小肠CT：多处小肠、回肠末端、升结肠、横结肠、降结肠节段性管壁增厚、强化；肠镜：右半结肠黏膜稍充血水肿，散在糜烂，回肠末端稍狭窄。骶髂核磁及双膝核磁均未见明显异常。

诊治经过

患者入院后经多学科讨论，考虑患者合并银屑病，鉴于患者英夫利昔单抗药物浓度低，且体重已上升至53kg，故将英夫利昔单抗调整为400mg，并加用白凡士林和萘替芬酮康唑乳膏外用。患者2019-06-06输注英夫利昔后双下肢疼痛立即缓解、皮疹立即好转。输注英夫利昔当天皮损可缓解。

2019-07-08，患者再次出现头皮、下肢出现丘疹脓疱，逐渐于双侧腋下、外阴出现浸润型红斑，表面点状丘疹、少量脓点，伴瘙痒；双足弓内侧出现红斑脱屑；伴双下肢疼痛（见图28-1）。外阴皮肤病理活检符合银屑病样皮损，掌跖脓疱型（见图28-2）。皮肤科会诊后加用口服阿维A、复方甘草酸苷片、盐酸非索非那定片、硫唑嘌呤50MG（因脱发严重，停用）；外用二硫化硒洗剂、曲安奈德益康唑乳膏、他卡西醇软膏治疗，皮疹有所好转，仍有关节疼痛。2019年8月4日患者提前输注英夫利昔单抗后，关节疼痛立即好转，但4周时会再次出现皮疹及关节疼痛。故将英夫利昔单抗400mg输注时间由8周一次缩短为4周。

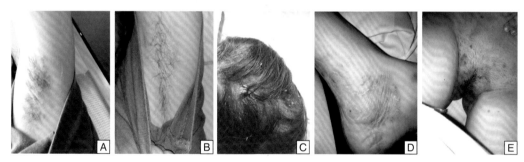

A：腋下皮损；B：英夫利昔单抗注射后，皮损立即好转；C：头皮皮损；D：踝关节皮损；E：会阴皮损

图 28-1　患者皮肤情况

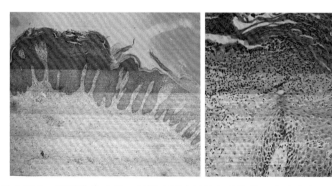

角化过度伴角化不全，可见海绵水肿，并见大量中性粒细胞聚集，表皮突向下延伸。真皮上部血管周围单一核细胞浸润。诊断：海绵水肿性皮炎伴表皮内脓疱形成。

图 28-2　病理

2019-09-25患者复查肠镜未见溃疡活动。但其英夫利昔单抗浓度＞20μg/mL、抗抗体阴性；ANA上升至1∶1000。再次多学科讨论，患者皮损及关节疼痛考虑为英夫利昔单抗诱发的银屑病及银屑病关节炎。建议将英夫利昔单抗更换为阿达木单抗治疗。患者无腹痛、腹泻，关节疼痛、双下肢皮疹明显好转，复查炎症指标均降至正常范围。

总结与思考

抗TNF-α药物英夫利昔单抗目前广泛应用于IBD和银屑病的治疗，但有趣的是，治疗的同时也可以自相矛盾地诱发银屑病。在IBD的治疗中，英夫利昔单抗相关性银屑病的发病机制可能与免疫、遗传、英夫利昔单抗血药浓度等因素有关，有研究表明该类不良反应多见于女性（占58%），发病的平均年龄是45岁（13～78岁），潜伏期波动于接受治疗后的几天到几年，平均约10.5个月。关于皮损特点，肿瘤坏死因子拮抗剂引起的银屑病多发生于手掌和足底，且多以脓疱的形式出现。当银屑病的皮肤损害面积小于全身面积的5%，且患者有意愿继续使用生物制剂时，推荐用药包括皮质类固醇类、角质层分离剂以及维生素D类似物等，之后根据疗效决定维A酸的使用。当出现脓疱型银屑病或者银屑病样皮损超过全身面积的5%时，需要在给予局部治疗的同时，加用系统性治疗的药物，包括甲氨蝶呤、维A酸以及环孢菌素等，当患者对上述疗法疗效欠佳时，需要停用或者更换生物制剂[1-5]。

专家点评

1.血药浓度监测在生物制剂应用期间的作用：近年来，越来越多的生物制剂的研发与上市，为IBD患者的临床治疗提供了更多的选择。生物制剂在应用期间，有继发失应答的可能性。当生物制剂在临床应用出现继发失应答时，需要全面评估其失应答的原因，如是否合并机会性感染、血药浓度过低、是否出现药物的抗抗体等。因此血药浓度监测（TDM）是非常重要的一个评估项目。

本例患者为克罗恩病合并肛周脓肿，应用英夫利昔单抗治疗后，腹痛症状缓解，体重增加，复查结肠镜达到黏膜愈合。但随后继续应用英夫利昔单抗期间出现双下肢疼痛及皮疹，TDM显示血药浓度低，将英夫利昔单抗增加剂量后，双下肢疼痛及皮疹均立即缓解。后再次出现皮疹，皮肤活检病理符合银屑病样皮损，同时仍有关节疼痛，再次优化英夫利昔单抗的治疗方案，缩短英夫利昔单抗输注间隔，随之皮疹及关节疼痛可缓解。因此TDM可为临床生物制剂的优化治疗提供依据，使得临床治疗方案的制定更加精准。

2.一种抗TNF-α制剂治疗失败后，可否更换第二种抗TNF-α制剂？本例克罗恩病患者在英夫利昔单抗优化治疗后，尽管已经达到肠道黏膜愈合，但皮疹和关节痛一直没有得到很好的控制，复查TDM显示血药浓度大于20μg/mL，抗抗体阴性。考虑英夫利昔单抗继发失应答，需要更换其他的生物制剂。有荟萃分析显示，克罗恩病患者英夫利昔单抗治疗失败后，启动第二种抗TNF-α制剂，总体临床应答为63%，总体诱导缓解率为43%。因此一种抗TNF-α制剂治疗失败，不应拒绝第二种抗TNF-α制剂。本例患者的实战经验也显示，该患者英夫利昔单抗继发失应答后，转换阿达木单抗，获得显著的治疗效果，不仅维持肠道症状的稳定，而且皮疹和关节痛均获明显缓解。

3.关于生物制剂的矛盾反应：生物制剂通过阻断炎症中起关键作用的细胞因子或其受体而发挥治疗作用，但当这些免疫途径的重要因子信号被切断时，细胞因子失衡在易感个体可能会导致皮肤或其他器官炎症等不良反应，而当诱导的炎症表现又是该药常规治疗的适应证时，称之为矛盾反应。

抗TNF-α制剂上市后发现约2%～5%的患者用药后出现银屑病样皮肤病变，称为矛盾性银屑病。治疗IBD患者中出现矛盾性银屑病已有大量病例报道。

明确是药物导致的不良反应，一般需要符合3个要求：①药物的应用与不良反应的发生有先后关系，药物应用在先，不良反应发生在后；②停药后不良反应减轻或消失；③再次应用药物，相应的不良反应会再次发生。因此，如果是英夫利昔单抗诱发的皮疹和关节痛，应当在输注时或刚输注结束后症状加重，随时间推移，症状缓解甚至消失，再次输注药物后症状会再次加重。我们曾有一例溃疡性结肠炎患者，输注英夫利昔单抗3～4次后，发现脚踝部出现银屑病样皮肤病变，输注结束后，随时间推移，皮疹逐渐减轻，而再次输注英夫利昔单抗后，皮疹复发加重。考虑为英夫利昔单抗应用导致的矛盾性银屑病。而本病例优化英夫利昔单抗治疗后，皮疹和关节痛减轻，但下次输注前，症状加重。因此皮疹和关节痛并非英夫利昔单抗所诱发，而是英夫利昔单抗作用效果不足所致，是为英夫利昔单抗继发失应答。

随着新型生物制剂的使用增加，矛盾性反应病例数量和临床表现的多样性随之增加。因此，临床工作中应密切随访接受生物治疗的患者，认真评估矛盾性反应与生物制剂之间的因果关系。仔细鉴别生物制剂的矛盾反应抑或是疾病相关的肠外表现，将有助于临床合理应用、更换、选择生物制剂。

山东省立医院　郝菁华

Case 29

溃疡性结肠炎药物失应答一例

／李珊　钟岚　上海市东方医院／

病　史

患者，女性，26岁，未婚，因"反复腹痛、便血10年余"于2021年5月入上海市东方医院南院。2013年7月，患者于我院确诊溃疡性结肠炎（初发型，直肠型，活动期，轻度），规律使用5-ASA制剂口服＋灌肠5年，复查结肠镜下无病变后自行停药。

2019年10月，患者因"不洁饮食后腹痛、腹泻、发热2天"至外院就诊，予以抗感染、抑酸护胃、补液等治疗后无明显好转，转诊至我院。患者入院时体温37.9℃，黏液脓血便，5次/d，入院后查WBC 21.99×10^9/L，NEUT# 19.37×10^9/L，血清淀粉样蛋白＞288.00mg/L，超敏CRP 56.90mg/L。全腹部CT平扫（见图29-1）提示右肾前方可见局部肠管壁增厚伴肠腔扩张，直肠-降结肠肠壁增厚伴周围淋巴结显影，少量盆腔积液。予以抗感染、肠内营养＋肠外营养、5-ASA制剂等治疗。完善肠镜检查，提示：进镜30cm，见连续性分布黏膜灶性糜烂，黏膜脆性增加，血管纹理消失，停止进镜。诊断考虑：溃疡性结肠炎（慢性复发型，左半结肠型，活动期，中度）。予以甲泼尼龙60mg静滴，治疗3天后逐渐减量，1周后减量至口服泼尼松35mg时，患者腹痛较前减轻，便血次数减少（3～4次/d）。5天后，患者诉腹痛，血便5次/d，复查结肠镜，提示：进镜至横结肠，见黏膜弥漫性充血糜烂，散在多发溃疡，病变较前加重。遂排除相关禁忌，予以英夫利昔单抗第1次、第2次诱导缓解治疗后，腹痛及

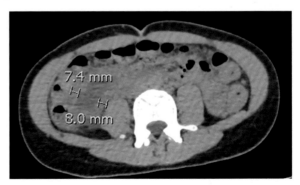

图29-1　2019年10月全腹CT

解便次数较前减少（1～3次/d）后出院。

2019年12月，患者来院复查结肠镜，提示：横结肠和乙状结肠可见散在白色瘢痕及炎性息肉增生，距肛缘20cm以内黏膜稍充血，血管纹理尚清晰，余所见回肠末端、升结肠黏膜光滑，血管纹理清晰可见。诊断考虑：溃疡性结肠炎（缓解期）。予以英夫利昔单抗第3次诱导缓解治疗，嘱8周后继续用药，但患者未遵医嘱自行停用英夫利昔单抗。

患者来院前3天，劳累后出现腹痛、腹泻、便血，表现为黏液脓血便6～7次/d，每次量约100g，便后腹痛稍有缓解。近两日，发热，体温最高38.5℃，病程中无咳嗽、咳痰，无恶心、呕吐，无胸闷、胸痛，无尿频、尿急、尿痛等症状，近日饮食少，睡眠尚可，体重较2年前减轻5kg。

▶ **既往史**

无糖尿病、高血压病等慢性病史、无传染病史、无外伤及输血史、无药物过敏史。

▶ **个人史**

生于原籍，否认吸烟饮酒史及冶游史，否认疫区接触史。

▶ **婚育史**

未婚未育，14岁初潮，月经规律，末次月经时间2019-11-25。

▶ **家族史**

父母体健，无遗传病史。

▶ **体格检查**

T 38.1℃，P 107次/min，R 18次/min，BP 90/54 mmHg，BMI 16.4 kg/m^2。一般发育正常，体形瘦长，营养不良，神志清，查体合作，心肺查体及神经系统查体无特殊，肠鸣音4～5次/min，腹软，全腹轻压痛，无反跳痛，墨菲征、肝区叩击痛阴性，肝、脾肋下未触及。

▶ **实验室检查**

WBC 12.59×10^9/L，NEUT% 80.0 %，Hb 102g/L，超敏CRP 38.92mg/L；PCT 0.087ng/mL，IL-6 69.2pg/mL；粪便钙卫蛋白48.73μg/g；粪便霍乱弧菌、沙门菌、志贺菌培养及鉴定：未检出；大便常规：WBC 29～41个/HPF，RBC 48～60个/HPF，隐血试验阳性，粪便转铁蛋白阳性；乙肝两对半、丙肝、梅毒、HIV均阴性；结核杆菌γ-干扰素释放试验（T-N）阴性；粪便艰难梭菌毒素检测阴性，艰难梭菌抗原检测阴性；抗核抗体（1∶100）、（1∶320）、（1∶1000）均质性阳性，抗中性粒细胞胞质抗体核周型弱阳性，胞质型阴性；CMV-DNA、EBV-DNA阴性、单纯疱疹Ⅰ/Ⅱ型抗体阴性。

▶ **内镜检查**

结肠镜插镜至40cm，肠腔黏膜弥漫充血水肿，见浅溃疡及白色分泌物附着。肠腔狭窄，终止进镜，活检结果如图29-2所示。

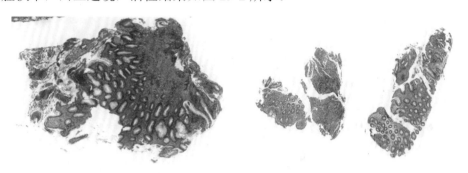

活动性炎症伴糜烂，腺体增生，形态大小有差异，部分拉长，呈息肉样增生，间质淋巴细胞、浆细胞增多、少量中性粒细胞和嗜酸性粒细胞浸润。

图 29-2　病理 HE 染色图像

▶ **影像学检查**

全腹部平扫CT（见图 29-3）：结肠弥漫肿胀渗出，周围散在肿大淋巴结，考虑炎症，盆腔积液。

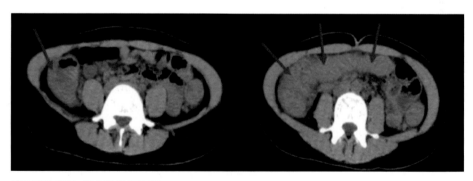

红色箭头所指：肿胀的结肠肠腔。

图 29-3　全腹CT平扫

诊断和鉴别诊断

根据患者实验室、结肠镜、影像学等检查，排除其他感染及非感染性疾病，溃疡性结肠炎诊断明确，考虑诊断：溃疡性结肠炎（慢性复发型、全结肠型、活动期、重度）。

诊治经过

予以深静脉置管全肠外营养，抗感染、甲泼尼龙 60mg 静滴 5 天、5-ASA 制剂等治疗 1 周后无好转。考虑患者应用激素效果不佳，拟转换生物制剂治疗，排除相关禁忌予以英夫利昔单抗治疗。1 周后，患者仍存在腹痛、腹泻（黏液脓血便 10 余次/d）、发热等情况，遂重新评估结肠镜（见图 29-4）提示回盲瓣毁损，全结肠黏膜弥漫充血水肿，炎性息肉样增生，其上见多枚深凿溃疡及大量脓性分泌物附着，组织触之易出血。国外指南建议，急性重度 UC 患者在第一次输注英夫利昔单抗 5mg/kg，3 ～ 5 天后仍应答不佳的，可予以加速诱导方案[1]。遂再次予以英夫利昔单抗静滴治疗（缩短用药间隔时间为 1 周）。

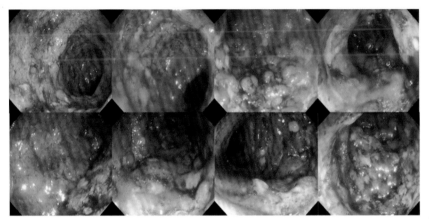

图 29-4　2021 年 5 月结肠镜

1 周后，患者症状仍无好转，全院 IBD 多学科讨论，此例虽有手术切除结肠的指征，但患者为未婚育龄期青年女性，切除结肠后对患者日常生活恐会造成较大困扰，根据指南建议可尝试更换不同机制的治疗药物，如仍失效可考虑手术切除[2]。故更换治疗方案为：5-ASA 制剂＋甲泼尼龙（60mg×3 天→ 40mg×3 天→ 30mg×7 天，后每周减量 5mg）＋更换生物制剂（维得利珠单抗），辅以抗感染＋肠内肠外营养等治疗。患者经第 1、2 次维得利珠单抗诱导缓解治疗后，腹痛、腹泻次数较前减少（3 ～ 4 次/d），后出院遵医嘱规律用药。

经 4 次维得利珠单抗治疗后，患者 2021 年 11 月来院复查，腹痛、腹泻次数较前减少（1 ～ 3 次/d），泼尼松减量到 2 粒/d，结肠镜示（见图 29-5）：盲肠、升结肠、横结肠、降结肠黏膜见散在充血、簇状息肉样增生及白色瘢痕，偶见 2 ～ 3 枚浅溃疡，上覆少量白色分泌物。乙状结肠、直肠黏膜未见溃疡充血糜烂。

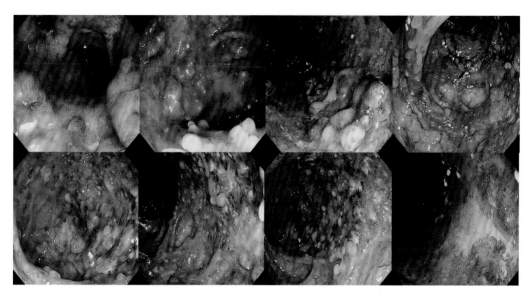

图 29-5　2021 年 11 月结肠镜

考虑患者结肠病变仅部分缓解，我科IBD团队讨论后决定继续优化方案：生物制剂（维得利珠单抗）＋泼尼松＋5-ASA制剂＋小分子药物（托法替布 5mg bid）。患者遵上述方案治疗，2023 年 4 月来院随访，此时泼尼松已逐渐减量至停药，患者自觉偶有解便不成形，已无腹痛等症状，复查肠镜（见图 29-6），结肠黏膜光滑，已完全缓解。目前治疗方案：生物制剂（维得利珠单抗）＋5-ASA制剂＋小分子药物（托法替布）。

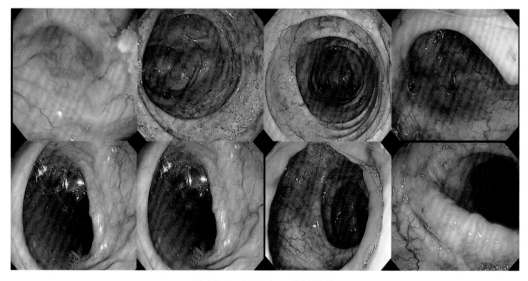

图 29-6　2023 年 4 月结肠镜

2019—2023 年患者 WBC、CRP、ALB、Hb 等指标变化（见图 29-7）。

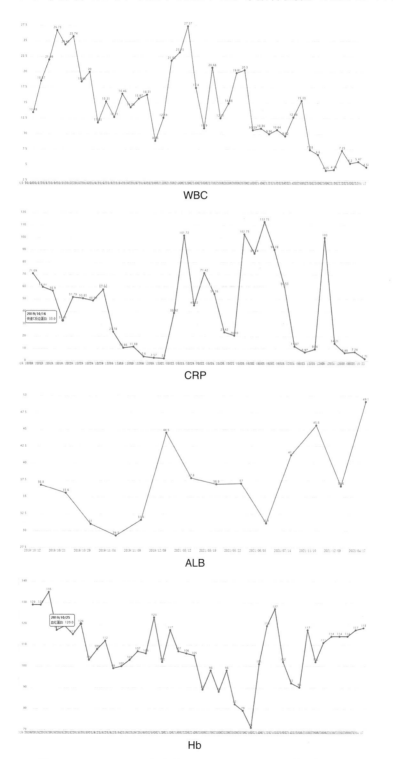

图 29-7　2019—2023 年患者 WBC、CRP、ALB、Hb 等指标变化

总结与思考

该病例完整地呈现出UC病变进展的动态变化。患者10年前由直肠起病，因自身不规范治疗后出现病情的加重，且每一次大发作都伴随着疾病的进展与既往治疗药物的失效，病变由直肠蔓延至全结肠，患者为此付出了沉痛的代价，甚至一度在切除全结肠的关口徘徊。这个真实的病例警醒我们临床医生，溃疡性结肠炎发病部位不是固定不变的，规律用药和定期复查非常重要，要多对患者进行宣教，提高患者的依从性，才能真正达到"肠"治久安的目的。

2013年发病，病变累及直肠，口服5-ASA制剂至2018年，复查肠镜无异常后自行停药；2019年病情加重累及至横结肠，激素＋英夫利昔单抗诱导缓解有效，自行停用英夫利昔单抗，偶尔自服5-ASA制剂；2021年病情加重累及全结肠，激素＋英夫利昔单抗＋5-ASA制剂诱导缓解无效，换用激素＋维得利珠单抗＋5-ASA制剂；2021年底复查肠镜乙状结肠＋直肠部分缓解，激素＋维得利珠单抗＋5-ASA制剂＋托法替布；2023年复查肠镜全结肠完全缓解。

该病例的治疗符合国内外指南规范，最初使用甲泼尼龙/泼尼松来诱导重度活动性UC缓解，辅以5-ASA制剂、肠内外营养、抗感染等治疗；反应不佳时，换用抗肿瘤坏死因子药物（英夫利昔单抗）来诱导缓解；治疗反应再次不佳时，换用维得利珠单抗＋托法替布来诱导缓解。UC的发病机制复杂，对于难治性重症UC，单靶点药物可能不能很好地控制患者的病情，此例患者即是如此，单用英夫利昔单抗、维得利珠单抗均未能起到良好疗效，而双靶点联合治疗后达到了完全缓解。

双靶点治疗方案中，维得利珠单抗作为一种肠道靶向性生物制剂，本身具有免疫原性低、不增加肿瘤风险、机会性感染风险低等特点，安全性佳，以此作为联合治疗的基石，另一个靶点则选择新型小分子药物——选择性JAK抑制剂托法替布。既往研究表明，维得利珠单抗联合托法替布治疗IBD临床应答及缓解率高，不良反应率低。

患者2021年入院后第1次使用英夫利昔单抗后效果不佳，故将第2次诱导缓解的时间缩短为一周后再次用药。急性重度UC患者在第1次输注英夫利昔单抗5mg/kg，3～5天后仍应答不佳的，在评估是否需要急诊结肠切除术后，可予以加速诱导方案。

该患者抗TNF制剂出现原发失应答，可能有以下几种原因：①重症UC患者血清与肠黏膜中IBF负荷较重，快速结合消耗输入的TNF制剂；②血清中与细胞表面的抗TNF可被患者体内的网状内皮系统降解，从而造成药物清除过快；③已证实人血白蛋白和球蛋白均可通过正在发生炎症反应的肠道黏膜丢失入粪便中，同理抗TNF也被证实不同程度在粪便中发生丢失。根据国内指南建议，出现原发性失应答，应转换不同作用机制的药物。

患者目前治疗方案为生物制剂（维得利珠单抗）＋5-ASA制剂＋小分子药物（托法替布），将来是否可以将药物减量，该如何减量？

专家点评

急性重度溃疡性结肠炎（ASUC）发作时应在充分了解其UC病程中采用的治疗方案及治疗效果的基础上，开展MDT讨论，充分评估患者全身情况，尤其是各种机会感染等。若无明显禁忌，则应早期开始启动静脉糖皮质激素治疗。足量静脉糖皮质激素治疗3～7天无应答者，应考虑挽救治疗，包括英夫利昔单抗或钙调磷酸酶抑制剂（环孢素、他克莫司）的转换。随着生物制剂可及性增加、用药经验的积累，转换英夫利昔单抗成为更常用的临床选择。在使用英夫利昔单抗作为转换治疗的方案时，根据患者的应答情况，部分患者需尝试强化治疗。近年来，随着新型小分子药物的出现，JAK抑制剂包括托法替布和乌帕替尼也有报道用于ASUC的治疗，被越来越多地接受为ASUC可以尝试的挽救治疗方案。但是，因托法替布潜在的血栓风险，在存在心血管风险的人群中应谨慎选择，尤其是转换为高剂量JAK抑制剂进行治疗时，更需注意监测其心血管事件、血栓事件及感染（尤其是带状疱疹病毒感染）等不良事件的发生。在治疗过程中，应密切监测患者病情变化，尤其是中毒性巨结肠的发生，同时与MDT团队、外科医生、患者密切沟通，评估和权衡转换治疗或手术的利弊。

近年来，批准用于治疗IBD的生物制剂及新型小分子药物不断涌现，但在相当一部分患者中，单一药物的疗效有限。鉴于IBD患者肠黏膜中可能存在多条炎症通路同时活化的状态，在难治性IBD患者、或对一种生物制剂治疗有部分反应的患者中尝试双靶治疗（dual targeted therapy，DTT），也称新型药物的联合治疗（advanced combination therapy，ACT）。本病例中的UC患者，具有青少年起病、长病程、存在多种自身抗体阳性（抗核抗体1：10000、ANCA弱阳性）的特点及潜在"难治性因素"。在第1次重度UC阶段，GC治疗效果不佳，转换为英夫利昔单抗，治疗3次达到临床及内镜学缓解后，患者自行停药；再次出现ASUC后，患者可能因在该疾病阶段的炎症负荷不同、药物清除率不同、肠道屏障破坏导致白蛋白经肠道丢失等原因，在再次GC转换英夫利昔单抗且强化治疗后无应答。在不选择肠道切除治疗后，转换为GC＋维得利珠单抗治疗，获得部分缓解后，减停激素同时联用小剂量JAK抑制剂，最终使患者再次达到临床缓解及黏膜愈合，是难治性UC患者新型药物的联合治疗的成功案例。然而，ACT也存在许多尚未解答的问题，如患者风险获益比是否大于单一新药治疗；在不同IBD患者中采用何种联合方案；联合治疗后在药物减撤过程中，减撤药物的策略均尚无定论。以上问题均有待更多的临床证据。

华中科技大学同济医学院附属同济医院　肖　芳

参考文献

[1] Lamb CA, Kennedy NA, Raine T, et al. British Society of Gastroenterology consensus guidelines on the management of inflammatory bowel disease in adults [J]. Gut, 2019, 68(Suppl 3): s1-s106.

[2] 中华医学会消化病学分会炎症性肠病学组.炎症性肠病诊断与治疗的共识意见(2018 年·北京)[J]. 中国实用内科杂志, 2018, 38(9): 796-813.

Case 30

结肠溃疡合并难治性重度贫血一例

／何东东　陈敏　空军军医大学西京医院／

病　史

患者，男性，30岁，因"间断腹痛4年余，腹胀伴乏力3年"于2020年10月第1次就诊于空军军医大学西京医院。2017年，患者无明显诱因出现左侧腹刺痛，伴大便习惯改变，黄色糊状便2～3次/d，无明显黏液脓血，排便后腹痛可稍缓解，就诊外院完善胃肠镜等检查，考虑结肠溃疡，予以美沙拉秦肠溶片、中药口服＋保留灌肠，腹痛症状逐渐缓解。2018年11月，逐渐出现腹胀伴乏力不适，于当地医院查Hb 93g/L（小细胞低色素性贫血）；大便隐血阴性；CRP 50.53mg/L，T-SPOT阴性，诊断为"1.克罗恩病（结肠型），2.缺铁性贫血"，继续予以美沙拉秦＋中药治疗，效果不佳，仍间断腹痛、腹胀，偶可见肠型，伴乏力加重，糊状便，4～5次/d，无明显黏液脓血。2020-10-28就诊于我科。既往史、个人史、婚育史及家族史均无明显异常。

▶ 入院查体

T 36.0℃，P 98次/min，R 20次/min，BP 112/66mmHg，WT 54kg，H 172cm。BMI 18.2 kg/m²。神志清，精神一般，查体合作，贫血面容，表情自如，自主体位。全身皮肤黏膜未发现黄染，无皮疹、皮下出血、皮下结节、瘢痕，无肝掌、蜘蛛痣。全身浅表淋巴结未触及异常肿大。胸廓两侧对称，乳房未查。呼吸动度双侧对称一致，语颤未触及异常。双肺叩诊清音，双肺呼吸音清晰，未闻及干、湿啰音。心前区无隆起，心尖搏动未见异常，叩诊心浊音界无扩大，心律齐，心率98次/min，各瓣膜听诊区未闻及病理性杂音，未闻及心包摩擦音。腹平坦，未见胃肠形及蠕动波，未见腹壁静脉曲张。腹软，左侧腹压痛，无反跳痛、肌紧张，墨菲征阴性，全腹未扪及包块，肝、脾肋下未触及，肝、肾区无叩击痛，肠鸣音4次/min，腹部移动性浊音阴性。

▶ **实验室检查**

Hb 53g/L，红细胞平均体积（mean corpuscular volume，MCV）55.5fL，MCH 14.3pg，MCHC 257g/L。

▶ **内镜检查**

完善肠镜（见图 30-1A）示：结肠多发溃疡伴狭窄，可疑瘘管形成，克罗恩病？病理回报：黏膜慢性炎急性活动伴溃疡形成及大量浆细胞浸润。

▶ **影像学检查**

肠道双源CT（见图 30-1B、C）：乙状结肠近端、降结肠、结肠脾曲、横结肠、盆腔内回肠多发节段性、局限性肠壁增厚，炎症改变可能，乙状结肠局部腔内数个息肉样病变。

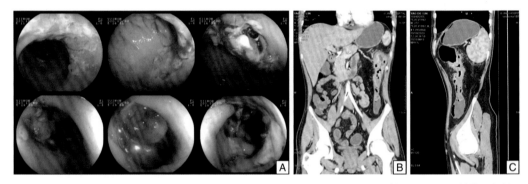

A：电子结肠镜示结肠多发溃疡伴狭窄，可疑瘘管形成，克罗恩病？B、C：肠道双源CT示乙状结肠近端、降结肠、结肠脾曲、横结肠、盆腔内回肠多发节段性、局限性肠壁增厚，炎症改变可能，乙状结肠局部腔内数个息肉样病变。

图 30-1　肠镜和肠道双源CT

诊断和鉴别诊断

结合患者青年＋间断腹痛、腹泻＋结肠镜节段性炎症、纵向溃疡、鹅卵石改变。

初步诊断：克罗恩病。

需与以下疾病进行鉴别诊断。

1.肠结核：好发于回盲部及邻近结肠，可有结核毒血征症状，病变不成节段性分布，瘘管及肛门直肠周围病变少见，钡灌检查病变肠段激惹征象，肠壁不规则，锯齿样改变或者不完全梗阻表现，电子肠镜以及病理检查有助于诊断，可能有肠道外结核证据或者病史，PDD试验阳性，抗结核治疗有效。结合该患者

T-SPOT 阴性，无低热、咳嗽、咳痰等，肠镜及肠道双源 CT 结果，暂不支持肠结核诊断。

2.溃疡性结肠炎：多见于 20 ～ 40 岁，病变多累及直肠、乙状结肠，临床表现为腹泻、黏液脓血便、腹痛，病情轻重不等，多呈反复发作的慢性过程，也可伴有全身症状（发热、消瘦、贫血、低蛋白血症等）和肠外表现（外周关节炎、结节性红斑等），X 线检查示结肠黏膜紊乱、结肠袋消失，可呈铅管状改变、多发浅溃疡，有假性息肉者可见充盈缺损。结肠镜检查对本病诊断有重要价值。镜下可见病变结肠黏膜弥漫性分布的多发浅溃疡，充血或水肿，触之易出血，黏膜粗糙呈颗粒状附有脓性分泌物，缓解期可有假性息肉形成。慢性病变见假性息肉和黏膜桥，结肠袋变钝或消失。结合该患者无明显黏液脓血便、严重腹泻等，肠镜及肠道双源 CT 结果，暂不支持溃疡性结肠炎诊断。

诊治经过

2020-12-08 患者开始阿达木单抗规律治疗，患者腹痛、大便次数增多等症状明显好转，但仍有间断腹胀及乏力。2020-12-08 查 Hb 84g/L，出院后饮食良好，无明显腹泻，大便隐血多次检测为阴性，白蛋白、离子、血脂等营养指标均无明显异常。

2021 年 2 月，患者自觉乏力较前加重；2021-02-03 于外院查 Hb 39g/L，予以输血后复测 Hb 60g/L，不间断口服补充铁剂，患者仍出现乏力进行性加重。2021-03-08，患者自觉乏力再次明显加重，伴心慌、气短、双下肢肿胀，就诊我科查 Hb 29g/L，MCV 60.6fL，MCH 15.4pg，MCHC 254g/L（小细胞低色素性贫血），铁蛋白 87.3μg，血清铁 5.38mmol/L，转铁蛋白 3.53g/L，CRP 5.6mg/L，大便隐血阴性，血清叶酸、维生素 B_{12}、骨穿、自身抗体等相关检查均无明显异常。予以输血、补充静脉铁剂、补液及营养支持等治疗，并于 2021-03-10 复查肠镜示：1.克罗恩病（结肠型），局部疑似瘘管形成、局部疑似血栓形成；2.降结肠近脾曲狭窄（整体病变较前次无改善）。考虑阿达木单抗治疗控制病情欠佳，且结肠狭窄明显，患者间断出现不全性肠梗阻症状，同时因经济因素患者不考虑调整为乌司奴单抗治疗，故于 2021-03-24 在我院消化外科行腹腔镜辅助左半结肠切除术＋阑尾切除术（见图 30-2），术中可见腹膜返折上方约 5cm 处乙状结肠、降结肠、横结肠左半各节段肠壁及肠系膜水肿明显，脾下极下方 3 ～ 5cm 处结肠与周围侧腹壁粘连紧密，局部肠管塌陷、狭窄。术后病理提示肉芽肿及化脓性病变，考虑克罗恩病。

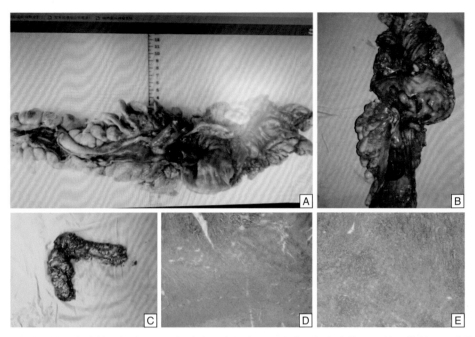

A～C：腹腔镜辅助左半结肠切除、阑尾切除术入腹探查，见腹膜返折上方约 5cm 处乙状结肠、降结肠、横结肠左半各节段肠壁及肠系膜水肿明显，脾下极下方 3～5cm 处结肠与周围侧腹壁粘连紧密，局部肠管塌陷、狭窄。D、E：左半结肠切除标本（左半结肠），见黏膜慢性炎急性活动伴溃疡形成，局部纤维血管及神经组织增生，局部假息肉形成，局部呈错构瘤样增生，结合临床，符合克罗恩病，肠系膜淋巴结 8 枚呈反应性增生。免疫组化：CD117（－）、CD34（－）、Desmin（＋）、DOG-1（－）、H-caldesmon（＋）、S-100（－）、SMA（＋）、KI-67 增殖指数约：1%。

图 30-2　术后标本及病理

术后 2 天，复查 Hb 112g/L，患者恢复良好，未再予以输血治疗。2021-05-28 于我院查 Hb 149g/L，2021-11-20 复查 Hb 153g/L。术后患者无明显腹痛、腹胀，无发热、便血，调整为英夫利昔单抗 400mg 规律治疗，随访 2.5 年，患者一般情况良好，无不适症状，复查肠镜提示镜下病情处于缓解期，解黄色成形便，1 ～ 2 次 /d，Hb 均正常，体重增加 15kg。

总结与思考

CD 是一种病因尚未明确的慢性非特异性肠道炎症性疾病，其发病与遗传、免疫、环境、肠道微生物等多种因素有关。而贫血作为 IBD 最常见的并发症之一，其患病率可达到 74%[1, 2]。其中，UC 主要以缺铁性贫血为主，而 CD 主要以慢性病贫血为主[3, 4]。贫血不仅对 IBD 患者的生活质量、工作学习有显著的负面影响，而且与 IBD 其他并发症甚至 IBD 患者的高死亡风险也密切相关[5]。IBD 患者的贫血原因常分为缺铁性贫血（IDA）、慢性病贫血 / 炎症性贫血（ACD/ACI）和维生素 B$_{12}$

（叶酸）缺乏相关性贫血[1-4]。由于IBD患者常同时存在慢性肠道失血、肠道营养吸收障碍以及术后改变等情况，所以临床上对于IBD贫血原因更多考虑营养性贫血，而对ACD/ACI认识较少。

本例患者在确诊CD后即积极行生物制剂等治疗，患者腹痛、腹泻等症状明显改善，但反复出现重度贫血表现，且对营养支持、补充铁剂、输血等治疗均不敏感，最终复查肠镜提示仍存在明显肠道炎性病变，行外科手术切除病变组织，术后切除组织证实无出血病灶及明确瘘管形成，仅为溃疡、狭窄等典型炎症表现，结合相关实验室检查，患者重度贫血原因考虑为ACD/ACI。术后监测Hb短期内明显升高至正常水平，随访2.5年，在无输血情况下Hb依然维持正常，进一步证实患者贫血原因为ACD/ACI。

慢性病贫血（ACD）在任何长期的患病状态下都可能出现，其是继缺铁性贫血之后的第二普遍性贫血，并且在急性或慢性炎症患者中常可出现进展表现，因此亦被称为炎症性贫血（ACI），其典型实验室特征包括正细胞性或小细胞性贫血、血清铁水平下降、总铁结合力下降、血清铁蛋白水平正常或升高等[4, 6]。铁调素（hepcidin）作为主要在肝脏中产生的一种介导IBD炎症反应的重要循环肽激素，其同时对铁代谢的显著调节作用将IBD免疫炎症反应与铁代谢紧密联系到了一起，成为影响IBD患者炎症性贫血发生发展的重要因素之一[7, 8]。铁调素是转铁蛋白的直接抑制剂，两者组成的铁调素–转铁蛋白轴被认为是人体铁稳态的主要调节系统[8]。

目前，CD患者发生ACD/ACI的主要可能机制有：①肠细胞转运铁的能力缺陷，网状内皮细胞无法回收铁；②转铁蛋白在相关细胞因子（铁调素、IL-6、TNF-α等）的影响下被内化或降解，抑制了肠道对铁的吸收；③巨噬细胞对RBC的吞噬作用增强，网状内皮系统的铁释放受阻；④微生物发酵代谢产物——丁酸，水平显著降低，使肠道巨噬细胞中转铁蛋白表达减弱，抑制了炎症状态下巨噬细胞内铁离子的泵出。最终导致血清转铁蛋白向红系前体细胞的铁输送过程受损，使红细胞生成素反应迟钝，对补铁治疗的反应降低[7-10]。

本病例为一例结肠溃疡合并难治性重度贫血病例，在诊治过程中反复出现难治性重度贫血。本病例的治疗突破点为在对贫血原因排除合成原料不足、丢失增加、造血系统异常等因素后，积极考虑ACD/ACI的可能，及时复查评估IBD患者消化道炎性病变情况及整体病情进展，及时有效地予以控制原发病变的治疗，避免因病情延误导致低血容量性休克等危及生命的紧急情况的发生，从而提高IBD合并贫血患者的预后。

专家点评

对于有肠腔狭窄和疑似瘘管的重度活动期克罗恩病患者，宜开展MDT讨论，以进一步明确病变范围、程度，有无合并瘘管、脓肿等情况，以及是否有外科手术适应证。如暂时无手术适应证，建议采用全肠内营养联合生物制剂治疗。在治疗过程中，动态监测治疗效果，随访炎症指标和营养指标，若生物制剂应答不佳，则可行TDM监测，及时优化治疗方案。

贫血是克罗恩病的常见表现，一般经过对克罗恩病的积极治疗后可纠正贫血。但若贫血反复，不能得到控制时，需全面寻找贫血的原因：如是否克罗恩病肠道炎症未得到良好控制、是否因腹泻便血肠道失血过多、是否存在维生素 B_{12} 等缺乏、是否合并造血系统疾病（如再生障碍性贫血、骨髓增生异常综合征）等，需完善相关检查，如缺铁性贫血/溶贫的指标、骨髓穿刺、外周血细胞形态等。如考虑是克罗恩病本身炎症控制不佳造成的，则应积极针对原发病开展治疗。

本例患者术中发现横结肠及左半结肠肠壁及肠系膜水肿明显，降结肠与侧腹壁粘连紧密，局部肠管塌陷、狭窄，遂行左半结肠切除术，将肠道病变最严重的部分清除，术后启动生物制剂英夫利昔单抗治疗，随访2.5年，贫血得到完全纠正，病情稳定缓解。

在对IBD患者贫血的鉴别诊断中，容易倾向于肠道失血、肠道营养吸收障碍以及术后改变等情况所致的营养性贫血，而对ACD/ACI认识较少，本例患者经外科手术反复出现重度贫血表现，且对营养支持、补充ACD/ACI铁剂、输血等治疗均不敏感，复查肠镜提示仍存在明显肠道炎性病变，最终行外科手术切除病变组织，术后切除组织证实无出血病灶及明确瘘管形成，仅为溃疡、狭窄等典型炎症表现，结合相关实验室检查，患者重度贫血原因考虑为ACD/ACI。术后启动生物制剂监测随访2.5年Hb依然维持正常，进一步证实患者贫血原因为ACD/ACI。本病例提示对于IBD合并难治性贫血的患者，除常见的营养性贫血外，还需考虑ACD/ACI的可能，针对原发病积极治疗以纠正难治性贫血。

华中科技大学同济医学院附属协和医院　朱良如

参考文献

[1]　Woźniak M, Barańska M, Małecka-Panas E, et al.The prevalence, characteristics,

and determinants of anaemia in newly diagnosed patients with inflammatory bowel disease[J]. Gastroenterology Review, 2019, 14(1): 39-47.

[2] Silvio D, Camille H, Senthil V, et al.Anaemia from a patient perspective in inflammatory bowel disease: results from the European Federation of Crohn's and Ulcerative Colitis Association's online survey[J]. European journal of gastroenterology hepatology, 2014, 26(12): 1385-1391.

[3] Sung D L, Bae K B, Yeon J K, et al.The prevalence and clinical characteristics of anemia in Korean patients with inflammatory bowel disease[J]. Intestinal research, 2016, 14(1): 43-49.

[4] Małgorzata W, Anna B, Marta J, et al.Clinical and Laboratory Characteristics of Anaemia in Hospitalized Patients with Inflammatory Bowel Disease[J]. Journal of clinical medicine, 2023, 12(7): 2447.

[5] Koutroubakis E I, Ramos–Rivers C, Regueiro M, et al.Persistent or Recurrent Anemia Is Associated With Severe and Disabling Inflammatory Bowel Disease[J]. Clinical Gastroenterology and Hepatology, 2015, 13(10): 1760-1766.

[6] Zarychanski R, Hellston DS. Anemia of chronic disease: a harmful disorder or an adaptive, beneficial response?[J]. CMAJ, 2008, 179(4): 333-337.

[7] Gaetano B, Antonio S D, Riccardo A, et al.Serum hepcidin in inflammatory bowel diseases: biological and clinical significance[J]. Inflammatory bowel diseases, 2013, 19(10): 2166-2172.

[8] Justyna P, Ewa Z .The role of hepcidin, ferroportin, HCP1, and DMT1 protein in iron absorption in the human digestive tract[J]. Przeglad gastroenterologiczny, 2014, 9(4): 208-213.

[9] Shu W, Pang Z, Xu C, et al.αAnti-TNF- Monoclonal Antibody Therapy Improves Anemia through Downregulating Hepatocyte Hepcidin Expression in Inflammatory Bowel Disease.[J]. Mediators of inflammation, 2019, 2019: 4038619.

[10] Xiao P, Cai X, Zhang Z, et al.Butyrate prevents the pathogenic anemia-inflammation circuit by facilitating macrophage iron export[J]. Advanced science (Weinheim, Baden-Wurttemberg, Germany), 2024, e2306571-e2306571.

Case 31

溃疡性结肠炎合并肺间质病变一例

／杜珊 中南大学湘雅医院／

病　史

患者，男性，60岁，因"反复黏液血便5月余，加重伴气促半月余"于2020-11-17第6次入住中南大学湘雅医院。2020年6月，患者无明显诱因出现腹泻，解黏液血便，20余次/d，伴里急后重，肛门持续刺痛感、全腹持续隐痛，外院完善肠镜及活检后考虑溃疡性结肠炎，予以激素抗炎等治疗，效果不佳。后就诊我院，完善结肠镜（见图31-1）提示全结肠黏膜充血，大量深凿样溃疡，边缘有类假息肉样黏膜再生。病理（见图31-2）示黏膜慢性活动性炎，淋巴细胞、浆细胞、中性粒细胞浸润，隐窝减少，隐窝萎缩，可见大量渗出、坏死，纤维化。胸部CT（见图31-3）示双肺散在炎症。腹部增强CT（见图31-4）可见回盲部、升结肠及横结肠、乙状结肠及其周围改变符合溃疡性结肠炎改变。考虑患者溃疡性结肠炎（E3，重度，Mayo评分11分）合并感染可能，完善感染相关筛查示CMV-DNA 21800拷贝/mL，病毒（EBV-DNA 87770 IU/mL；大便艰难梭菌GDH抗原阳性，CDAB毒素阴性；T-SPOT、PPD试验、PCT结果均阴性，炎症指标CRP 93.3mg/L、ESR 25mm/h，提示有炎症活跃，余ANA谱、ANCA、免疫球蛋白三项、补体均正常。住院期间，予以左氧氟沙星＋甲硝唑抗感染、口服万古霉素、美沙拉秦（2g qd）抗炎、更昔洛韦抗病毒治疗，并加用足量激素（甲泼尼龙40mg×7天→泼尼松40mg×14天）。患者腹痛症状好转，大便次数减少，3～4次/d，多为黄色软便，偶有便血。由于患者EB病毒载量较高，考虑加用免疫抑制剂可能会增加淋巴增殖性疾病的发生风险，且免疫抑制剂如硫唑嘌呤联合美沙拉秦使用可能增加骨髓抑制的发生风险，固未推荐患者启用免疫抑制剂治疗。建议患者出院后继续激素＋美沙拉秦＋更昔洛韦治疗，激素逐渐减量，1周减1片。2020-08-24当患者激素减量至泼尼松20mg qd时，病情出现反复，考虑患者存在激素依赖，后更改治疗方案为英夫利昔单抗，随后于 9 月 19 日、10 月 7 日、11 月 4 日分别行第 1 ～ 3 次英夫利昔单抗治疗。使用英夫利昔单抗治疗前患者曾完善肺部 CT（见图 31-3）示双肺新见多发间质性病变。半月前，患者无明显诱因出现便血复发，伴胸闷，活动后气促，为求进一步诊治遂再次入住我院。既往有盆骨骨折外伤史，近 3 年反复湿疹病史。吸烟 30 余年，60 支 /d，已戒烟 4 年。余既往史、家族史及个人史无特殊。体格检查双肺呼吸音稍低，可闻及双下肺背侧吸气末细小爆裂音，可闻及少量湿啰音。右下腹明显压痛及反跳痛，余腹无压痛及反跳痛。移动性浊音阴性，肠鸣音 4 次 /min。

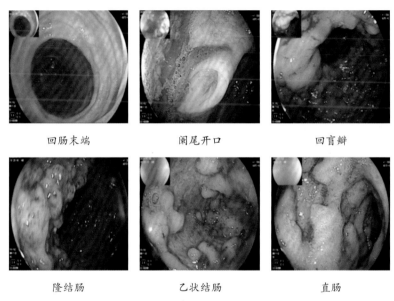

回肠末端	阑尾开口	回盲瓣
降结肠	乙状结肠	直肠

回肠末端未见溃疡，见全结肠黏膜充血，大量深凿样溃疡，边缘有类假息肉样黏膜再生。内镜诊断：溃疡性结肠炎（E3，重度，Mayo 评分 3 分）并感染？

图 31-1　7 月 3 日结肠镜

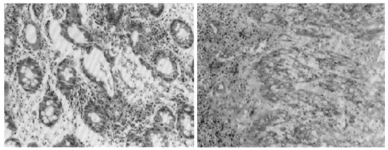

（降结肠）黏膜慢性活动性炎，淋巴、浆细胞、中性粒细胞浸润，隐窝减少，隐窝萎缩；（直肠）黏膜慢性炎，可见大量渗出、坏死、纤维化；免疫组化：CMV、EBER（－）。

图 31-2　病理

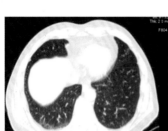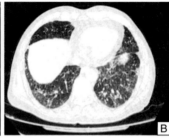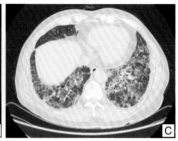

A：6月24日首次入院时完善的肺部CT，提示双肺胸膜下散在炎症；B：9月1日英夫利昔单抗治疗前CT可见肺间质改变出现；C：11月20日复查肺CT提示肺间质改变较前明显进展。

图 31-3　肺部CT

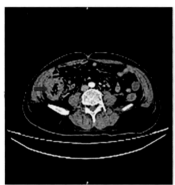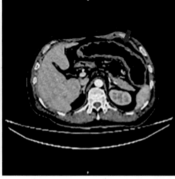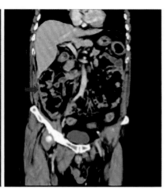

回盲部、升结肠及横结肠、乙状结肠及其周围改变符合溃疡性结肠炎。

图 31-4　6月24日腹部增强CT

▶ 实验室检查

复查血常规、ESR、CRP、CMV、EBV结果见表31-1；大便隐血阳性，PCT、大便需氧菌群培养未见异常。病毒全套、呼吸道九联病毒筛查、T-SPOT结果阴性。肺功能提示弥散功能中度下降。

表 31-1　本次住院血常规、炎症指标、感染指标复查结果与既往的对比

	指标	6月26日	8月31日	9月20日	11月4日	11月17日（本次）
血常规	WBC（×10⁹/L）	5.2	7.7	7.7	7.1	6.0
	Hb（g/L）	84↓	103↓	97↓	113↓	111↓
	NEUT（%）	87.5↑	75.3↑	55.5	59.2	52.4
	淋巴细胞（%）	9.0↑	18.2↓	33.2	29.5	34.4
ESR（mm/h）		25↑	95↑	52↑	101↑	96↑
CRP（mg/L）		93.3↑	13.8↑	12.9↑	18.1↑	11.6↑
EBV-DNA（拷贝/mL）		87770↑	31190↑	20660↑	/	2345↑
CMV-DNA（拷贝/mL）		21800↑	564.5↑	425.1↑	/	低于下限

▶ 影像学检查

肠镜（见图 31-5）提示：肠腔内未见活动性出血，病变较前次检查有所恢复，呈慢性改变，Mayo 评分 2 分。肛瘘磁共振：未见明显肛瘘表现。肺部 CT 与老片对比（见图 31-3），双肺多发间质性病变较前进展。

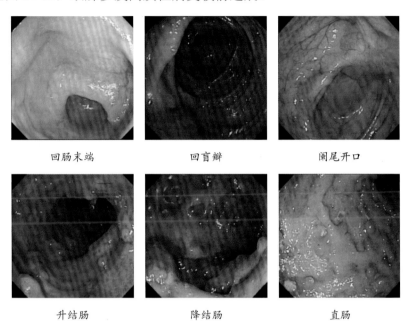

回肠末端	回盲瓣	阑尾开口
升结肠	降结肠	直肠

肠腔内未见活动性出血，病变较前次检查有所恢复，呈慢性改变。内镜诊断：溃疡性结肠炎（E3，Mayo 评分 2 分）。

图 31-5　11 月 18 日结肠镜

诊断与鉴别诊断

结合既往病史与实验室检查结果，患者慢性病程，主要表现为反复发作的黏液脓血便，镜下表现为全结肠广泛病变，结合影像学、肠镜及病理结果，考虑溃疡性结肠炎合并感染诊断较为明确。经既往治疗，目前肠道病变已较前明显好转。

患者本次入院主要因出现胸闷、气促，进行性加重，肺部听诊可闻及双下肺 velcro 啰音，肺功能提示弥散功能中度下降，肺部 CT 见间质性改变，逐渐进展，考虑患者间质性肺病诊断明确，但间质性肺病为一组不同种类疾病群构成的临床-病理实体的总称，需进一步进行分类。

结合病史，本例患者肺部病变需要与以下疾病相鉴别：感染性疾病、UC 相关肠外表现以及药物性（如美沙拉秦和英夫利昔单抗）引起的肺间质改变。

治疗经过

考虑患者感染不能除外，进一步完善支气管镜检查（见图 31-6）提示支气管黏膜轻度炎症；支气管镜分泌物送检，结核＋利福平耐药分子检测、抗酸染色阴性；支气管肺泡灌洗液（BALF）送检 GM 试验阴性。因经济原因患者拒绝支气管镜下冷冻活检及 BALF 送检病原体宏基因组检测（NGS）。予以莫西沙星 0.4g qd 静滴抗感染及化痰等对症支持治疗。请呼吸科会诊，考虑目前无明确感染证据，肺间质病变出现时间与英夫利昔单抗使用时间上亦有先后矛盾，不能除外美沙拉嗪秦相关肺间质病变及 UC 相关肠外表现，建议停用可疑药物，加用甲基强的松 80mg qd 静滴。激素治疗后，患者气促明显改善，便血情况亦较前好转，大便 1 次 /d，为黄色成形软便，表面附有鲜血，于 2020-12-03 出院。出院后，患者继续口服激素，并逐渐减量，至 2021 年 2 月停服。此后规律于我院复诊，在严密随访监测下患者于 2020-12-26 加回美沙拉秦继续口服，未再出现气促，多次复查肺部 CT（见图 31-7），逐渐好转。

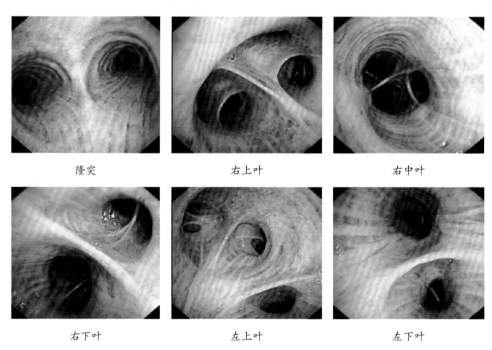

| 隆突 | 右上叶 | 右中叶 |
| 右下叶 | 左上叶 | 左下叶 |

图 31-6　支气管镜检查提示支气管黏膜轻度炎症

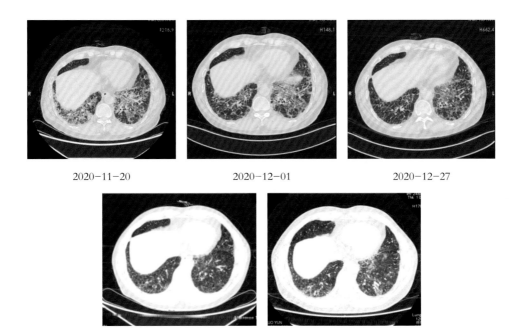

2020-11-20　　　　　2020-12-01　　　　　2020-12-27

2021-06-03　　　　　2021-09-14

图 31-7　治疗前后各个时期复查的肺部CT对比

总结与思考

在治疗IBD过程中，出现肺部病变最常见的情况是治疗药物引起的肺部感染，肺部感染可引起间质性改变，多见于病毒感染引起；其他细菌、真菌感染亦可引起，主要引起急性肺间质病变，需要有明确的病原学证据支持，抗感染治疗好转。本例患者可追溯的肺部病变病程较长，完善感染相关筛查及化验指标均无明确的感染提示，单纯抗感染治疗效果不佳，考虑感染引起的肺间质病变可能性不大。

除此之外，IBD本身亦可出现肺部并发症，这类病变一般与基础肠道病变相关，也可能由使用某些药物引发，如柳氮磺吡啶、美沙拉秦、甲氨蝶呤、硫唑嘌呤、英夫利昔单抗等。

查阅文献资料可知，英夫利昔单抗相关的肺间质病变极少见，一般也是见于英夫利昔单抗加重感染间接导致肺部病变。在治疗类风湿性关节炎合并基础肺病的患者中，偶见报道英夫利昔单抗诱导的肺间质病。IBD相关的只有个案报道，5 例UC患者使用英夫利昔单抗治疗后出现急性肺间质病变，其中 4 例在停药后好转，1 例死亡[1]。通常，英夫利昔单抗引起的肺间质病与英夫利昔单抗的使用亦有明确的时间关系。结合本例患者，由于在使用英夫利昔单抗前恰好曾有肺部影像学证据（9月1日）证明使用前早已出现间质改变，所以英夫利昔单抗引起的肺间质病变可以排除。

美沙拉秦亦可引起肺间质病变，损伤机制可能与药物的氧化损伤、直接细胞毒作用与细胞内磷脂沉积介导的损伤有关[2]。这类病变的出现与药物使用通常有着明显时间关系，停药后改善，再用药后复发。受累患者在HRCT下可能显示肺底部的弥漫性或斑片状阴影，并出现血嗜酸性粒细胞增多。结合本例患者，在治疗初期，确实无法完全排除美沙拉秦诱导的肺间质病变，但在随访过程中，门诊医生大胆又小心地给患者加回美沙拉秦口服，在其后严密的监测过程中，患者呼吸道的症状及影像学结果均无明显的复发加重，从而排除了美沙拉秦引起的肺间质改变。

排除药物相关的肺间质病变后，最后我们考虑患者的肺部病变为IBD相关的肺间质改变，IBD相关肺部病变发病率约0.21%，UC引起的发病率略高于CD[3]。肺部病变与疾病的活动度无明显相关，可先于或后于肠道病变出现，偶可出现在稳定期。肺功能检查可以是正常的，也可能显示为不同程度的限制性通气障碍，支气管肺泡灌洗液检查的典型表现为细胞总数增多、淋巴细胞轻度升高。在诊断IBD相关的肺间质改变时，需尤其注意排查药毒性。IBD相关的肺间质改变通常对全身性激素使用反应良好。

本例患者在此前的治疗过程中考虑存在激素依赖，使用英夫利昔单抗治疗后肠道症状缓解，但肺间质病变逐渐加重。在后续激素治疗肺间质病变的减停过程中，我们给患者加用了美沙拉秦联合五味苦参胶囊维持缓解，患者肠道症状控制可。在后续的诊疗随访和分析中排除了药物相关的肺间质病变，如患者出现肠道炎症复燃，则可考虑重新启用英夫利昔单抗或其他生物制剂如维多珠单抗等药物诱导缓解。

专家点评

IBD虽然是一种消化道疾病，但可能合并肠外表现，也可能出现药物诱发的其他不良反应，肠外表现往往和不良反应表现相似，临床医师需要抽丝剥茧、逐一鉴别。结合本例患者，本身存在较长病程肺部病变，完善检查排除感染（可惜基因检测无法完成）；英夫利昔单抗和美沙拉秦均可造成药物相关的间质病变，通过梳理用药时间、查阅文献及停药复药观察，亦一一排除；最后考虑患者的肺部病变为IBD相关的肺间质改变，通过激素治疗获得良好的效果。

通过该疑难病例的治疗过程，我们深刻认识到了疑难病例诊断的复杂性和挑战性。在今后的工作中，我们需要加强对疑难病例的诊断和治疗能力，提高医生的临床经验和知识水平。

重庆市人民医院　郭　红

参考文献

[1] Rofaiel R, Kohli S, Mura M, et al. A 53-year-old man with dyspnoea, respiratory failure, consistent with infliximab-induced acute interstitial pneumonitis after an accelerated induction dosing schedule[J]. BMJ Case Rep, 2017: bcr2017219956.

[2] 刘婕, 吴碧芳, 谢韵, 等. 炎症性肠病相关肺损伤的研究进展[J]. 中华炎性肠病杂志, 2020, 4(3): 248-252.

[3] Ji XQ, Wang LX, Lu DG. Pulmonary manifestations of inflammatory bowel disease[J]. World J Gastroenterol. 2014, 20(37): 13501-13511.

Case 32

复杂肛周克罗恩病患者一例

病　史

患者，女性，34 岁，因"反复骶尾部包块肿痛不适时溃脓 7 个月，加重 1 周"于 2023-06-06 入上海中医药大学附属龙华医院。2022 年 12 月，患者感染新冠病毒后出现骶尾部包块结块肿痛不适，伴发热，至当地医院就诊，未经系统检查即予以口服抗生素治疗，后结块自行溃破，有脓性分泌物溢出，病情稍有改善。2023 年 3 月，患者病情复作，至外院就诊，行肠镜检查示：溃疡性结肠炎？肠镜病理示：黏膜中度慢性炎伴活动。后患者在超声引导下，行尾骨右侧脓腔穿刺抽吸。其间予以抗炎、抗感染、调节肠道菌群等对症治疗，症状稍缓解，故患者暂不考虑手术，出院。2023 年 5 月，患者病情又作，伴发热，至外院查肛周增强 MRI 示：马蹄形后深间隙肛瘘（脓肿），左侧可见一分支，累及两侧肛提肌、骶前间隙及臀大肌；肛管截石位 6 点位陈旧性肛瘘。追问病史，2013 年，患者因肛瘘于当地医院行手术治疗。此次病情又作后，继续予以抗炎和调节肠道菌群等对症治疗，病情改善不明显。1 周前，患者发热（最高 38℃），自行停服上述药物，骶尾部包块肿痛，遂至我院就诊，复查肛周增强 MRI 示：复杂性经括约肌肛瘘伴分支、脓肿，不除外骶前囊肿伴感染（见图 32-1A ～ F）。患者为求进一步诊治，由门诊收治入院。否认自身免疫性疾病史，否认结核、肝炎等其他传染病史，家族中无恶性肿瘤病史。

入院时，患者骶尾部包块肿痛不适，大便 1 ～ 2 天 1 次，质软成形，有透明黏液，无明显脓血，胃纳尚可，小便调，夜寐差。

▶ 入院查体

T 36.5℃，P 89 次/min，R 16 次/min，BP 116/76mmHg，H 160cm，WT 50kg，BMI 19.53 kg/m^2。两肺呼吸音清，未闻及明显啰音。腹平软，全腹无压痛及反跳痛，

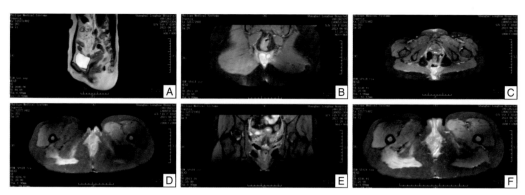

A: 病灶达骶前间隙,绕尾骨达骶尾部皮下; B: 冠状位,达骶前间隙,形成脓肿; C: 轴位,达骶前间隙,绕尾骨达骶尾部皮下; D: 轴位,括约肌间隙感染; E: 冠状位,肛提肌被破坏; F: 轴位,括约肌外感染。

图 32-1 术前肛周增强MRI

无肌紧张,未触及明显包块,肠鸣音 4 次/min。骶尾部臀沟顶部见一肿块高突,波动感(+),大小约 4cm×3cm,截石位 12 点位皮赘明显,肛内直肠前突 2cm,直肠壁黏膜凹凸不平,6 点位直肠环形成瘢痕狭窄,后侧较为明显(见图 32-2A、B)。

▶ **实验室检查**

EB病毒、CMV IgM和IgG抗体均(-)。粪钙卫蛋白:213.7μg/g。ESR 81mm/h。超敏CRP 42.53mg/L。粪培养未见异常。T-SPOT、自身抗体、肿瘤指标、甲状腺功能均未见明显异常。

▶ **影像学检查**

骶尾骨正侧位平片(见图 32-2C):骶尾部软组织肿胀伴气液平面,脓肿可能。

肛周B超:高位复杂性肛瘘、直肠周围脓肿(脓肿穿越肛提肌位于骨盆直肠间隙及骶前间隙及骶尾部后间隙),考虑克罗恩病。

胸部CT:未见异常。

小肠增强CT:回肠末端及盆组小肠肠壁可见节段性增厚,肠腔略狭窄,符合炎症性肠病表现;直肠后缘见多个类圆形低密度影,其内可见气液平面,拟肛周脓肿。

▶ **内镜检查**

肠镜(见图 32-2D ~ H):回盲瓣见散在口疮样糜烂灶。阑尾开口处见一处黏膜下隆起,大小约 0.6cm,表面黏膜光整。乙状结肠距肛门 20 ~ 45cm 黏膜轻度充血水肿,伴散在口疮样糜烂灶,表面覆薄白苔。直肠近肛门处似见一处瘘口,活检钳拨开见少量白色脓液流出。克罗恩病?

病理(见图 32-3A ~ E):(盲肠)黏膜中度慢性炎细胞浸润伴轻度活动性,灶区黏膜基底部淋巴组织增生伴淋巴滤泡形成,局灶固有腺体减少,可见隐窝拉

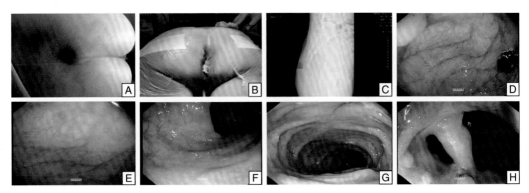

A、B：患者体征。C：骶尾骨正侧位平片示骶尾部背侧软组织肿胀伴气液平面。肠镜结果示，D：回盲瓣见散在口疮样糜烂灶；E～G：降结肠、乙状结肠黏膜轻度充血水肿，伴散在口疮样糜烂灶，表面覆薄白苔；H：直肠近肛门处见一处黏膜桥。

图 32-2　查体、影像学和内镜

长，小区见肉芽肿形成，无坏死。（降结肠）黏膜中度慢性炎细胞浸润伴中度活动性，灶区伴糜烂，可见隐窝萎缩及隐窝炎，符合慢性活动性肠炎。（乙状结肠）黏膜中度慢性炎细胞浸润伴中度活动性，小区伴糜烂，灶区淋巴组织增生，固有腺体减少，可见隐窝拉长及隐窝炎，另见肉芽肿形成，无坏死。

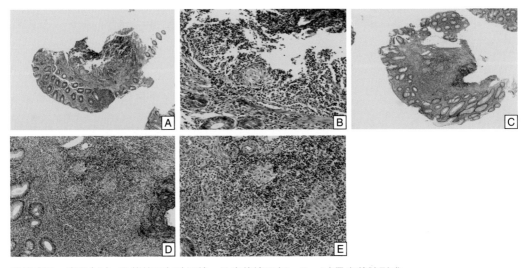

肠镜病理，盲肠（A）、乙状结肠（C）活检，及高倍镜下（B、D、E）见肉芽肿形成。

图 32-3　病理

诊治经过

　　综合各项入院前后理化检查，该患者诊断为高位复杂性肛瘘伴括约肌间、坐骨直肠间隙、肛管后深间隙、肛提肌上间隙、骶前间隙及骶尾部后间隙感染伴脓肿形成，克罗恩病（A2L3B2P），直肠狭窄。

　　在诊断过程中，根据该患者的局部病变在体表表现为骶尾部的包块、有溃脓史这一特征，我们也注意与一些骶尾部的疾病相鉴别，如骶尾部藏毛性窦道、骶尾部蜂窝织炎、骶前囊肿、骶尾骨病变等病变。该患者目前诊断明确，排除禁忌后于2023-06-08在蛛网膜下腔麻醉下行肛瘘镜探查下高位复杂性肛瘘伴括约肌间、坐骨直肠间隙、肛管后深间隙、肛提肌上间隙、骶前间隙及骶尾部后间隙感染伴脓肿形成切开拖管置管引流术。术后采用中西医结合对症治疗，予以抗感染、止血、营养支持、纠正低蛋白血症、生物制剂等治疗，同时辨证使用中药（内服、外用）联合中医特色外治疗法。在多项措施协同作用下，患者创面愈合趋势良好，术后第4天复查肛周B超和肛周增强MRI（见图32-4A），明确创腔引流到位及无脓液积留，即拆除置管，随后每次换药时放置吸痰管，墙式负压吸引（见图32-4B～E），术后第6天复查血常规及超敏CRP了解感染控制情况，于2023-06-15（术后第7天）行第1次乌司奴单抗静脉滴注治疗。患者出院后定期门诊随访及换药，无腹痛腹泻、发热、体重减轻等不适。2个月后，患者手术创面完全愈合（见图32-4F），肛门功能（Wexner评分及肛门直肠测压值）正常，大便1次/d，质软成形。

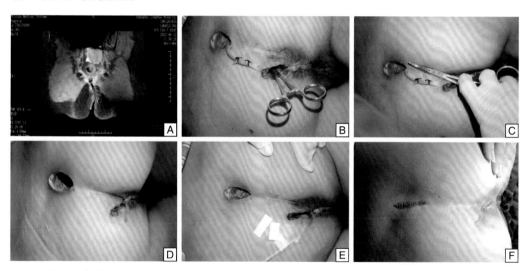

A：术后第4天复查肛周增强MRI示（冠状面）蕈状头置管在位，引流通畅，无残留脓腔。B～E：术后第6天，拔除深部引流管，吸痰管负压吸引。F：病灶痊愈。

图32-4　影像学和术后

总结与思考

克罗恩病病变侵袭肠壁引起的裂隙溃疡容易形成急性穿孔或各种慢性内、外瘘，破坏肠道和肛管的黏膜完整性，导致瘘管和脓肿等并发症的发生[1]。25%～80%的成人克罗恩病患者合并肛周病变，其中克罗恩病肛瘘（perianal fistula in Crohn's disease，pfCD）的患病率最高，约占17%～43%[1, 2]，5%～10%克罗恩病的患者以肛瘘为首发表现[3]。如能早期识别这些肛周病变，将使得临床早期启动有效的治疗。该例患者初起因"反复骶尾部包块溃脓"就诊，口服抗生素后病情反复，辗转于多家医院完善各项检查后方才确诊，此时患者病变范围较广且存在并发症，在治疗过程中如何权衡值得探讨。

治疗pfCD的短期目标是脓肿的引流和症状的缓解；长期目标是保护肛门功能、减少分泌物、治愈瘘管，尽可能避免因并发症而导致直肠切除或造口，尽可能提高患者的生活质量[4]。pfCD的总体治疗方案，应当是内科外科相结合，建立在对疾病的全面评估下，根据不同患者的病情活动程度和危险程度，制定个性化的方案。近年来，随着生物制剂联合外科手术的广泛应用，pfCD患者的治疗缓解率明显提高。乌司奴单抗作为一种新型的生物制剂，多项临床研究表明，可促进克罗恩病患者肛瘘的瘘管闭合，且具有良好的安全性及长期稳定性[5-9]。

该例患者克罗恩病患者合并肛门直肠周围多间隙感染伴脓肿形成，内科外科疾病同患，局部病灶范围较大，单纯采取手术治疗或内科治疗均难以兼顾疗效。在内科治疗之前，必须引流脓肿；在充分引流的情况下，应极早期地进行内科治疗。故该病例在手术治疗结合中医药等治疗的同时，尽早使用乌司奴单抗，可同时治疗局部病灶及肠道炎症，较好地控制整体病情并改善患者预后。手术后2个月，患者恢复情况较为理想，局部瘘管愈合，肛门功能完整，但后续仍需定期随访并继续使用生物制剂治疗。

专家点评

克罗恩病是一种病因及发病机制尚不清楚的慢性非特异性肠道炎性疾病，近年来在我国的发病率明显上升。大多数成人CD患者合并肛周病变，其中pfCD的患病率最高，临床上以肛周病变为首发症状的CD来院就诊不在少数。如能早期识别这些肛周病变，将使得临床早期启动有效的治疗。本病例在本次住院前辗转多家医院未进行系统规范性治疗。

　　克罗恩病患者肛瘘具有与普通肛瘘不同的临床特点，这有助于CD的早期诊断。pfCD与普通肛瘘不同，外口与内口的关系常不遵循Goodsall定律，瘘管情况更复杂。对有症状和体征的pfCD应常规进行盆腔MRI检查，并可结合麻醉下探查（EUA）和腔内超声检查（EUS）。复杂性肛瘘指高位肛瘘（包括高位括约肌间型、高位经括约肌型、括约肌上型和括约肌外型），可存在多个瘘管，可合并肛周脓肿、直肠阴道瘘或肛管直肠狭窄。pfCD需要多学科综合治疗，其治疗目标是缓解症状、瘘管愈合、改善患者生活质量以及降低直肠切除率。若患者合并肠道炎症反应（尤其是直肠），则应同时治疗肠道病变，有症状的患者常常需要药物和手术治疗。糖皮质激素虽可控制肠道炎症反应，但可能会加重pfCD症状、增加手术风险。同时，在治疗过程中还需充分考虑患者的意愿。pfCD合并存在肛周脓肿，需要在脓肿充分引流的前提下，才可以使用生物制剂治疗，如TNF-α单抗治疗活动性pfCD以诱导临床缓解并维持临床缓解，近些年来使用安全性更高的生物制剂如乌司奴单抗也是一个很好的选择。联合使用免疫抑制剂和环丙沙星也可能提高诱导pfCD临床缓解的疗效。临床医生可根据肛周症状及体格检查判断pfCD的治疗应答情况。可参考肛周疾病活动指数对pfCD活动性进行量化评分。MRI对瘘管炎症反应活动的判断和疗效的评估更准确客观。

　　手术治疗可缓解pfCD的临床症状和治愈瘘管。pfCD手术时机的选择至关重要。在CD活动期、伴营养不良和激素依赖时，实施确定性手术会导致手术失败、排便失禁等不良后果。对于CD活动期表现的肛周脓肿或瘘管继发感染，应立即挂线引流或置管引流，以阻止脓肿再次形成。而pfCD的确定性外科手术则应在CD缓解期进行。无论是活动期还是缓解期手术均应遵循"损伤最小化"的原则，最大限度地保护肛门功能。手术后应进行药物治疗，以防复发。pfCD患者存在肛周脓肿时，应尽快行手术引流。对于坐骨直肠间隙脓肿，应根据脓肿的范围选择合适形态的切口（放射状或弧形），切口不应过大或过小，以保证术后通畅引流为宜，必要时予以多处对口挂线引流，引流时发现内口，应留置引流性挂线，深部脓腔搔刮彻底后则予以置管引流。对于累及肛提肌上间隙的脓肿，应正确判断播散途径，选择合适的引流切口（经肛门内、经括约肌间或经坐骨直肠间隙）。若伴脓毒症，在治疗无效时，可予以粪便转流。pfCD手术治疗的成功率与肠道炎症反应密切相关，存在活动性的直肠炎时预后较差。直肠炎的存在是手术失败的主要因素，引流性挂线是存在直肠炎时的首选治疗。建议挂线应至少维持到英夫利昔诱导缓解疗程（第6周）结束后，可考虑拆线。只有在肠道炎症得到控制情况下，视情况行pfCD的确定性手术治疗。直肠切除术加永久性造口是对严重而难治的pfCD的最后治疗手段。干细胞局部注射等其他治疗方法对pfCD有一定治疗作用。本病例入院后诊断为高位复杂性肛瘘伴括约肌间、坐骨直肠间隙、肛管后深间隙、肛提肌上间隙、骶前间隙及骶尾部后间隙感染伴脓肿形成，克罗恩病（A2L3B2P），直肠狭窄。经感染控制稳定排除禁忌后行肛瘘镜探查下高位复杂性肛瘘伴括约肌间、坐骨直肠间隙、肛管后深间隙、肛提肌上间隙、骶前间隙及骶尾部后间隙感染伴脓肿形成切开拖管置管引流术。术后采用中西医结合对症治疗，予以抗感染、止血、营养支持、纠正低蛋白血症、生物制剂乌司奴单抗等治疗，同时辨证使用中药（内服、外用）联合中医特色外治疗法。在多项措施协同作用下，患者创面愈合趋势良好，但后续仍需定期随访并继续使用生物制剂治疗。建议pfCD术后1年定期行内镜、MRI等检查，依据检查结果，调整治疗方案。

杭州市第一人民医院　吕　文

参考文献

[1] Panes J, Reinisch W, Rupniewska E, et al. Burden and outcomes for complex perianal fistulas in Crohn's disease: systematic review[J]. World J Gastroenterol. 2018, 24(42): 4821-4834.

[2] Ng Siew C, Kaplan Gilaad G, Tang Whitney, et al. Population density and risk of inflammatory bowel disease: A prospective population-based study in 13 countries or regions in Asia-Pacific[J]. Am. J. Gastroenterol, 2019, 114: 107-115.

[3] 李明松，朱维铭，陈白莉. 克罗恩病：基础研究与临床实践[M]. 1版，北京：高等教育出版社，2015.

[4] 克罗恩病肛瘘共识专家组. 克罗恩病肛瘘诊断与治疗的专家共识意见[J]. 中华炎性肠病杂志, 2019, 3(2): 105-110.

[5] 乌司奴单抗治疗克罗恩病肛瘘的研究进展[J]. 结直肠肛门外科, 2023, 29(2): 193-195.

[6] Chapuis-Biron C, Kirchgesner J, Pariente B, et al. GETAID BioLAP Study Group. Ustekinumab for perianal Crohn's disease: the BioLAP Multicenter Study from the GETAID[J]. Am J Gastroenterol, 2020, 115 (11): 1812-1820.

[7] Peyrin-Biroulet L, Panaccione R, Gasink C, et al. Perianal fistula closure in patients receiving ustekinumab: results from the SEAVUE and STARDUST trials[J]. J Crohns Colitis, 2022, 16 (Supplement_1): i460.

[8] Sandborn WJ, Feagan BG, Fedorak RN, et al.A randomized trial of ustekinumab, a human interleukin-12/23 monoclonalantibody, in patients with moderate-to-severe Crohn's disease[J]. Gastroenterology, 2008, 135(4): 1130-1141.

[9] Chapuis-Biron C, Kirchgesner J, Pariente B, et al. Ustekinumab for perianal Crohn's disease: the bioLAP multicenter study from the GETAID[J]. American Journal of Gastroenterology, 2020, 115(11): 1812-1820.

Case 33

溃疡性结肠炎储袋狭窄病例一例

／葛晓龙　曹倩　周伟　浙江大学医学院附属邵逸夫医院／

病　史

　　患者，男性，37岁，因"反复腹泻伴皮肤瘙痒10年余"入院。10年前，患者无明显诱因下开始出现腹泻，水样便，伴腹痛，伴全身瘙痒，无明显黏液血便，无明显皮肤黄染，遂至当地医院就诊，查肠镜提示溃疡性结肠炎，血结果提示肝功能异常，考虑"溃疡性结肠炎、肝功能不全"，遂给予美沙拉秦、护肝等对症治疗，症状好转。8年前，患者再次出现反复腹泻伴皮肤瘙痒，至当地医院就诊，先后给予美沙拉秦、中药、激素、硫唑嘌呤等治疗，效果一般，同时检查提示胆红素反复升高，完善自身肝病抗体、肝脏MRI、肝脏穿刺活检等，考虑"原发性硬化性胆管炎"，予以熊去氧胆酸对症治疗，效果一般。3年前，患者腹泻加重，伴黄疸、乏力、进食吞咽哽咽感，再次至外院就诊，给予粪菌移植、激素控制腹泻，评估肝脏疾病后考虑熊去氧胆酸无法有效控制，遂于外院行肝移植手术，好转后出院。2个月前，患者再次出现腹泻伴腹痛加重，6～8次/d，外院给予阿达木单抗治疗，症状改善不明显，且出现全血细胞减少。1个月前，患者腹泻加重，10～15次/d，伴黏液，伴发热，无明显血便，外院大便培养提示白假丝酵母菌，给予抗真菌、美沙拉秦等对症治疗，症状无明显好转，患者为求进一步治疗，收治我院。

▶ 入院查体

　　T 36.5℃，P 80次/min，R 18次/min，BP 90/55mmHg，BMI 16.1kg/m²。神志清，精神软，贫血貌，心肺听诊无殊。腹软，腹部可见陈旧性手术瘢痕，脐周及上腹部轻压痛，余腹无压痛及反跳痛，墨菲征阴性，肝、脾肋下未触及，移动性浊音阴性。双下肢无水肿。

▶ **实验室检查**

ALB 24.1g/L，肌酐 144μmol/L，WBC $1.9×10^9$/L，NEUT# $0.94×10^9$/L，血小板 $86×10^9$/L，Hb 78g/L，谷丙转氨酶 12U/L，谷草转氨酶 16U/L，总胆红素 7.5μmol/L，直接胆红素 1.6μmol/L。

▶ **影像学检查**

肝脏MRI（见图 33-1）：脾大。腹部增强CT（见图 33-2）：结直肠壁增厚，结肠袋消失，强化分层状，伴回肠末端不全梗阻，近侧局部小肠管壁增厚。

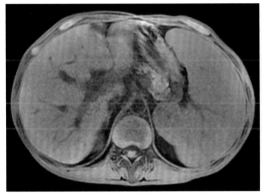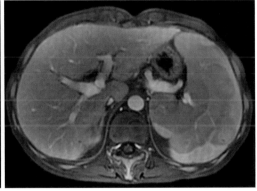

图 33-1　肝脏 MRI

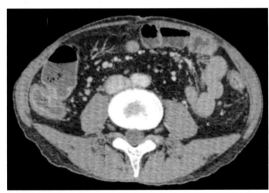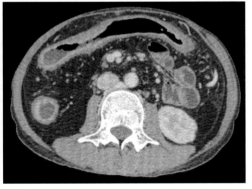

图 33-2　腹部增强 CT

肠镜（见图 33-3）：肠腔僵硬呈铅管样改变，结肠袋消失，黏膜弥漫粗糙呈细颗粒样，散在多发溃疡、糜烂及纤维素渗出，黏膜脆，接触性出血，Mayo 评分 3 分，倒灌性回肠炎。多点活检病理提示：（距肛门 40cm 及肝曲）肠黏膜弥漫性活动性慢性结肠炎，伴黏膜表面绒毛改变，符合溃疡性结肠炎；（距肛门 60cm）重度异型增生，P53 强阳性，活动性慢性结肠炎改变。

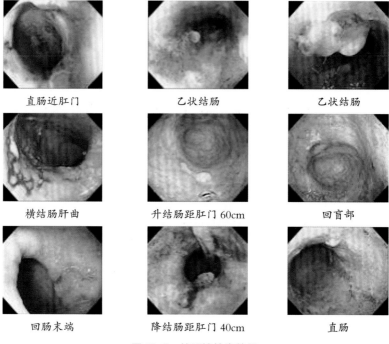

直肠近肛门	乙状结肠	乙状结肠
横结肠肝曲	升结肠距肛门 60cm	回盲部
回肠末端	降结肠距肛门 40cm	直肠

图 33-3　结肠镜检查结果

诊治经过

　　患者既往多种药物对肠道症状均控制不佳，且肠镜病理考虑癌前病变，结合曾行开腹肝移植手术及合并原发性硬化性胆管炎，遂拟行三期全结直肠切除-回肠储袋肛管吻合术（IPAA），经过预康复治疗后，炎症水平及营养状况得到明显改善，排除手术禁忌，行腹腔镜辅助全结肠切除＋回肠末端造口术，标本大体情况见图 33-4。术后病理提示大肠黏膜隐窝弥漫扭曲，黏膜表面绒毛状改变，炎症以黏膜及黏膜肌稍下方为主，固有膜内淋巴细胞、浆细胞弥漫浸润伴基底部浆细胞增多，活动性炎症伴多量隐窝脓肿，部分腺体高级别上皮内瘤变。

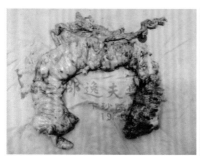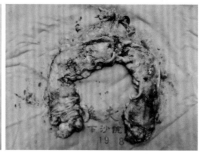

图 33-4　结肠切除标本大体情况

因患者工作、新冠疫情等原因，10个月后患者再次入院行IPAA第二次手术，完善检查，术前腹部CT检查未见明显异常（见图33-5）。排除手术禁忌后，行腹腔镜残余直肠切除＋回肠储袋肛管吻合＋回肠保护性造口术。术后病理提示直肠活动性慢性结肠炎，部分上皮中-重度异型增生（高级别上皮内瘤变）。手术顺利，术后恢复可，康复出院，且嘱患者定期肛门指诊。

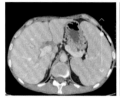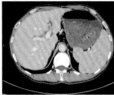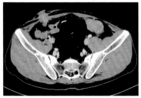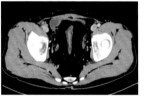

图33-5　二期手术术前腹部CT

患者再次因新冠疫情及工作原因，第二次手术后6个月患者再至我院行IPAA第三次手术。术前完善相关检查，评估造口还纳术。肠镜（见图33-6）提示经肛进镜约5cm见一盲腔，盲腔中间可疑一针尖样孔，回肠储袋吻合口封闭。储袋造影（见图33-7）提示经造口插入导尿管造影，远端封闭。

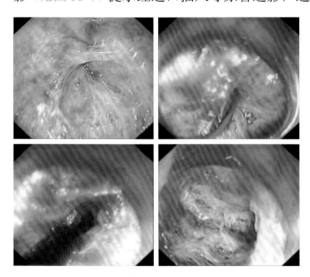

图33-6　结肠镜

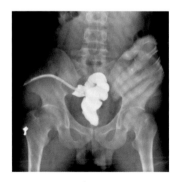

图33-7　储袋造影

根据检查，目前考虑储袋狭窄完全封闭，如处理不当，可能需要重建储袋或者永久造口，经过内科、外科、影像科等多学科讨论后，决定行双镜联合下内镜切开术，一方面，经造口进镜，可见储袋吻合口闭锁，局部瘢痕纠集，另一方面，同时经肛门进镜，开启内镜灯光，可见内镜光透射至对侧，沿瘢痕中心纠集光点最亮处行IT刀切开（见图33-8）。

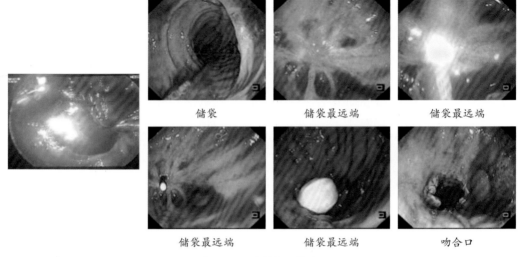

| 储袋 | 储袋最远端 | 储袋最远端 |

| 储袋最远端 | 储袋最远端 | 吻合口 |

图 33-8　内镜切开治疗

经双镜联合下内镜切开封闭处后，再次行储袋造影（见图 33-9）提示经肛门造影可见造影剂经造口进入造口袋，未见对比剂外溢。排除手术禁忌后，行 IPAA 第三次手术——回肠造口还纳术（见图 33-10）。手术顺利，术后恢复可，康复出院。

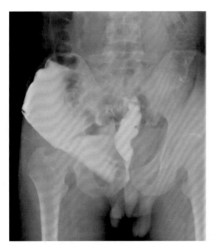

图 33-9　内镜切开后储袋造影

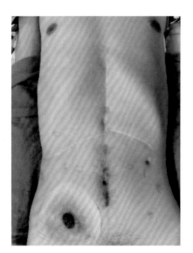

图 33-10　回肠造口还纳术后

术后随访，目前排便 5 次/d，储袋镜复查未见明显异常，克利夫兰全球生活质量（CGQL）总体评分 0.77 分，生活质量评分 8 分，体力活动评分 8 分，健康状况评分 8 分。

总结与思考

原发性硬化性胆管炎（PSC）和溃疡性结肠炎（UC）都是免疫介导的疾病，分别以胆管狭窄和肠道损伤为疾病特征。有研究显示，60% ～ 80%的PSC患者可能合并UC，而6% ～ 8%的UC患者可能存在PSC，PSC一旦合并UC，则UC的癌变率显著增加。另外，UC-PSC特征性表现为广泛结肠炎、直肠豁免、倒灌性回肠炎、右半结肠为主等[1]。本例患者为UC合并PSC，PSC因药物控制不佳行肝移植手术，肝移植术后肠道症状仍然控制不佳，药物治疗无效，最终再次接受肠道切除手术。

针对UC合并PSC患者进行IPAA手术和肝移植手术的先后顺序仍有争议。

有研究认为肝移植先于IPAA，因为研究显示78%的UC患者肝移植术后疾病活动度将会明显降低，多因素分析显示肝移植术后抗免疫排斥药物对UC疾病活动存在影响，其中他克莫司和骁悉（吗替麦考酚酯）是危险因素。关于免疫抑制剂对UC影响的研究也很多，指南则推荐环孢素联合硫唑嘌呤，该方案有利于降低肠道疾病活动度。另一方面，肝移植围手术期吸烟和UC疾病活动是显著影响肝移植效果的重要因素，所以肝移植围手术期需戒烟和控制疾病活动[2]。

有研究则建议IPAA手术先于肝移植进行，因为他们发现先行肠道切除手术有利于降低肝移植术后PSC的复发以及降低肝动脉血栓形成的风险。肠道炎症病变的存在会导致异常肠道淋巴细胞归巢至肝脏，从而导致肝移植术后PSC的复发[3]。

本病例中患者出现了储袋狭窄情况，研究显示储袋狭窄的总体发生率为10% ～ 40%，其中，储袋狭窄发生的部位主要存在于储袋入口、储袋体部及储袋出口处。统计显示，储袋入口处发生率约64%，储袋出口处约48.7%，以及储袋体部狭窄约1.3%。一般认为，造口转流、系膜张力、盆腔脓肿、肥胖、缝合方式、局部血供和吻合口张力等可能影响储袋吻合口狭窄的发生，而储袋狭窄患者后期出现储袋失败的概率约13%。针对储袋狭窄，可行自行扩肛、内镜下扩张等保守治疗；若保守失败，则可考虑选择手术治疗，如经肛门行狭窄成形术或重建储袋[4]。

本病例患者出现储袋狭窄的原因还与分期手术有关，因为客观因素未能及时手术，导致储袋旷置时间过久，从而形成储袋狭窄。所以，有必要开展安全的一期IPAA手术。常规一期IPAA手术需充分选择合适患者进行，否则容易出现储袋吻合口漏和储袋失败。为此，本中心近些年开展了改良一期IPAA手术，运用可降解转流支架联合IPAA手术（见图33-11）。在可降解支架表面捆绑保护膜，并将该装置置入储袋近端入口处且与小肠固定，随后行储袋肛管吻合的同时，将保护膜脱出肛门外并固定于肛门周围皮肤。此时保护膜避免了粪便与储袋接触，将传统的回肠保护性造口外转流变成粪便内转流，避免分期手术的同时，实现了储袋旷置休息。术后3周左右，随着生物可降解支架的分解，保护膜也将排出体外。改良一期IPAA手术在保证手术的安全性同时，降低了转流手术导致储袋狭窄发生率。除此之外，储袋狭窄形成的原因还可能是术后未行肛门指诊，导致长期废置的储袋逐渐闭合狭窄。

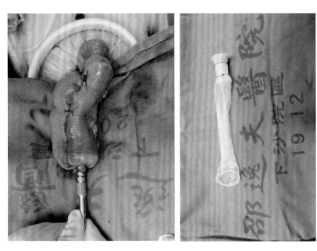

图33-11 可降解转流支架联合回肠储袋

总之，针对UC合并PSC的复杂情况，离不开内外科的综合治疗，我们也需要充分重视围手术期外科之家的理念，充分做好各项评估，从而降低近期和远期术后并发症的发生。并且，改良一期IPAA手术将通过前瞻性临床研究进一步探索其安全性及有效性，从而给疑难溃疡性结肠炎患者带来外科手术的新希望！

专家点评

本病例的少见性一方面来自PSC合并UC同时进行了肝移植和IPAA手术；另一方面来自IPAA手术后的回肠储袋吻合口封闭。PSC是胆管系统的进行性疾病，在发达国家是肝移植的最常见适应证之一。目前，肝移植是唯一可能治愈PSC的手术，国外不同地区的研究表明有30%～70%的PSC患者伴有炎症性肠病尤其是溃疡性结肠炎。在PSC中的结肠炎具有特定的临床和病因特征，部分学者认为是炎症性肠病的一个独特表型，被称为PSC-UC。这种表型的患者肠镜下表现为轻度的广泛性结肠炎，以右半结肠为主。其他不同于单纯溃疡性结肠炎的内镜下形态特征，如倒灌性小肠炎和直肠豁免也在PSC-UC中较为常见。此外，PSC-UC患者发展为结直肠癌的风险增加，由PSC-UC进展来的结直肠癌往往具有很高的进展性。因此，一旦诊断出PSC-UC，就应每1～2年进行一次全结肠镜检查，采用多处随机活检或染色内镜检查。即使在结肠黏膜中检测到低级别异型增生，也应考虑对PSC-UC患者进行预防性结肠切除。本例患者IPAA手术前内镜检查发现了距肛门60cm重度异型增生，P53强阳性，具备手术切除的指征。

储袋狭窄的总体发生率为10%～40%，发生的部位主要存在于储袋入口。造口转流、系膜张力过高、盆腔脓肿、肥胖、缝合方式、局部血供缺乏和吻合口张力过高等均可导致储袋吻合口狭窄的发生，而储袋狭窄患者后期出现储袋失败的概率超过10%，部分患者需要再次手术重建储袋。结合储袋狭窄的形成原因，本例患者主要考虑造口转流、局部血供缺乏、吻合口张力以及较长时间旷置瘢痕挛缩等因素。改良二期IPAA手术因为术后早期就开始经储袋排便，因此是降低储袋肛管吻合口狭窄发生的一个选择。

上海交通大学医学院附属仁济医院　沈　骏

参考文献

[1] Horsley-Silva JL, Carey EJ, Lindor KD. Advances in primary sclerosing cholangitis[J]. Lancet Gastroenterol Hepatol, 2016, 1: 68-77.

[2] Fattahi MR, Malek-Hosseini SA, Sivandzadeh GR, et al. Clinical course of ulcerative colitis after liver transplantation in patients with concomitant primary sclerosing cholangitis and ulcerative colitis[J]. Inflamm Bowel Dis, 2017, 23: 1160-1167.

[3] Joshi D, Bjarnason I, Belgaumkar A, et al. The impact of inflammatory bowel disease post-liver transplantation for primary sclerosing cholangitis[J]. Liver Int, 2013, 33: 53-61.

[4] Shen B, Lian L, Kiran RP, et al. Efficacy and safety of endoscopic treatment of ileal pouch strictures[J]. Inflamm Bowel Dis, 2011, 17: 2527-2535.

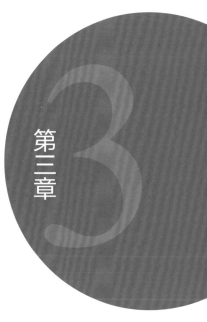

恶性疾病

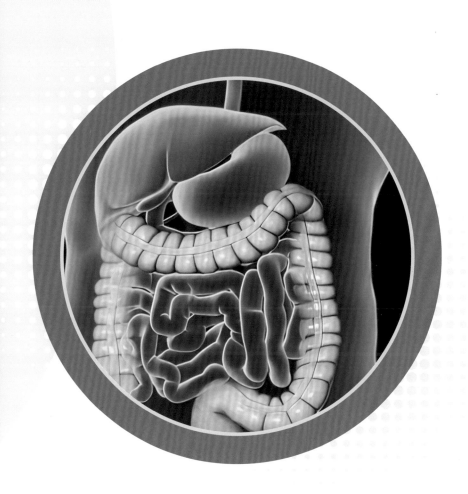

第三章

Case 34

克罗恩病合并回肠肝样腺癌病例一例

／司淑平　无锡市人民医院／

病　史

患者，男性，39岁，因"反复腹痛、腹泻11年"于2022-07-01入住无锡市人民医院消化内科。

2010年，因腹痛，骤起明显，呈阵发性，伴有腹泻，2～4次/d，稀糊状，当时并发"肛瘘"，外院行手术治疗后治愈，曾行小肠镜检查小肠黏膜水肿，肠腔狭窄，镜身无法通过，外院诊断克罗恩病，间断服用柳氮磺胺吡啶、泼尼松片、硫唑嘌呤等治疗，后泼尼松、柳氮磺胺吡啶逐步停用（具体时间不详），症状控制后，停用硫唑嘌呤。2015年，因"腹痛、腹泻再发"就诊我院，小肠CTE：小肠肠管节段性增厚伴强化；小肠镜：回盲瓣狭窄畸形，见溃疡灶，内镜勉强挤过，回肠末端多发大片状溃疡，覆脓白苔，肠腔狭窄，进入回肠约30cm，见环形溃疡，内镜难以通过，结肠未见明显溃疡；临床诊断"克罗恩病，活动期，中度"；予以"泼尼松30mg qd、硫唑嘌呤片50mg口服 qd"及调节肠道益生菌等治疗，患者症状逐步缓解，3个月内停用"泼尼松"，后一直应用硫唑嘌呤维持治疗，硫唑嘌呤增加至100mg/50mg隔日口服。

2019年8月，再次出现腹痛、腹泻加重，腹痛以脐周及脐下隐痛为主，大便2～3次/d，糊状便，体重下降5kg，伴有发热一次，体温最高38.5℃，查血常规：WBC 2.18×10^9/L，N 55.6%，Hb 132g/L，PLT 193×10^9/L，再次入我科评估，复查小肠仿真CT（见图34-1A）：回肠、回肠末端、回盲瓣及左侧部分小肠局部管壁增厚、水肿、狭窄伴强化；肠镜（见图34-1B）：回盲瓣口狭窄，大肠未见明显异常。因患者口服"硫唑嘌呤"出现WBC减少，骨髓抑制，症状控制不佳，停"硫唑嘌呤"，患者开始"沙利度胺75mg/d、全肠内营养"，疗程两年。

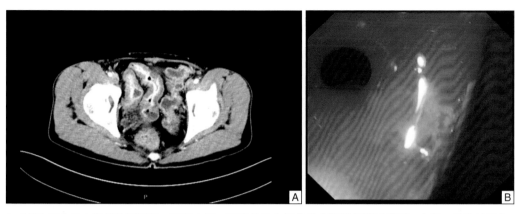

A: 2019 年 8 月小肠 CTE 示回肠、回肠末端、回盲瓣及左侧部分小肠局部管壁增厚、水肿、狭窄伴强化。
B: 2019 年 8 月肠镜示回盲瓣狭窄。

图 34-1　影像学和内镜

2021 年 8 月，患者因"小肠梗阻"入院，查小肠 CTE（见图 34-2A、B）：右中下腹部分小肠壁肿胀增厚，肠内壁有明显强化，累及回盲部，部分肠腔狭窄，既往硫唑嘌呤不耐受，沙利度胺效果不佳，更换生物制剂治疗，IFX300mg，规律用药，2021 年 11 月，第 4 次 IFX 治疗后，反复发作小肠梗阻，再次复查小肠 CTE（见图 34-2C ～ E）：小肠肠腔扩张，直肠部分小肠肠管管壁增厚伴分层强化，考虑肠梗阻反复发作。2021-12-01，行腹腔镜下肠粘连松解术＋腹腔镜下回肠造口术（单腔）（仅造口，未切除，无病理），术中探查发现：右下腹可见肠粘连，主要为大网膜和小肠，距离回盲部 100cm 处回肠可见节段性狭窄，呈慢性炎症性表现，小肠肠壁增厚、水肿明显，近端小肠扩张。术后半年，体重增加 10kg。

2022 年 6 月，拟行造口回纳术，入院查肿瘤指标：AFP 20ng /mL、CEA 6.72ng/mL，肠镜（见图 34-3）：回盲瓣狭窄，结肠未见明显异常；腹部增强 CT（见图 34-4）：肝内多发类圆形异常密度灶，增强边缘强化，首先考虑肝炎性病变可能；上腹部增强 MRI（见图 34-5）：肝内多发类圆形异常信号灶，T1 低信号，T2 高信号，增强后环形强化改变，病灶中心可见渐进性强化，后期强化部分病灶廓清改变。2022-06-09，PET-CT 示：肝内多发稍低密度灶早期相和延迟项均未见 FDG 代谢异常增高，考虑良性病变可能性大。

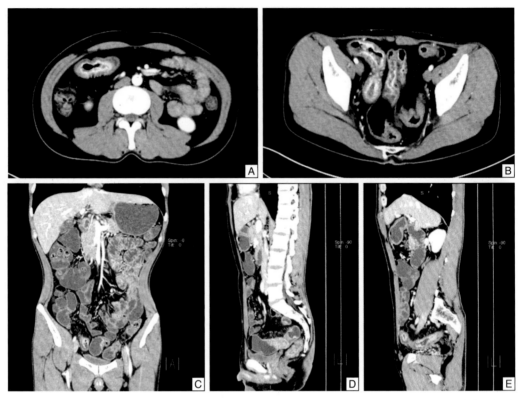

A、B: 2021 年 8 月腹部增强CT示右中下腹部分小肠壁肿胀增厚，肠内壁有明显强化，累及回盲部，部分肠腔狭窄；C～E: 2021 年 11 月增强CT示小肠肠腔扩张，直肠部分小肠肠管管壁增厚伴分层强化。

图 34-2　腹部增强CT

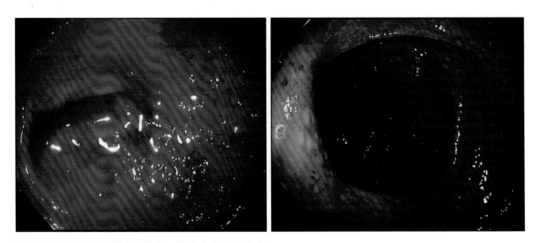

2022-06-01 肠镜示回盲瓣狭窄，结肠未见明显异常。

图 34-3　2022-06-01 肠镜

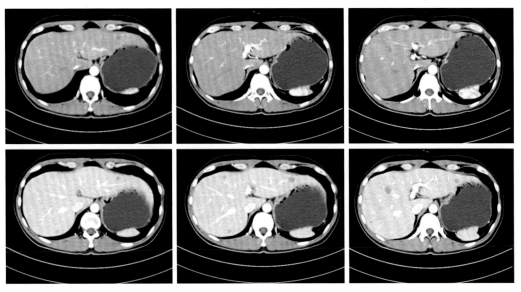

2022-06-06 上腹部增强CT示肝内多发类圆形异常密度灶，增强边缘强化，首先考虑肝炎性病变可能。

图 34-4　2022-06-06 上腹部增强CT

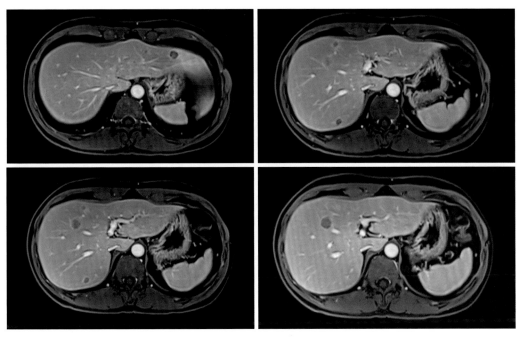

2022-06-06 上腹部MRI平扫＋增强示肝内多发类圆形异常信号灶，T_1 低信号，T_2 高信号，增强后环形强化改变，病灶中心可见渐进性强化，后期强化部分病灶廓清改变。

图 34-5　2022-06-06 上腹部MRI平扫＋增强

2022-06-15，行右半结肠部分回肠切除术＋肠粘连松解术＋腹腔镜下回肠造口回纳术，术中见右侧腹部严重粘连，回肠造口远端小肠可见节段性狭窄，结肠旁部分淋巴结肿大。术后病理（见图34-6A～C）："回肠"最大息肉示隆起型腺癌（Ⅱ级），癌组织穿透固有肌层达浆膜下纤维脂肪组织；余息肉示绒毛状管状腺瘤伴腺体高度异型增生，局灶癌变，侵犯黏膜肌层；其余回肠僵硬黏膜示急慢性炎，局灶腺体高度异型增生，灶区癌变，侵犯黏膜肌层。免疫组化（见图34-6D～F）：MLH1（＋），PMS2（＋），MSH2（＋），MSH6（＋），CgA（散＋），AFP（偶＋），GPC-3（灶＋），SALL4（灶＋）。"回肠"最大息肉示隆起型腺癌（Ⅱ级），部分为肝样腺癌（结合形态及免疫组化）。

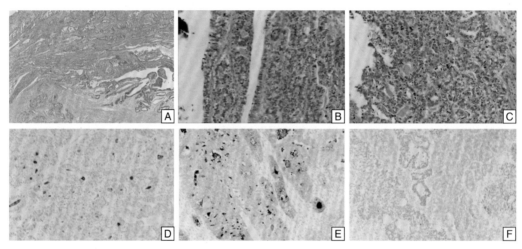

A～C：术后病理示"回肠"最大息肉示隆起型腺癌（Ⅱ级），癌组织穿透固有肌层达浆膜下纤维脂肪组织；余息肉示绒毛状管状腺瘤伴腺体高度异型增生，局灶癌变，侵犯黏膜肌层；其余回肠僵硬黏膜示急慢性炎，局灶腺体高度异型增生，灶区癌变，侵犯黏膜肌层。未见明确脉管内癌栓，未见明确神经侵犯。肠系膜淋巴结（0/12）未见癌转移。造口处示急慢性炎，局灶黏膜溃疡形成。两侧切缘及阑尾未见癌组织。
D～F：免疫组化结果示"回肠"最大息肉示隆起型腺癌（Ⅱ级），部分：肝样腺癌（结合形态及免疫组化）。
D：AFP（＋）；E：GPC-3（＋）；F：SALL4（灶＋）。

图 34-6　病理

2022年7月，术后1个月住院复查，查肿瘤指标：CEA 10.76ng/mL、AFP 37.29ng/mL；查小肠CTE（见图34-7）：肝内多发类异常密度灶，较 2022-06-06 CT增大，肠腔多节段壁增厚，炎症性病变可能，右中腹金属线样密度影；2022-07-15 上腹部增强MRI（见图34-8）：肝脏多发占位，较前增多增大，考虑转移性病变；2022-07-22 行肝脏占位EUS-FNA（见图34-9），病理及免疫组化（见图34-10）：CDX-2（＋），Hep（局灶＋），CK20（灶＋），CK7（－），Ki-67（约60%），Syn

（偶见＋）病理诊断："肝脏穿刺涂片"示低分化癌，结合病史，符合肝样腺癌。诊断：克罗恩病，回肠肝样腺癌伴肝转移，患者转肿瘤科规律化疗。

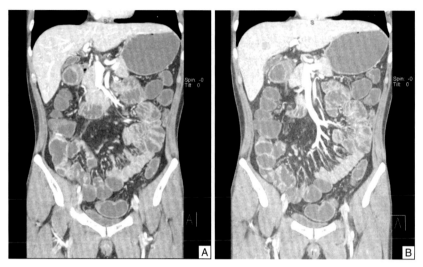

2022-07-12 小肠CTE示肝内多发类异常密度灶，较 2022-06-06 CT增大，肠腔多节段壁增厚，炎症性病变可能，右中腹金属线样密度影。

图 34-7 2022-07-12 小肠CTE

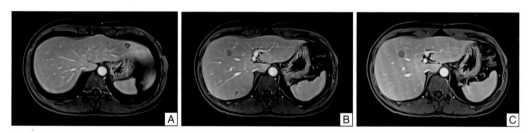

2022-07-10 增强MRI：肝脏多发占位，较前增多增大，考虑转移性病变。

图 34-8 2022-07-10 增强MRI

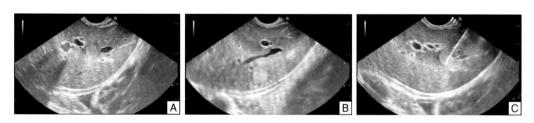

2022-07-13 EUS-FNA：左肝 S2 及 S3 段可见多发转移灶。

图 34-9 2022-07-13 EUS-FNA

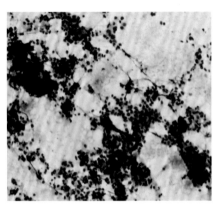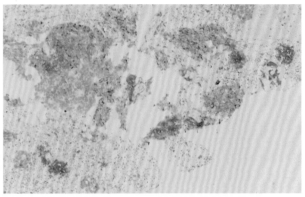

肝穿刺病理及免疫组合：癌细胞，免疫组合符合肝样腺癌。A：HE染色；B：Hep Par-1（局灶＋）。

图 34-10　肝穿刺病理及免疫组合

总结与思考

　　患者为中年男性，有 10 余年的克罗恩病病史，长期反复炎症，IBD 合并肠道肝样腺癌，该病罕见。研究发现，IBD 容易合并消化道肿瘤，UC 10 年病程的合并 CRC 的风险约 2%，20 年病程的约 8%，30 年以上病程的约 18%。CD 患者发生小肠腺癌的风险是非 CD 患者的 46 倍。小肠肝样腺癌（hepatoid adenocarcinoma，HAC）是临床上少见的一种消化道癌。HAC 同时具有腺癌和肝细胞癌样分化特征，AFP 升高是其一个常见表现，发现时多已属晚期。肿瘤的早期血管内增殖，解释其预后不良，发现时多已属晚期，预后差，平均生存期为 10～18 个月，1、3、5 年生存率分别为 37.5%、12.5% 和 8.3%。另外，对有反复肠道狭窄症状的 CD 患者应关注肿瘤的监测，应适时行外科手术治疗。

专家点评

　　该病例为中年男性，反复腹痛、腹泻 11 年。曾 3 次因症状反复且逐渐加重住院治疗。并因病情进展分别于 2021 年、2022 年经历 2 次手术，最终诊断为肝样腺癌并肝转移。虽然患者最后明确诊断为临床少见的肠道恶性肿瘤，但对于一个病史较长且病情逐渐进展的中年患者来说，我们临床医生应该从该病例中借鉴以下几点：①详细询问病史，特别是患者院外的诊疗过程，对全面了解病情及做出正确诊断是非常重要的；②患者住院前的诊断可以作为本次住院的参考，但还需要结合患者此次住院时病情特点，入院后的辅助检查做出必要的修正诊断，并严格掌握用药的适应证；③患者第 1 次手术的病理诊断对最后确诊具有重要的参考价值，同时患者辅助检查与既往的不同之处，均应引起临床医生的高度重视；④患者的随访，尤其是症状进展以及患者用药的依从性，对我们全面掌握病情、评价疗效以及指导今后治疗都具有重要意义。

山西医科大学第一医院　霍丽娟

Case 35

结肠 EB 病毒相关性 T/NK 细胞淋巴组织增殖性疾病一例

／汪欢　华中科技大学同济医学院附属协和医院／

病　史

患者，男性，49 岁，因"发热 3 月余，间断腹痛 1 月余"于 2020-11-09 就诊于华中科技大学同济医学院附属协和医院消化内科。

3 个月前，患者无明显诱因出现发热，多发于下午或夜间，多为 37 ～ 38℃，伴食欲下降、盗汗、乏力；1 个月前，开始偶发脐周疼痛，多发于进食后，间或出现体温可高达 39.5℃，自服"布洛芬胶囊"后可缓解。2020-09-26 至当地医院就诊；2020-09-28 外院肠镜（见图 35-1）示结肠多发溃疡（TB ？ CD ？）；病理示：回盲部、升结肠黏膜慢性炎症伴急性炎，病灶见可疑肉芽肿结构。给予头孢等抗感染治疗后发热好转，出院诊断为肠结核；2020-10-02 开始，予以"利福喷丁、异烟肼、乙胺丁醇"等抗结核治疗至今，服药后患者仍间断发热和腹痛，2020-11-09 就诊于我科，门诊以"结肠溃疡"收入我科。自发病以来，患者精神睡眠差，食欲尚可，大小便正常，体重下降 7kg。既往史：无特殊。

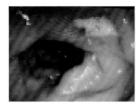 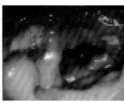 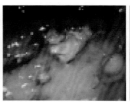 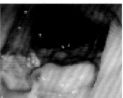

回肠末端未见异常；回盲部、升结肠、横结肠、降结肠、乙状结肠和直肠多发不规则溃疡，白苔附着，周边黏膜充血肿胀。

图 35-1　2020-09-28 外院肠镜

▶ 入院查体

T 36.8℃，P 80 次 /min，R 16 次 /min，BP 123/83mmHg，H 175cm，WT 60kg，

BMI 19.59kg/m²。贫血貌，全身皮肤巩膜无黄染。双肺呼吸音清，未闻及干湿啰音。心率 80 次 /min，律齐，未闻及杂音。腹部外形正常，全腹柔软，无压痛及反跳痛，腹部未触及包块，肝、脾肋下未触及，肾脏未触及。移动性浊音阴性。

▶ **入院实验室检查**

血常规：WBC 2.9×10^9/L，NEUT# 1.76×10^9/L，淋巴细胞 0.8×10^9/L，RBC 3.75×10^{12}/L，Hb 103g/L，HT 31.9%。CRP 19.5mg/L，ESR 12mm/h，粪钙卫蛋白 267μg/g，PCT 0.84ng/mL。

感染相关：大便培养细菌连续三次均阴性，大便涂片找真菌（－）；病毒相关：乙肝病毒、丙肝病毒、艾滋病毒、梅毒（－）；肠病毒、柯萨奇病毒、CMV 病毒抗体（－）。结核相关：结核抗体（－），LAM（－），38KD（－），16KD（－）；结核 T-SPOT（－），抗原 A 的斑点数 4，抗原 B 的斑点数 3；PPD 试验（－）。肿瘤标志物阴性。ENA、免疫球蛋白、ANCA、类风湿因子均阴性。

▶ **影像学检查**

肺部 CT：1.双肺下叶少许纤维灶及胸膜粘连；2.右肺中叶小钙化灶。小肠 CTE（见图 35-2）：回盲部、横结肠、乙状结肠及直肠可见多发管壁增厚、强化，管腔稍窄，以横结肠为著，其周围脂肪间隙尚清晰，未见明显肿大淋巴结，考虑为炎性病变可能。

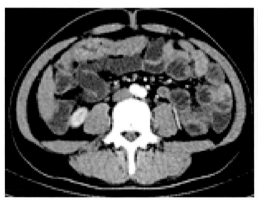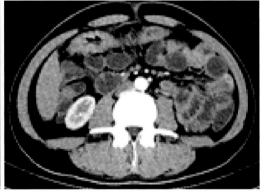

回盲部、横结肠、乙状结肠及直肠可见多发管壁增厚、强化，管腔稍窄，以横结肠:著，其周围脂肪间隙尚清晰，未见明显肿大淋巴结，考虑:炎性病变可能。小肠未见明显异常。

图 35-2 影像学

外院病理切片会诊（见图 35-3）：（回肠末端、回盲部、升结肠，横结肠及降结肠）多灶性溃疡，黏膜改变不明显，轻 - 中度慢性炎症细胞浸润。药物、感染及炎性肠病等均可出现类似改变。

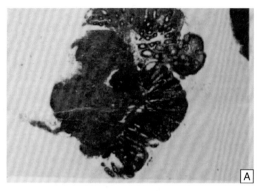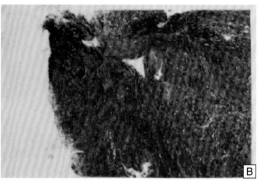

A:（回盲部、升结肠、横结肠及降结肠）不同部位黏膜隐窝排列尚规则，未见明确扭曲及分支，仅（回盲部）局灶稍呈息肉状，固有层内见中等量混合炎性淋巴细胞浸润，伴溃疡形成，未见明确肉芽肿性病变。特殊染色：抗酸染色未见明确阳性杆菌，革兰染色、PAS及银染均阴性。B:（回肠末端）绒毛稍萎缩伴活动性炎。

图 35-3　外院病理切片会诊

诊治经过

患者入院后予以抗感染治疗，先后予以左氧氟沙星、美罗培南、头孢哌酮舒巴坦＋奥硝唑治疗，同时予以更昔洛韦抗病毒。患者仍反复发热，PCT恢复正常，但CRP持续高，查EBV-DNA（全血/细胞内）$3.53×10^5$拷贝/mL，EBV-DNA（血浆/细胞外）$5.29×10^3$拷贝/mL；血需氧菌和厌氧菌培养、真菌G＋GM试验、疟原虫、肥达试验均阴性。复查结肠镜（见图35-4）提示回盲瓣口环形溃疡，升结肠、横结肠见多发溃疡，溃疡形态多样，呈类圆形浅平溃疡；或深凿样，纵向溃疡；或巨大环周深溃疡，底部无苔，呈新鲜肉芽样组织改变，周边黏膜略呈堤样隆起。考虑慢性活动性EB病毒感染，不除外淋巴瘤可能。进一步完善骨髓穿刺及活检，未见明显异常。完善全身糖代谢PET-CT显像提示，横结肠管壁增厚，浆膜面模糊，中份局灶性代谢异常增高，延迟显像代谢进一步增高；周围小淋巴结增多，代谢无异常增高。不除外恶性肿瘤性病变，建议进一步结合肠镜活检结果。

我院病理常规（见图35-5）示：送检肠黏膜活检组织形态基本一致，黏膜表面略不平，隐窝结构尚规则，黏膜全层小淋巴细胞、浆细胞及少量中性粒细胞浸润伴多灶溃疡形成；进一步免疫组化染色CD3及CD20示小淋巴细胞以T/NK细胞为主，此群细胞表达：CD2（＋），CD7（＋），CD56（＋），CD5（－），CD4（－），CD8（－），CD30（－），Gran B（＋），TIA-1（＋），LMP1（－），EBNA2（＋），

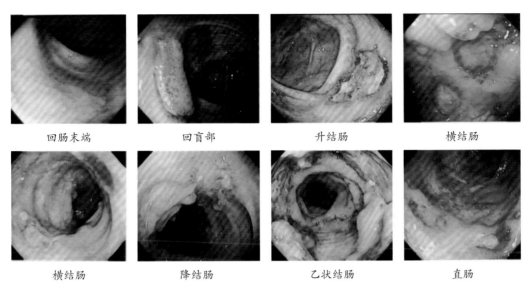

|回肠末端|回盲部|升结肠|横结肠|
|横结肠|降结肠|乙状结肠|直肠|

结肠镜：回肠末端黏膜光滑。回盲瓣肿胀充血，无变形狭窄，瓣口周边见环形溃疡，升结肠、横结肠见多发溃疡，溃疡形态多样，呈类圆形浅干溃疡，或深凿样，纵向溃疡；或巨大环周深溃疡，底部无苔，呈新鲜肉芽样组织改变，周边黏膜略呈堤样隆起。肛门未见异常。

图 35-4　内镜

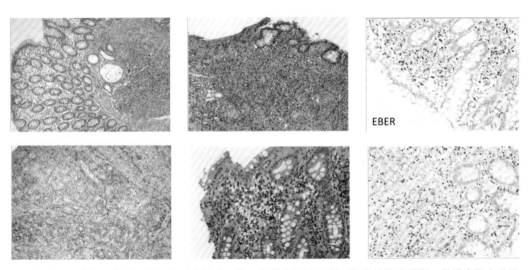

结肠镜病理：送检肠黏膜活检组织形态基本一致，黏膜表面略不平，隐窝结构尚规则，黏膜全层小淋巴细胞、浆细胞及少量中性粒细胞浸润伴多灶溃疡形成；原位杂交检测 EBV：EBER（＋，200 个 /HPF）；EB 病毒感染的 T/NK 细胞以小淋巴细胞：主，仅溃疡内局灶细胞略增大，胞质透亮，但无明显异型性，增殖活性不高，考虑：T/NK 细胞交界性病变。

图 35-5　结肠镜病理

Ki67（LI: 5%）；原位杂交检测EBV：EBER（＋，200 个/HPF）；CD3 ＋ EBER 及 CD79a ＋ EBER 双染提示 EBV 主要感染 T/NK 细胞。TCR 未检出克隆性重排条带，考虑增生细胞为 NK 细胞来源或为多克隆性 T 细胞。

经病理科全科讨论：目前 EB 病毒感染的 T/NK 细胞以小淋巴细胞为主，仅溃疡内局灶细胞略增大，胞质透亮，但无明显异型性，增殖活性不高，考虑为 T/NK 细胞交界性病变。（回肠末端、回盲部、升结肠、横结肠远端及横结肠近端活检组织）EBV 相关性 T/NK 细胞淋巴组织增殖性疾病，符合系统性慢性活动性 EB 病毒感染，T/NK 细胞型，2 级（交界性）。

结合病史和各项检查，该患者最终诊断为：结肠 EBV 相关性 T/NK 细胞淋巴组织增殖性疾病。请血液科会诊，考虑患者目前未达到 T/NK 淋巴瘤诊断标准，利妥昔单抗或其他化疗方案依据不足，建议先予以地塞米松联合环孢素治疗。经治疗后患者精神食欲好转，体重增加；口腔溃疡愈合，发热、腹泻缓解；CRP、ESR 恢复正常，好转出院。出院后继续口服强的松和环孢素。出院后患者未规律复诊，2021-02-22 因饮食不当，突发剧烈腹痛，于当地医院诊断为肠穿孔，行急诊手术，术后病情急转直下继而死亡。死亡后外院借切片于我院病理会诊（见图 35-6）示：（横结肠）符合结外 T/NK 细胞淋巴瘤伴广泛溃疡穿孔。

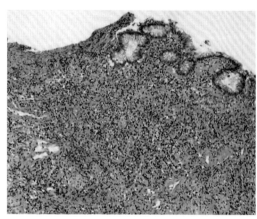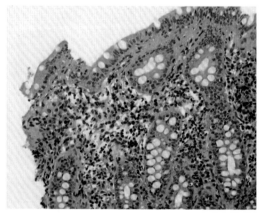

（横结肠）广泛溃疡，表面未见结肠黏膜，局部穿过固有肌层达浆膜下层，固有肌层浅层见少量小到中等大的不整形淋巴细胞散在浸润，浆膜下则：混杂的浆细胞、淋巴细胞反应。免疫组化染色示该不整形淋巴细胞：CD20（－），CD3（＋），CD5（－），CD56（＋），TIA1（＋），Ki67（LI: 50%），CD21（－），CD30（＋）；原位杂交 EBER（＋）。

图 35-6　死亡后外院借切片病理会诊

总结与思考

ENKL 是 NHL 中的一种少见的特殊类型。由于影像学表现、内镜检查缺乏特异性，确诊必须依赖于组织病理学检查和充分的免疫表型分型。肠镜下组织活检是早期诊断该病的有效方法，但往往因活检取材较浅、组织较少，难以发现肿瘤细胞。因此，常需多次深取活检，甚至需手术获取标本进行检查方能明确诊断。

专家点评

结外 T/NK 细胞淋巴瘤（extranodal T/NK-cell lymphoma，ENKL）有部分和 EB 病毒感染相关。免疫功能缺陷可能是结外 T/NK 细胞淋巴瘤发病的潜在因素，此外致瘤病毒的感染也可以促进本病的发生，如 EB 病毒感染可以诱发 T/NK 细胞淋巴瘤。EB 病毒相关性 T/NK 细胞淋巴瘤也经常发生在免疫功能低下的个体，鼻腔是 T/NK 细胞淋巴结最常见的结外原发部位，但是肠道也会有 EB 病毒相关性 T/NK 细胞淋巴瘤。

肠道 EB 病毒相关性 T/NK 细胞淋巴瘤会呈现不典型的临床、结肠镜表现，常常会使临床医生感到困惑，导致误诊和延误治疗。肠道 EB 病毒相关性 T/NK 细胞淋巴瘤内镜下多表现为多发性和多形状的溃疡，类似于克罗恩病溃疡的节段性分布特征不甚明显，溃疡在形状、深度和大小上各异。慢性活动性 EB 病毒感染性肠炎患者中也观察到类似的溃疡。这些溃疡缺乏克罗恩病或肠结核的典型特征，如纵向或横向溃疡以及鹅卵石状外观。然而，在结肠镜检查中仍存在其他一些非典型表现，如小肠绒毛弥漫性萎缩和红斑，部分表现类似于肠道白塞病的火山口样表现。至于肠道 CT 或者磁共振检查，节段性壁增厚很常见，与克罗恩病和肠结核相似，难以鉴别。

EB 病毒感染可能导致传染性单核细胞增多症以及恶性肿瘤（如鼻咽癌、Burkitt 淋巴瘤和肠道 EB 病毒相关性 T/NK 细胞淋巴瘤等）。EB 病毒感染的血清学检测包括 EB 病毒抗体和 EBV-DNA。由于 EB 病毒感染了 90% 以上的人类并且在他们一生中持续存在，大多数人会产生 EB 病毒抗体。然而，有些患者可能缺乏血清 EBV-DNA 复制，但 EBER 呈阳性。EBER 原位杂交提示组织中存在 EB 病毒感染细胞，EBV 能在疾病早期在肠道组织被检测，因此检测 EBER 似乎更为重要。通常认为，显示 50 个 /HPF 以上的 EBER 具有临床意义，此病例 EB 病毒感染的 T/NK 细胞以小淋巴细胞为主，仅溃疡内局灶细胞略增大，胞质透亮，但无明显异型性，增殖活性不高，考虑为T/NK细胞交界性病变，并且符合50个/HPF以上的标准。

总之，肠道EB病毒相关性T/NK细胞淋巴瘤可能表现为多发、多形和节段性肠道溃疡，但患者未必伴有发热、淋巴结肿大和肝脾肿大。如果考虑到与EB病毒相关的T/NK细胞淋巴瘤，应进行血清EBV-DNA检测，并应仔细分析活检获取的组织是否EBER标记阳性。

上海交通大学医学院附属仁济医院　沈　骏

Case 36

长病程多发性骨髓瘤广泛消化道累及一例

／张倩　沈祥国　上海市吴淞中心医院／

病 史

患者，男性，49岁，因"反复贫血、低蛋白血症伴小肠炎13年"于2022-10-27收入我院。2009年，患者发现贫血，Hb最低52g/L，ALB 19g/L，病程中无腹痛、腹泻，无黏液血便，无恶心呕吐，无发热等，肠镜提示回肠末端溃疡狭窄，诊断"克罗恩病？"，予以美沙拉秦口服治疗。2013年，外院经口小肠镜：十二指肠、空肠弥漫性病变。2014-04-24，外院胃镜病理：见大量嗜酸性粒细胞浸润，故诊断"嗜酸性胃肠炎"，予以长期激素口服，此期间Hb、ALB基本正常。后患者偶有排便不成形，2019年1月，外送检测提示DGP IgG、IgA阳性，修正诊断为"乳糜泻"，停用激素，予以去麸质饮食，病情逐步加重。2021年，复查乳糜泻抗体阴性，否定乳糜泻诊断，停止去麸质饮食，考虑"蛋白丢失性肠病"。同期，患者病情恶化，出现剧烈腰背痛，无法自行起床，间断发热；2022年，外院发现尿蛋白阳性，WES检测阴性，脊柱骨盆MRI提示广泛骨质异常信号影。患者已婚未育，无手术史、过敏史，否认风湿免疫疾病，否认结核患者接触史，否认急慢性感染疾病、肿瘤史及家族史。

▶ 入院查体

T 37.1℃，P 78次/min，R 18次/min，BP 125/86mmHg，BMI 14.53kg/m^2。表情淡漠，反应迟钝，双肺、心脏听诊无殊，肠鸣音3～4次/min，腹软，腹部无压痛，无反跳痛，墨菲征、肝区叩击痛阴性，肝、脾肋下未触及，双下肢无水肿。

▶ 实验室检查

2009-03-04血常规：Hb 52g/L，PLT 416×10^9/L，MCV 53FL，MCH 16pg，MCHC 301g/L。生化：ALB 19g/L，肝肾功能正常。大便常规：OB＋。2013年12月，T-SPOT阴性。

▶ **影像学检查**

2009-03-10 肠镜：回肠末端黏膜充血，多发散在溃疡，大小约 0.5cm×0.5cm，表面覆白苔，肠腔相对狭窄，回盲瓣唇形，结肠未见明显异常。肠镜病理：（回肠末端）急慢性炎，局灶糜烂，局部固有膜充血。

2013 年 12 月 T-SPOT 阴性。小肠增强 CT：回盲部及回肠末端、胃窦下方及十二指肠肠壁病变。胃镜：胃窦炎（充血渗出型，重度），十二指肠降段隆起增生性病变。肠镜：回盲瓣炎性狭窄。肠镜病理：（回盲部）黏膜急慢性炎。经口小肠镜：十二指肠、空肠弥漫性病变。病理：（十二指肠降部）黏膜慢性炎症，部分区腺瘤样改变。

2014-04-22 胃镜（见图 36-1）：胃窦炎（充血渗出型 重度），十二指肠降段隆起增生性病变伴狭窄（性质待定）。胃镜病理：（十二指肠降段）黏膜慢性炎伴大量嗜酸细胞浸润。

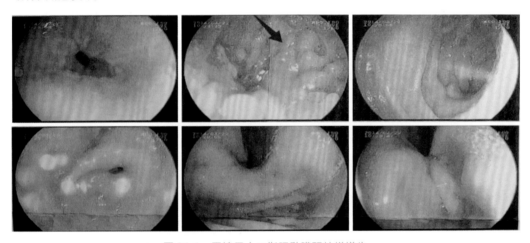

图 36-1　胃镜示十二指肠黏膜颗粒样增生

2018-04-20 胶囊内镜：全小肠检查时间 3 小时 48 分，从十二指肠降段开始所见肠黏膜粗颗粒样改变，散在形态各异小溃疡。空肠黏膜粗糙肿胀，见形态各异溃疡，多呈纵向狭长状，局部肠腔狭窄。回肠黏膜更加充血水肿，溃疡呈大片状，溃疡间黏膜为淋巴管扩张表现，并见一处肠段呈糜烂纵向溃疡伴明显狭窄，肠黏膜剥脱渗血明显，诊断：十二指肠及小肠多发溃疡伴节段性狭窄。

2019-01-22 乳糜泻抗体检测：htTG IgA 阴性，Gliadin IgG 阴性，Gliadin IgA 阴性，DGP IgG 阳性，DGP IgA 阳性。

2021年9月：Hb 69g/L，ALB 17.3g/L。尿常规：尿蛋白（2＋）。基因测序，未见有意义变异。腰椎MRI：L_4、L_5椎体，骨盆及右股骨上段多发异常信号影，伴骨盆及臀部软组织广泛肿胀征象。

2021-12-07胃镜（见图36-2）：十二指肠黏膜增生性改变，胃窦炎（充血渗出型，重度），胃底憩室，伴萎缩改变。胃镜病理：（十二指肠降段）黏膜绒毛萎缩，杯状细胞减少，黏膜内较多淋巴细胞、浆细胞、嗜酸性粒细胞。

2022-09-28肠镜（见图36-3）：回盲瓣畸形，内镜无法通过，直肠黏膜炎症。

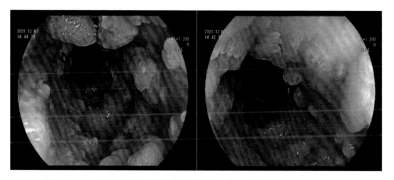

图 36-2　患者胃镜显著的特征为十二指肠黏膜多发颗粒样表现

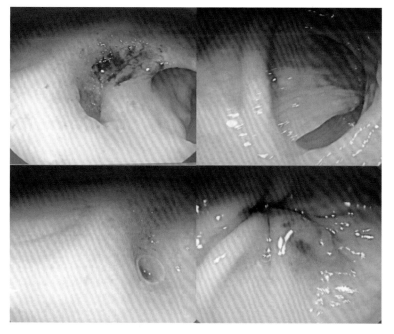

图 36-3　肠镜见回盲部畸形，直肠炎

诊治经过

患者入院后完善相关检查，予以营养支持、止痛等治疗。

2022-10-28 血常规：Hb 65g/L，MCH 31.3pg，MCHC 300g/L，MCV 104.3fL。CRP 133.7mg/L，ESR 107mm/h。免疫球蛋白均低于正常值。生化：ALB 25.3g/L，肌酐 121μmol/L，钙 3.27mmol/L，碱性磷酸酶 215U/L。IL-6 182.47pg/mL。钙卫蛋白：159.50μg/g。24 小时尿蛋白定量：2800mg/L。免疫固定电泳阳性。尿本周蛋白、自身抗体谱、抗肝抗体谱阴性、T-SPOT、病毒学筛查等均阴性。骨密度：重度骨质疏松。

结合患者症状及血液学指标，考虑诊断为"多发性骨髓瘤"累及消化道、肾脏可能，需要与同样会累及全身系统的淀粉样变性相鉴别。

淀粉样变性是蛋白质组成的原纤维在细胞外组织沉积，导致组织损伤和器官功能障碍的一系列疾病，常可累及肾脏、心脏、肝脏及消化道，诊断需结合病变部位活检，典型组织病理学表现为刚果红染色阳性，该患者既往小肠镜病理刚果红（一），故暂不考虑。与血液、肾内科联合MDT，拟行骨髓穿刺检查。

在骨穿前，2022-10-31 患者夜间突发剧烈骨痛，伴有明显腹痛，无排便、血尿等。急查血常规：Hb 45g/L，当日输注红细胞悬液 4U 后复查 Hb 升至 92g/L。患者病情稳定后予以骨髓穿刺，并完善特殊辅助检查。

2023-11-02 我院骨穿涂片：浆细胞 1%。白血病、淋巴瘤免疫筛选：CD38 高表达，浆细胞轻链λ限制性表达。骨穿液免疫分型：骨髓见 11.3% λ型轻链限制性的异常浆细胞。颅脑MR平扫：颅骨信号欠均匀。腰椎MR增强：腰椎椎体及附件广泛异常信号影。附见：所见骶椎、胸椎异常信号影；两侧髂骨及其旁软组织异常信号影（见图 36-4）。

2022-11-05 再次发作骨痛，伴腹痛、腹泻，腹泻次数逐步增多，粪便开始呈黄色糊状便，当日输注 30% 脂肪乳后见脂肪便。复查血指标 Hb 66g/L，ALB 20.5g/L，钙卫蛋白 226μg/g，予以输注红细胞悬液 2U，ALB 20g/d 治疗。

2022-11-07 患者骨穿病理报告显示：浆细胞约占骨髓有核细胞 20%，增生浆细胞λ呈限制性表达，考虑浆细胞瘤，染色体未见异常。患者最终诊断为"多发性骨髓瘤，轻链λ型 aMM，DSS 分期 Ⅲ 期，ISS 分期 Ⅲ 期"。

2022-11-08 血液科开始给予地塞米松 10mg qd 治疗，患者腹泻、脂肪便等情况明显好转。

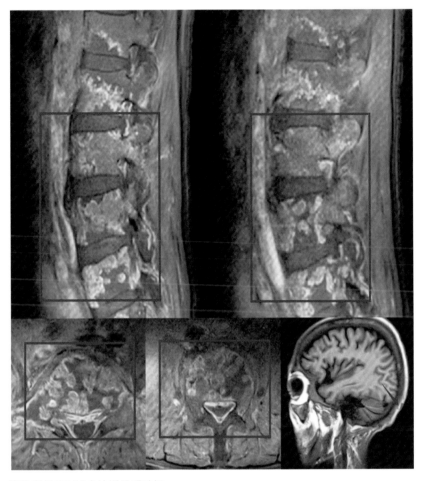

影像学提示MM虫蚀样骨质破坏。

图 36-4　影像学

2022-11-14 复查 Hb 81g/L，钙卫蛋白 33.71μg/g，ESR 8mm/h，CRP 18.1mg/L，IL-6 41.3pg/mL。

2022-11-14 起，予以"硼替佐米＋地塞米松"方案化疗；2023-01-16，在局部麻醉下行经皮椎体成形术（$L_2＋L_5$），术后可自主活动。至目前患者精神、体力、食欲显著改善，每天 1 ～ 2 次糊状便，Hb 在 95 ～ 115g/L 之间，ALB水平稳定在 30g/L 以上，无须静脉补充 ALB。

2023-06-08 患者复查经口、经肛小肠镜（见图 36-5）：十二指肠水平段狭窄，颗粒样增生显著消失；发病以来第一次进入回盲瓣，可见狭窄及部分纵向白苔。

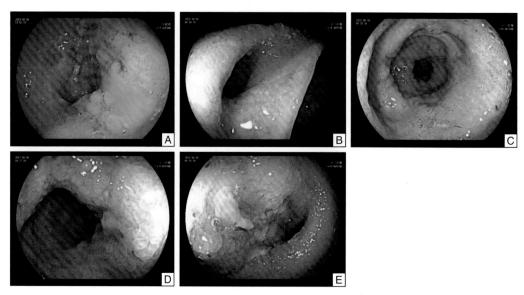

A：经口小肠镜示化疗后十二指肠水平段狭窄、颗粒样增生显著消失；B～E：经肛小肠镜可见变性回盲瓣，回肠末端狭窄及多发纵向溃疡。

图 36-5　内镜图像

总结与思考

多发性骨髓瘤（multiple myeloma，MM）的典型特征为浆细胞肿瘤性增殖，并产生单克隆（monoclonal，M）免疫球蛋白，根据血清M成分的不同，可分为IgG型、IgA型、IgD型、轻链型、双克隆型以及不分泌型。浆细胞在骨髓内增殖，可导致广泛溶骨性骨质破坏。在诊断MM中，定义性事件包括血钙升高、肾功能不全、贫血和骨骼疾病。轻链型MM缺乏血清某一型免疫球蛋白显著升高的特征，增加了临床诊断难度，这也是该病例确诊困难的部分原因。

针对该病例，重点讨论两方面内容。

第一，肠道炎症、溃疡性疾病始终需要考虑全身系统性疾病在消化道累及的可能性，风湿、血液、基因、染色体等相关疾病关联度较高。该患者先后被误诊为克罗恩病、嗜酸性胃肠炎、乳糜泻，皆因为局限于单次检查结果，且依靠不典型症状，只考虑肠道相关疾病，没有思及系统性疾病累及消化道可能。该患者除去典型的MM系统性临床表现，关键点在于通过住院期间两次临床发作及治疗后转归，确认了肠道炎症与MM之间的关联性。患者病情发作时无活动性出血情况下Hb及ALB迅速自发性下降与剧烈腹痛同步发作、同步缓解，第二次发作后肠道黏膜通透性增加，静脉输注脂肪乳进入肠道出现脂肪泻，治疗后症状缓解，继续静脉输注脂肪乳情况下脂肪泻消失，明确了肠道病灶与系统性疾病的关联性。

第二，消化科医生重点在于关注浆细胞疾病（MM/系统性淀粉样变）在内镜下的表现，便于诊断及鉴别诊断。该患者典型的十二指肠/全小肠黏膜颗粒样增生表现，多发节段性狭窄及纵向溃疡，是典型的消化道淀粉样变内镜下表现，文献中类似表现多见，不再赘述。消化道淀粉样变还可以累及肠道黏膜血管导致出血，主要表现为黏膜血管迂曲扩张伴自发性出血（见图 36-6A）；以及肠道黏膜下淀粉样物质沉积导致黏膜苍白肿胀（见图 36-6B）。熟练掌握消化道淀粉样变的各种表现，有助于早期及时诊断该类疾病。

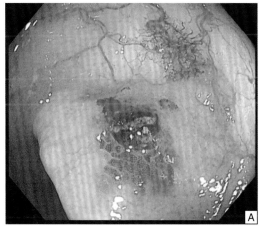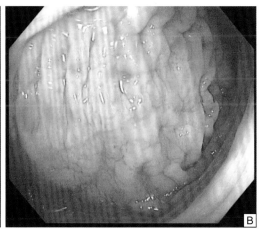

A: 全消化道淀粉样变患者，骨穿异型浆细胞占比 6% 可见结肠多发黏膜血管迂曲扩张伴自发性出血；
B: 同一患者，乙状结肠黏膜苍白肿胀，病理刚果红染色阳性。

图 36-6　内镜

专家点评

该病例经过作者所在单位多学科讨论及治疗随访，确诊多发性骨髓瘤累及胃肠道，从而使患者得到有效治疗，体现了作者单位较高的诊断水平。

患者自起病历经 13 年才得以诊断，诊断时已是多发性骨髓瘤晚期，期间误诊为克罗恩病、嗜酸性粒细胞性胃肠炎、乳糜泻，弥足可惜。痛定思痛，我们更应借助该案例反思误诊原因，避免类似情况再次发生。肠道溃疡的鉴别诊断复杂，病因多样，应该结合临床表现、实验室检查、影像学及内镜和病理综合分析去获取诊断。上述患者被误诊的三种疾病，慢性腹泻是最常见临床表现，尤其乳糜泻应具备慢性腹泻方可诊断。患者在 2009 年起病时无腹痛、腹泻，2022 年病史里患者否认腹痛腹泻、黏液血便病史。患者 13 年的病史中无慢性腹泻，仍被误诊，更体现了当时接诊医师在肠道溃疡的鉴别诊断中步入了"只见树木，不见森林"的误区，犹如盲人摸象。起初仅凭内镜发现肠道溃疡，就考虑克罗恩病，后凭借活检见嗜酸性粒细胞增多，就诊断嗜酸性粒细胞性胃肠炎，而后又仅凭血清学抗体阳性，就诊断乳糜泻。这提示消化科医师在面对肠道溃疡患者时，务必重视临床表现，继而综合分析实验室检查、影像学及内镜和病理结果，乃至依据治疗随访而获取正确的诊断。

肠道溃疡可由系统性疾病累及胃肠道引起，该患者起病之初，以重度贫血就诊，无活动性出血，当时肠镜所见回肠末端多发散在小溃疡，较难解释重度贫血，若能抓住该疑点进一步检查骨髓，或可早点发现诊断线索。

肠道溃疡的诊断与鉴别诊断，体现临床思维，应以临床表现为基础，在此基础上进行系统的实验室检查，完备的影像学检查，以及胃镜、结肠镜检查并酌情多处多块活检，进行综合分析，这样才能最大限度地避免误诊和漏诊。

山东大学齐鲁医院　左秀丽

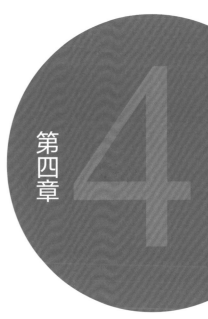

第四章

其他疾病

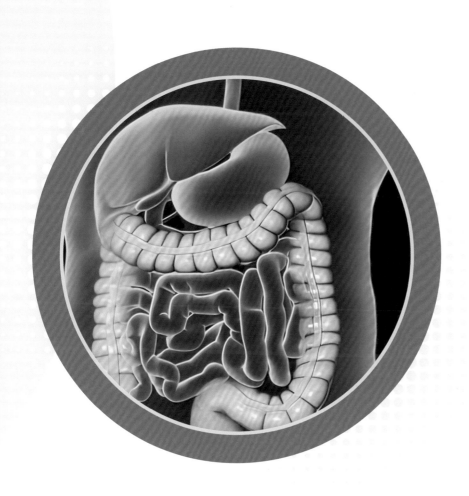

Case 37

再生障碍性贫血－阵发性睡眠性血红蛋白尿综合征一例

／熊洋洋　浙江大学医学院附属第一医院／

病　史

患者，女性，44岁，因"反复腹痛3月余，加重伴黑便4天"于2019年9月入浙江大学医学院附属第一医院。3个月前，患者无诱因出现下腹阵发性隐痛，NRS评分3～4分，伴里急后重，黄色稀糊便，3～4次/d，4天前腹痛加重，解少量柏油样便3次，当地医院查血常规：WBC 2.0×10^9/L，N% 54.1%，HB 89g/L，PLT 98×10^9/L；大便常规：OB（＋），WBC、RBC（－）。当地予以抑酸、护胃治疗，症状无缓解。既往确诊再生障碍性贫血（aplastic anemia，AA）8年，剖宫产术后，否认高血压、糖尿病、冠心病等。否认关节痛、皮疹、脱发、肛瘘等。个人史、婚育史、家族史无殊。

▶ 入院查体

贫血貌；浅表淋巴结未及肿大，心肺听诊无殊；腹软，下腹见剖宫产手术瘢痕，无压痛反跳痛，未触及明确包块，肠鸣音4～5次/min；双下肢无浮肿。

▶ 实验室检查

血常规：WBC 2.9×10^9/L，N% 60.1%，HB 88g/L，PLT 106×10^9/L；

大便常规：OB（＋）；

尿常规：隐血＋，蛋白质＋，RBC 25.3/μL；CRP 18.27mg/L，ESR（－）；

生化：ALB 36.6g/L，LDH 820U/L，K 3.04mmol/L；

凝血功能：D-二聚体9654μg/L FEU，PT、APTT、INR（－）；Pro-BNP 356pg/mL。

▶ 影像学检查

2019-09-23 腹部增强CT（见图37-1）：左上腹和右下腹小肠肠壁节段性增厚伴周围渗出性改变，强化明显；门脉左支及脾静脉血栓形成；脾大。

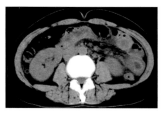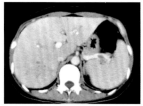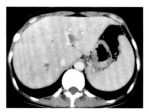

图 37-1　腹部增强CT

2019-09-24 胃镜（见图 37-2）：慢性非萎缩性胃炎伴糜烂，胃窦片状毛细血管扩张；病理：（胃窦）黏膜慢性轻度浅表性炎，HP（－）。

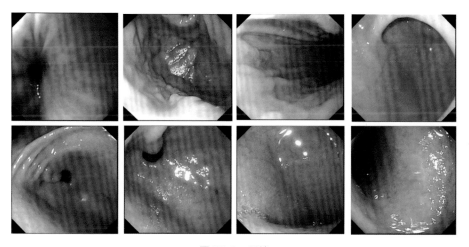

图 37-2　胃镜

2019-09-24 结肠镜（见图 37-3）：进镜至回肠末端约 10cm，所见回肠末端、结肠、直肠未见明显异常。

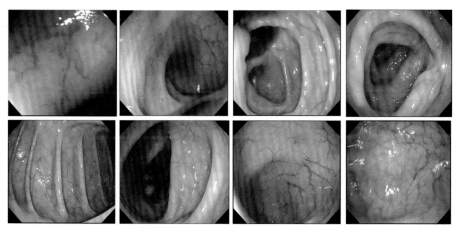

图 37-3　结肠镜

2019-09-25 胶囊内镜（见图 37-4）：胃窦片状毛细血管扩张；小肠中上段多发不规则溃疡，表覆黄苔，周围黏膜呈增生性改变。

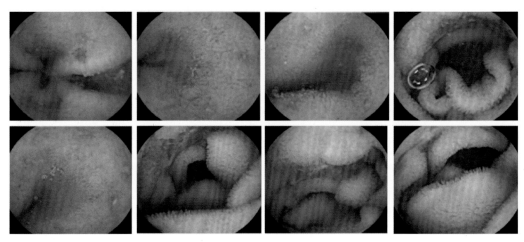

图 37-4 胶囊内镜

诊疗经过

患者中年女性，慢性病程，腹痛、黑便起病，炎症指标、LDH升高，CT提示肠壁增厚、静脉血栓形成，小肠多发不规则溃疡。既往AA、剖宫产史。首先考虑缺血性肠病。

静脉血栓形成病因分为遗传性和获得性：①遗传性静脉血栓形成原因包括：V因子Leiden突变；凝血酶原基因突变；S蛋白缺乏症；C蛋白缺乏症；抗凝血酶缺乏症；其他可能的遗传性血友病因，如肝素辅助因子Ⅱ缺乏、纤溶酶原缺乏症、血纤维蛋白原过多症、ⅩⅡ因子缺乏症等。②获得性静脉血栓形成原因包括：中心静脉和外周置管、手术；恶性肿瘤；创伤、长期卧床；高龄、肥胖、妊娠；药物，如避孕药、糖皮质激素、沙利度胺、氨甲环酸等；心血管疾病，如动脉粥样硬化、心力衰竭等；呼吸系统疾病，如阻塞性睡眠呼吸暂停综合征、活动性肺结核、哮喘等；消化系统疾病，如肝病、IBD等；肾脏疾病，如慢性肾脏病、肾病综合征、肾移植等；血液系统疾病，如肝素诱导的血小板减少症、高黏滞综合征（高纤维蛋白原血症、高球蛋白血症、真性红细胞增多症、镰状细胞病、WBC明显升高的髓样/单核细胞白血病）、骨髓增生性肿瘤（真性红细胞增多症、原发性血小板增多症）、阵发性睡眠性血红蛋白尿等；风湿系统疾病，如抗磷脂综合征、类风湿性关节炎、ANCA相关血管炎等；内分泌系统疾病，如高同型半胱氨酸血症、多囊卵巢综合征、卵巢过度刺激综合征等；其他，如脓毒症、慢性牛皮癣、浅表静脉血栓形成、Klinefelter综合征、贫血等。

该例患者既往AA病史，但AA以出血、感染、发热为主，血栓形成非常少见，个案报道AA合并阵发性睡眠性血红蛋白尿（paroxysmal nocturnal hemaglobinnuria，PNH）、感染、溶血性疾病时可出现血栓，因此对该患者血栓形成的病因需进一步排查。

进一步完善检查，甲状腺功能正常；肿瘤标志物CEA、CA199、CA125、CA153、AFP正常；免疫相关指标ANA、ANCA、APS、抗ENA正常；大便细菌、真菌、寄生虫、艰难梭菌毒素检测、志贺菌均阴性；血CMV-IgM、EBV-IgM、CMV-DNA、EBV-DNA、TB-SPOT均（－）；血同型半胱氨酸、蛋白C、蛋白S、抗凝血酶正常；抗人球蛋白试验IgG/IgM/C3/间接＋间接抗人球蛋白试验正常；血红细胞系CD55＋CD59＋57.94%；粒细胞系CD55＋CD59＋52.64%；肺部CT未见明显异常；心脏彩超、双下肢动静脉超声：未见明显异常。骨髓穿刺＋活检，骨髓细胞学：红系增生伴内外铁减少，提示缺铁；骨髓活检病理：造血组织增生低下；白血病免疫分型：未见明显异常的原始或异常幼稚细胞群。

追问病史，患者既往间断酱油色尿数年，晨起明显，结合血CD55、CD59结果，诊断PNH明确。PNH是一种罕见的获得性造血干细胞疾病，主要表现为溶血性贫血、骨髓衰竭、血栓形成。该病是因合成GPI锚蛋白的 PIG-A 基因突变，导致补体调节蛋白C59和CD55缺失，进而诱发。

与AA不同的是，PNH临床主要表现为①血红蛋白尿：酱油色、红茶色，晨起明显；②贫血：溶血和骨髓衰竭所致；③血栓：最严重的并发症和致死的病因，静脉血栓发病多于动脉血栓；④平滑肌肌张力障碍：腹痛、食管痉挛、吞咽困难、勃起障碍等；⑤其他：肾功能不全、肺高压与右心功能不全等。

PNH诊断标准包括：①具有PNH常见临床表现；②实验室检查：具备溶血性贫血特点；Ham实验、糖水实验、蛇毒因子溶血实验、尿隐血（或尿含铁血黄素）中两项以上阳性；流式细胞术检测，CD59－和或CD55－细胞≥10%，或Flaer检测阳性，最具诊断价值；③除外其他类型的溶血性贫血。若无流式细胞检测条件，诊断PNH应至少满足①、②项；若临床表现符合，实验室检查结果具备②或③项者可诊断PNH。

该例患者具有PNH常见临床表现，血流式细胞术检测阳性，诊断符合PNH。但AA与PNH是什么关系呢？能否用一元论解释患者病情？

1967年，由Lewis SW等人首次提出AA-PNH综合征，指出AA患者PNH细胞检出率约30%。而且AA-PNH综合征多见于成人发病，儿童较为罕见。AA-PNH综合征具有自己的疾病特点，与PNH而言，AA-PNII综合征溶血轻微甚至无溶血；与AA相比，可出现类似AA全血细胞减少的临床表现，同时AA-PNH综合征对糖皮质激素治疗效果反应良好。

本例患者2019-10-01加用抗凝治疗，同时予以糖皮质激素治疗，治疗后复查血D-二聚体明显下降，腹部CT提示肠壁增厚明显改善，静脉血栓消失。

总结与思考

PNH是一种罕见的获得性造血干细胞疾病，主要表现为溶血性贫血、骨髓衰竭、血栓形成。本案例得到的诊治启示：①重视临床基本功：病史询问始终是临床诊断的线索，如果起始阶段获知晨起酱油色尿表现，可避免不必要的弯路和检查，更加快速的诊断和治疗；②重视"细枝末节"：全面细致地解析临床中的细枝末节，寻求一元论解释的病因，如患者的脾大、尿隐血阳性和LDH明显升高是无法用AA解释的，其后的原因需进一步排查；③缺血性肠病很多时候需警惕非消化科疾病，注重MDT，共同全面地判断。

专家点评

该例患者中年女性，病程3个月，反复腹痛、黑便及小肠多发溃疡，腹部CT提示肠壁增厚、门脉左支及脾静脉血栓形成，诊断确实首先考虑缺血性肠病，但该例患者有以下几点值得关注。

1.缺血性肠病的鉴别诊断：需注意与各种感染、免疫、肿瘤及药物相关肠病相鉴别。该例患者完善了各项病毒、真菌、寄生虫及结核等感染性疾病筛查均为阴性，ANA、APS、抗ENA抗体及ANCA等免疫相关检查均阴性。各项肿瘤标志物均阴性，胶囊内镜及影像学检查亦提示小肠多发溃疡形成。既往亦无使用特殊药物病史。

2.患者合并AA，与肠病是否相关？血小板减少也可以发生消化道出血，但该例患者血小板计数$98×10^9/L$，并不能解释其消化道出血，故与肠病可能并不相关。

3.为什么会发生静脉血栓，是否与AA相关？AA多以出血、感染为主，血栓形成非常少见，故需进一步筛查静脉血栓原因。本文全面详细列举了发生静脉血栓的各种可能因素，结合该例中年女性患者，需排除各种获得性因素，如风湿免疫系统疾病、肿瘤相关疾病、血液系统疾病、内分泌系统疾病及药物等因素。还需排除 V 因子 *Leiden* 突变、凝血酶原基因突变、S 蛋白缺乏症、C 蛋白缺乏症及抗凝血酶缺乏症等遗传相关疾病。本病例针对以上病因亦做了详细排查，结果血流式细胞术发现血红细胞系：CD55 ＋ CD59 ＋ 57.94%；粒细胞系：CD55 ＋ CD59 ＋ 52.64%；追问病史，患者既往间断酱油色尿数年，晨起明显，且患者尿常规隐血及尿蛋白阳性、LDH 升高，结合血 CD55、CD59 结果，由此诊断 PNH 明确，血栓形成是 PNH 的主要表现之一。

4. AA 与 PNH 是否有关？作者进行了文献复习，提出 AA-PNH 综合征，且发现 AA-PNH 综合征对糖皮质激素治疗效果反应良好。该例患者经抗凝治疗和糖皮质激素治疗后，病情得到明显缓解。

综上，作者从该例患者诊断缺血性肠病、寻找静脉血栓形成原因到最终找到 AA-PNH 综合征，抽丝剥茧，层层分析，找到缺血性肠病背后的元凶是 PNH 导致的静脉血栓，使患者最终得到了有效的治疗，由此强调需要重视问诊、查体等临床基本功，不要忽略一些细节，如 LDH 的显著升高和尿常规的改变，仔细寻找缺血性肠病背后的原因，需注意 MDT，该病例对临床医生很有警示作用。

四川大学华西医院　王玉芳

Case 38

SLCO2A1 基因相关慢性肠病一例

／刘蓉蓓　叶玲娜　曹倩　浙江大学医学院附属邵逸夫医院／

病　史

患者，44岁，女性，因"反复贫血30年，加重伴腹痛半年"于2015-05-16入浙江大学医学院附属邵逸夫医院。1985年，患者因腹部不适当地医院就诊发现中度贫血、低蛋白血症，当地医院予以对症处理，后多次复查，贫血、低蛋白血症持续存在，未进一步诊治。2004年，患者于上海某医院进一步诊治，行小肠插管双重造影示"第五、六组小肠见多处狭窄，局部见裂隙及溃疡"，小肠镜（见图38-1）示"进镜至回肠下段，先后见4处肠腔狭窄，（外套管不能通过），狭窄口可见浅表条状溃疡，覆白苔，其中1处狭窄口可见息肉样增生1处，直径约2mm，活检共4块，质地偏硬，狭窄口周围可见片状纤维组织瘢痕形成。回盲瓣及结肠未见异常"，病理提示回肠黏膜慢性炎，诊断为"小肠型克罗恩病"，予以美沙拉秦治疗，效果不佳；改用泼尼松片治疗有效，半年后停药。2010年，患者因贫血再发再次上海某医院就诊，腹部增强CT示"空回交界及近端回肠多发环形狭窄"，小肠镜示"回肠内见多发溃疡瘢痕，回肠下段可见多处环形狭窄，狭窄口见多发条状溃疡，表面白苔，部分伴有炎性息肉形成"，考虑克罗恩病活动，予以小剂量激素联合硫唑嘌呤治疗，疗效不佳，且硫唑嘌呤不耐受停用，后改用英夫利昔单抗治疗，共使用6次疗效不佳（Hb 6g/dL左右），遂停用，后改为鼻饲肠内营养治疗，效果可，遂患者长期间断使用（Hb维持9g/dL左右）。2015年，患者因"反复贫血30年，加重伴腹痛半年"就诊我院。

▶ **既往史**

既往无糖尿病、高血压病及其他免疫性疾病。

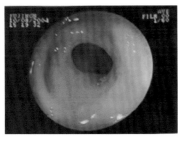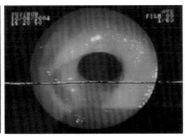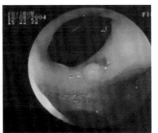

图 38-1　小肠镜

▶ 入院查体

T 36.3℃，P 82 次/min，R 18 次/min，BP 107/66mmHg，疼痛评分 2 分，BMI 19.5kg/m²，神清，精神可，营养一般，轻度贫血貌，浅表淋巴结未及肿大，心肺查体无殊，腹平软，无明显压痛反跳痛，肝、脾肋下未触及，移动性浊音阴性，双下肢无水肿。

▶ 实验室检查

Hb 63g/L，ALB 24.6g/L，超敏 CRP 11.7mg/L，ESR 5mm/h，大便隐血 2＋。肝功能、肾功能、结核、血管炎系列抗体、肿瘤指标、EB 病毒、巨细胞病毒 IgM 和 IgE 抗体均无明显异常。

▶ 影像学检查

腹部 CT 增强（见图 38-2）：盆腔段部分回肠管壁增厚强化，部分肠腔狭窄伴近端肠管扩张。肛管 MR 未见明显异常。

胃肠镜检查：胃镜未见明显异常，肠镜进镜至回肠末端 10cm，所见肠黏膜未见明显异常。

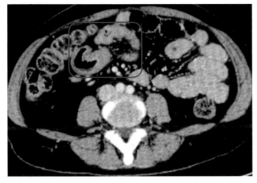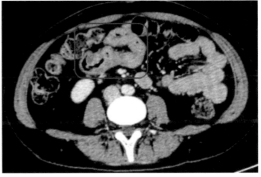

图 38-2　腹部增强 CT

诊治经过

患者慢性病程，幼年起病，反复贫血、低蛋白血症，近期腹痛发作频繁加重，小肠CT提示回肠狭窄扩张，两次小肠镜提示回肠末端狭窄，多种克罗恩病治疗药物无效。考虑患者目前克罗恩病诊断依据不足，需进一步寻找疾病依据，结合患者近半年腹痛频繁且较剧烈，影像提示狭窄扩张明确，予以手术治疗。

术中见：回肠肠壁增厚质韧，系膜增生水肿，部分系膜挛缩，并可见多发短节段环形狭窄，狭窄近端肠管见多发囊状扩张，以距回盲部60～150cm肠管为甚，故予以切除。

大体标本：肠壁明显增厚，肠系膜增生水肿，并可触及肿大淋巴结。肠段可见多发短节段狭窄，狭窄肠壁环形增厚，不能容一指通过；肠黏膜内可见多处环形溃疡，其周围黏膜可见多发囊状隆起，余肠黏膜未见明显异常。

手术病理（见图38-3）：小肠切除标本，小肠黏膜慢性炎，可见小肠黏膜溃疡形成，局灶活动性，黏膜肌和黏膜下层均可见慢性炎细胞聚集，炎症为累及肌层与浆膜层。黏膜肌明显增厚，部分浆膜面可见第四层肌，固有肌水肿。未见肉芽肿等结核改变，未见肿瘤，未见IBD改变。

根据患者术中多发短节段环形狭窄，没有典型的CD的纵向溃疡及系膜侧病变等表现，且术后病理没有CD的证据，手术病理炎症局限于黏膜层及黏膜下层，因此可以基本排除了CD的诊断，诊断考虑隐源性多灶性溃疡性狭窄性肠炎（cryptogenic multifocal ulcerating stenosing enteritis，CMUSE），手术治疗为CMUSE治疗方案之一[1]，遂未予以进一步药物治疗，嘱定期随访。

2016年（术后1年来），患者无腹痛，贫血逐渐恢复。2017年，患者偶有黑便，增强CT未见明显异常，实验室检查提示轻度贫血，予以对症治疗后好转。2021年，患者因反复黑便、贫血加重再次我院就诊，考虑CMUSE复发，予以甲泼尼龙治疗无好转。考虑患者年幼发病，病变部位回肠为主，CMUSE一般好发于空肠，我们需进一步排查*SLCO2A1*基因相关慢性肠病（chronic enteropathy associated with *SLCO2A1* genge，CEAS可能性，遂行全外显子基因检测，结果显示该例患者*SLCO2A1*基因致病突变（见图38-4）并且通过免疫组化证实其编码的蛋白缺失（见图38-5），患者确诊CEAS。

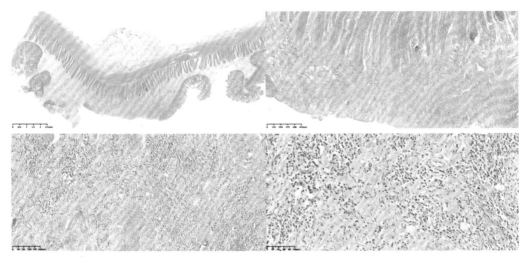

图 38-3　手术病理

基因	染色体位置	变异信息	合子类型	疾病名称	遗传模式	变异来源	变异分类
SLCO2A1	chr3: 133670050	NM_005630.3:c.861+2 T>C	纯合	*SLCO2A1*基因相关慢性肠病[ORPHA:468641] 常染色体隐性遗传性原发性肥大性骨关节病2型[MIM:614441]	AR	NA	致病变异

图 38-4　基因测序

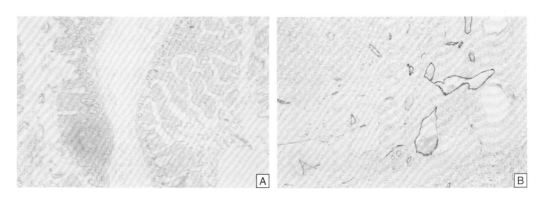

A：该例患者未见*SLCO2A1*基因所编码蛋白着色，提示蛋白缺失；B：正常阳性对照。

图 38-5　免疫组化

总结与思考

*SLCO2A1*基因相关性疾病主要包括原发性肥厚性骨关节病（primary hypertrophic osteoarthropathy，PHO）和CEAS[2]。其中，CEAS主要发生于女性，贫血为最常见的临床表现，其次为腹痛、水肿、腹泻、便血或黑便；同时炎症水平无明显增高；内镜下表现为小肠多发环状、不对称斜形浅溃疡并狭窄形成；病变部位以回肠为主，通常不累及回肠末端，其次为十二指肠、空肠、胃；内镜活检的组织病理学不具有特异性表现[3]。近年来，随着对CEAS的认识，很多临床诊断为CD或CMUSE的患者进行基因检测后发现实际诊断是CEAS。CEAS和CMUSE的临床表现和病理特点极为相似，主要区别点就是CEAS存在患者存在*SLCO2A1*基因突变[4]。其他临床特点上的鉴别点如CMUSE常有空肠受累，且对糖皮质激素治疗反应良好，而CEAS一般最常累及回肠，对激素治疗无反应。还有一个鉴别点是，*SLCO2A1*基因突变可导致PHO，故部分CEAS患者可伴有PHO，CMUSE一般不会合并PHO。

CEAS目前尚无特效治疗，美沙拉秦、糖皮质激素、免疫抑制剂以及生物制剂等常规用于治疗CD的方案，对于CEAS均无明显效果。肠内营养支持或全肠外营养支持对维持症状稳定有一定帮助，但很多CEAS患者最终只能通过外科手术暂时缓解消化道出血和肠梗阻。

CEAS和CMUSE可能存在前列腺素代谢受损的病理过程，类似于非甾体抗炎药相关消化性溃疡，故有学者将这三种疾病称为"前列腺素相关肠病"。与CD相比，这3种引起小肠溃疡的疾病，临床过程更为缓慢，溃疡较浅，不常累及肌层，鲜有肠外表现[5]。部分观点认为，CEAS是*SCLO2A1*基因突变引起编码前列腺素转运体功能障碍，导致细胞摄取PG能力下降所致。因此，除了基因检测，可能尿液中前列腺素E代谢物水平也可能为CEAS的诊断与鉴别诊断提供帮助。虽然目前经过基因检测明确诊断后针对CEAS的治疗有限，但相信发现更多的病例可以进一步促进CEAS疾病机制和治疗方案的探究，希望有一天能有望攻克这个疾病。

专家点评

小肠源性疾病的临床诊断和病因确认是临床难点，其原因在于疾病表现隐匿、临床医师肠道疾病认知不足和小肠检查手段开展不普及等多种因素有关，很多患者需要经过数年方能明确诊断。不明原因消化道出血、缺铁性贫血、间歇性小肠梗阻、不易纠正的慢性腹泻伴消瘦是小肠疾病的主要症状，一旦常规胃、大肠检查不能解释上述症状，即应高度怀疑小肠病变，凭借锲而不舍的精神，按推荐流程行后续检查，直至诊断明确。

在多种小肠疾病检查手段中，影像学检查，尤其是小肠CT应列为首选。其对多种肠壁、黏膜病变的特征了解、诊断和疾病鉴别都有重要价值，对后续检查手段和路径选择有明确的指导作用；小肠内镜检查及病理活检是部分疾病确诊的核心手段。内镜与影像结合，互补各自发现，是小肠疾病诊治与随访中的精髓。其优越性在肠道溃疡、狭窄性疾病的诊断中尤其明显，包括小肠克罗恩病、肠白塞病、小肠环形狭窄、淋巴瘤等疾病的相互鉴别。

非特异性多发性小肠溃疡病（chronic nonspecific multiple ulcers of small intestine，CNUS）是一组小肠疾病的合称，其主要指多发环形溃疡伴有狭窄的疾病。目前临床上有两大类，一类称为与*SLCO2A1*基因相关慢性肠病，即CEAS，另一类者称为CMUSE。CEAS与PHO同属前列腺素相关性疾病，两者通常独立发病，部分可互相兼有。CEAS与CMUSE临床鉴别有意义，但也有一定的难度。CEAS发病相对较早（年龄＜20岁较多），CMUSE多为中青年；CEAS以回肠中下部为多，相对集中，而CMUSE在空肠、回肠、空回肠各占1/3。溃疡特征上，CMUSE以薄形、蹼性狭窄为主，溃疡呈浅环周形，位于皱襞顶部；而CEAS的溃疡则较为宽大，可斜向或不规则。在治疗方法上，两者皆无有效、可靠的方法，包括不得已的手术肠段切除。CEAS患者以补充前列腺素类似物（米索前列醇）为主，辅以营养支持和对症处理（补铁）；而CMUSE患者在使用皮质激素后部分缓解症状，但停药后易复发。近期有尝试在内镜下用针刀切开方法治疗蹼性狭窄缓解症状，疗效可期，但需在腹腔镜辅助下进行可对多个病灶进行治疗，属有创手段。对于临床和内镜特征看似符合CEAS或CMUSE的情况，基因检测可作为重要的鉴别手段，但并不是唯一的，目前认为两者很可能与多基因突变有关。

很多小肠疾病的诊断会随着更多临床证据出现和新知的认识而修正，因此治疗过程中的诊断再确认，与疗效随访、与评估同样重要。

本例患者在病史和临床特征分析、检查手段选择和确诊及时性上都完成得相对出色，在小肠多发性梗阻伴狭窄的处理流程方面是值得学习和体会的。

上海交通大学医学院附属瑞金医院　钟　捷

参考文献

[1] Moreels TG, Singh A. Updates on the diagnosis and management of cryptogenic multifocal ulcerative stenosing enteropathy (CMUSE) and non-steroidal enteropathy[J]. Best Pract Res Clin Gastroenterol, 2023, 64-65: 101847.

[2] Nakanishi T, Nakamura Y, Umeno J. Recent advances in studies of *SLCO2A1* as a key regulator of the delivery of prostaglandins to their sites of action[J]. Pharmacol Ther, 2021, 223: 107803.

[3] Umeno J, Esaki M, Hirano A, et al. Clinical features of chronic enteropathy associated with *SLCO2A1* gene: a new entity clinically distinct from Crohn's disease.[J] J Gastroenterol, 2018, 53: 907-915.

[4] Umeno J, Hisamatsu T, Esaki M, et al. A hereditary enteropathy caused by mutations in the *SLCO2A1* gene, encoding a prostaglandin transporter[J]. PLoS Genet, 2015, 11: e1005581.

[5] Hosoe N, Ohmiya N, Hirai F, et al. Chronic enteropathy associated with *SLCO2A1* gene [CEAS]-characterisation of an enteric disorder to be considered in the differential diagnosis of Crohn's disease[J]. J Crohns Colitis, 2017, 11: 1277-1281.

Case 39

克罗恩病合并免疫缺陷一例

／陈立平　华中科技大学同济医学院附属同济医院／

病　史

患者，男性，25岁，因"黑便5天"于2020-12-12入华中科技大学同济医学院附属同济医院。2020-12-07患者进食辛辣刺激食物后出现黑便，量少，不伴腹痛及呕血，予以质子泵抑制剂、补液等治疗，效果不佳，仍有黑便。12月11日晚8时许，解鲜血便一次，量较前明显增多；12日凌晨1时，再次解鲜血便一次，量约500mL，不伴恶心、呕吐，急诊查血常规示Hb 46g/L，血压进行性下降，予以升压、补液、输血、抑酸等治疗，急诊以"急性消化道出血"收入消化内科。

▶ 既往史

2017年，患者行肛瘘手术，术后肛瘘愈合可。2018年，因"黑便"于外院行胃镜、肠镜未见明显异常，小肠CT示小肠多节段管壁增厚，呈跳跃式分布。既往无高血压、糖尿病、肝病、结核等，无频发口腔溃疡，无关节酸痛史。

▶ 入院查体

T 36.3℃，P 78次/min，R 20次/min，BP 96/56 mmHg。贫血貌，腹软，无明显压痛、反跳痛，墨菲征、肝区叩击痛阴性，肝、脾肋下未触及，肠鸣音6～7次/min。

▶ 实验室检查

2020-12-07 Hb 137g/L；2020-12-10 Hb 99g/L；2020-12-11 Hb 90g/L；2020-12-12 Hb 46g/L，ALB 24.7g/L，球蛋白11.2g/L，ESR 5mm/h，超敏CRP 0.5mg/L，细胞因子正常范围，CMV-DNA、EBV-DNA、T-SPOT阴性，p-ANCA、c-ANCA、风湿全套阴性。

▶ 影像学检查

心电图、心脏彩超、肝胆胰脾双肾彩超未见异常，胸腹水彩超阴性。

诊治经过

结合病史，诊断考虑消化道出血，小肠出血可能性大。患者入院后，予以禁食水、心电监测、卧床休息、记尿量等处理，积极予以输红细胞、抑酸、补液、止血、维持水电解质酸碱平衡、营养支持等治疗。患者 Hb 逐步升至 76g/L，生命体征平稳。12 月 15 日胃镜检查示（见图 39-1）：慢性糜烂性胃炎（Ⅱ级）；胃黏膜苍白，提示存在贫血。肠道CTE显示（见图 39-2），回肠末端及盆腔远段回肠可见多节段、不对称性增厚，肠壁显著增强，肠壁爬行脂肪增多，伴肠系膜淋巴结增多增大（最大径约 1.0cm），可见木梳征。

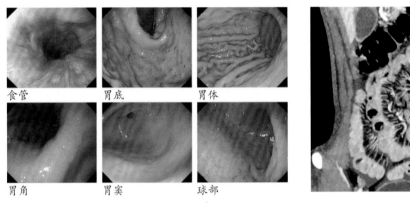

图 39-1　12 月 15 日胃镜

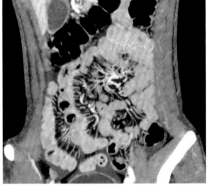

图 39-2　肠道CTE

12 月 16 日肠镜及经肛小肠镜检查（见图 39-3）：距回盲瓣上方约 70cm 回肠见纵向溃疡并新鲜血迹附着，冲洗后未见活动性出血，8% 去甲肾上腺素液局部喷洒。退镜见一处纵向溃疡及不规则结节样增生，活检 5 块，质软，活检后以 8% 去甲肾上腺素液局部喷洒，未见活动性出血。结直肠未见明显异常。

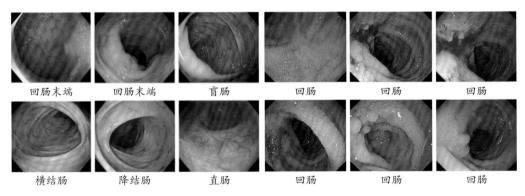

图 39-3　12 月 16 日肠镜及经肛小肠镜

病理结果显示（见图 39-4）：（回肠）慢性回肠炎（轻度活动性），固有膜内微小肉芽肿形成。

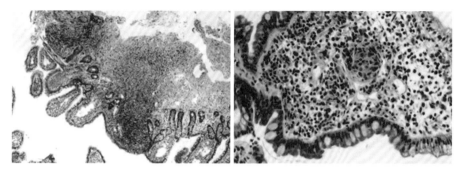

图 39-4　病理

考虑小肠克罗恩病，进一步完善肛瘘MRI，未见明显肛瘘征象。诊断：克罗恩病（A2L1B1，活动期，中度）。拟行免疫抑制剂或生物制剂治疗，但患者存在持续性淋巴细胞低（0.17 ～ 0.78）×10⁹/L，WBC 3.33×10⁹/L，RBC 2.97×10¹²/L，Hb 86g/L，PLT 337×10⁹/L，总 T 淋巴细胞（CD3 ＋ CD19 －）141 个/μL（38.7%），总 B 淋巴细胞（CD3 － CD19 ＋）57 个/μL（15.70%），辅助/诱导性 T 淋巴细胞（CD3 ＋ CD4 ＋）105 个/μL（28.89%），抑制/细胞毒性 T 淋巴细胞（CD3 ＋ CD8 ＋）27 个/μL（7.3%），均明显下降，且有低球蛋白血症（球蛋白 18.7g/L），尤其是低免疫球蛋白血症（IgG 4.9g/L，IgM 0.39g/L，IgA 0.94g/L，补体C3 0.61g/L，补体C4 0.20g/L），考虑免疫功能低下，HIV（－），建议行基因检测，排查有无先天性免疫缺陷。基因检测显示（见图 39-5），*MTHFD1* 基因在NM_005956:exon7:c.C569T:p.A190V 位点有杂合突变。

变异基因	染色体位置	rs 编号	变异位点	变异类型	人群频率	蛋白（剪接）预测	基因型	ACMG 致病性评级
MTHFD1	Chr14:6 4884696	.	NM_005956:exon7:c.C569T:p.A190V	错义突变	.	Revel: 0.608	杂合	意义不明确的

样本	结果	*MTHFD1*:NM_005956:exon7:c.C569T:p.A190V		
		NCBI GRCh37 reference: G G T C A C T G T G G C A T T G T T C C A Sanger sequence: G G T C A C T G T G A C A T T G T T C C A		
先证者	杂合			

图 39-5　基因检测

有研究显示，*MTHFD1*编码处理单碳叶酸衍生物所必需的三功能蛋白，*MTHFD1*突变可干扰甲基化过程，单碳单元转移出现障碍，影响叶酸和维生素B_{12}代谢，WBC减少，免疫功能出现紊乱，最终可导致联合免疫缺陷。患者存在联合免疫缺陷，使用免疫抑制剂、生物制剂出现感染、肿瘤等风险高。*MTHFD1*突变所致联合免疫缺陷是否可导致克罗恩病样肠道病变，目前尚缺乏相关病例报道及功能试验验证。本患者最终考虑为克罗恩病合并联合免疫缺陷。与患者及其家属沟通病情，告知患者存在联合免疫缺陷，不宜使用免疫抑制剂及生物制剂治疗，沙利度胺是相对理想的候选药物，且价格低廉，患者及其家属同意使用沙利度胺治疗。考虑到患者存在免疫缺陷，沙利度胺初始剂量予以50mg qd，并密切监测血常规，淋巴细胞未见进一步下降，1周后沙利度胺调整为100mg qd，维持治疗，监测血常规，并同时予以多糖铁300mg qd，6个月，改善缺铁性贫血。患者合并*MTHFD1*突变所致联合免疫缺陷，予以叶酸、维生素B_{12}治疗。因小肠克罗恩病予以肠内营养治疗。后因患者病情明显好转，并考虑到患者经济因素，停用肠内营养。

随访发现，患者贫血改善，Hb逐步恢复至正常，淋巴细胞仍偏低，球蛋白、IgG、IgM逐步恢复至正常范围，未见严重感染。半年后复查（见图39-6），胃、肠镜检查未见明显溃疡、糜烂。CTE显示小肠增厚较前减轻，肠系膜淋巴结较前减小，未见明显木梳征。

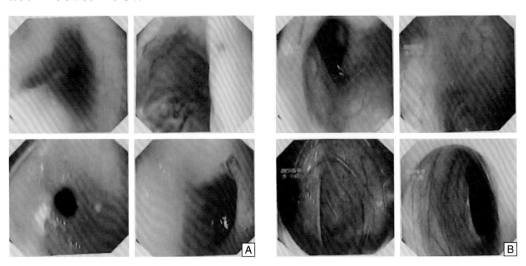

A：2021-07-08 胃镜检查；B：2021-07-08 肠镜检查。

图39-6　半年后复查胃肠镜

总结与思考

克罗恩病常见症状为腹痛、腹泻、腹部包块，以失血性休克就诊并被诊断为克罗恩病较为少见。肠道CTE、小肠镜对诊断小肠克罗恩病提供了重要依据。早期诊断并予以积极治疗，可减少患者出现严重并发症，使患者获益大。

IBD病因尚未完全阐明，与基因、饮食、环境、感染等多种因素相关。一小部分严重的IBD患者存在高外显性的单基因致病变异，被总结为单基因IBD。儿童多见，亦有青春期后期及成年发病的单基因IBD。基因测序可用于诊断单基因IBD，尤其对于合并免疫缺陷患者需要筛查单基因IBD。已有研究显示，单基因突变（如*XIAP*、*CGD*、*LRBA*、*G6PC3*等基因）可引发免疫缺陷，并可表现为IBD。

对于本病例，有研究显示，*MTHFD1* 编码处理单碳叶酸衍生物所必需的三功能蛋白，*MTHFD1* 突变可影响甲基化过程，单碳单元转移出现障碍，干扰叶酸和维生素B_{12}代谢，影响核苷酸代谢及同型半胱氨酸再甲基化等，可出现巨幼细胞性贫血、中性粒细胞减少、同型半胱氨酸尿症、联合免疫缺陷，以及癫痫、发育迟缓等神经系统病变。使用叶酸、维生素B_{12}治疗可缓解部分症状。本案例使用沙利度胺，亦发挥出了一定的治疗效果。但*MTHFD1* 突变所致克罗恩病样肠道表现，尚缺乏临床病例报道及功能试验验证。单基因型IBD患者的治疗是个体化的，并依赖于基因型、引起肠道炎症的功能机制、患者的年龄和表型以及预后因素，可指导临床选择基因治疗、异基因造血干细胞移植、针对发病通路进行治疗等。

专家点评

近年来，基因组技术的进步使单基因IBD报道越来越多。最常报道的单基因IBD基因突变是*IL10RA/B*、*XIAP*、*CYBB*、*LRBA*和*TTC7A*。总体上，63.4%的单基因IBD在6岁之前发病，17.4%在10～17.9岁之间发病，18岁后发病则为10.9%。单基因突变可引发免疫缺陷，并可表现为炎症性肠病。单基因IBD患者可有多种肠外合并症。

对于年轻患者，伴肠外合并症的，应酌情考虑行外显子测序，排除单基因IBD。本例患者基因测序示*MTHFD1*基因杂合突变，考虑*MTHFD1*突变致联合免疫缺陷。

本例患者考虑小肠克罗恩病合并免疫缺陷病，基于下列依据：其一，间隙性便血3年，有肛瘘手术史。小肠镜、小肠CTE有典型克罗恩病特征，即纵向溃疡、多节段病变、不对称肠壁增厚、木梳征等。其二，*MTHFD1*基因杂合突变所致单基因IBD目前尚无报道，也缺乏*MTHFD1*基因杂合突变所致单基因IBD的功能验证。

目前强调IBD的个体化治疗方案。本例患者小肠克罗恩病合并免疫缺陷病，限于经济等各方因素，予以沙利度胺、叶酸、维生素B$_{12}$、短期肠内营养等综合治疗，半年后肠道炎症得到较好的控制，免疫状况得到了改善。今后治疗上的挑战在于如何实现长期的维持治疗效果。

上海市浦东新区周浦医院　冉志华

Case 40

误诊为克罗恩病的骨髓增生异常综合征伴＋8染色体异常相关小肠多发溃疡一例

／罗敏 欧大联 王学红 中南大学湘雅二医院／

病　史

患者，男性，67岁，因"反复腹痛8年，再发10余天"于2021年6月第一次入住中南大学湘雅二医院消化内科。2013年4月，无诱因右下腹隐痛，排便后稍缓解，伴腹泻，7～8次/d，不成形稀便，无黏液及便血，无口腔溃疡，无皮肤黏膜出血，外院查血常规示"PLT减少（$82×10^9$/L）"，骨髓检查示"PLT减少"（具体不详），诊断不明，后未规律就诊及特殊治疗，其间无口腔、皮肤黏膜出血。2017—2019年，多次湖南和广东三甲医院住院，血常规示WBC $3.72×10^9$/L，Hb 89g/L，RBC $2.04×10^{12}$/L，PLT $80×10^9$/L，MCV、MCH、MCHC正常，多次骨髓涂片检查示骨髓增殖活跃，小肠CTE检查未见明显异常。诊断考虑？口服美沙拉秦肠溶片（1g tid）1年，后因头部皮疹而停药，服药期间仍反复腹痛，性质和程度同前，偶有不成形黑便，量50～100mL，遂收住我科。近4年反复口腔溃疡，无日光过敏、骨及关节疼痛、皮疹及皮肤出血点等；精神正常，食欲欠佳，小便正常，体重下降约5kg。

▶ 既往史

2012年，胆囊结石、胆囊炎行胆囊切除术；2015年，诊断2型糖尿病，口服二甲双胍，血糖控制可；否认肛周脓肿或肛瘘史，否认结核病史，否认服用其他药物史；个人史、婚育史和家族史无特殊。

▶ 入院查体

T 37.2℃，P 88次/min，R 18次/min，BP 106/62mmHg，BMI 20.2kg/m²。贫血貌，皮肤黏膜无出血点及瘀斑，全身浅表淋巴结未触及肿大；胸骨无压痛，心肺查体未见明显异常，腹部平软，右上腹可见手术瘢痕，脐上轻压痛，无反跳痛，未触及腹部包块，肝肋下未触及，左锁骨中线上触及脾大肋下约 5cm，移动性浊音阴性。四肢及神经系统查体未见明显异常。肛周未见赘皮、瘘管及脓肿，直肠指检未见明显异常。

▶ 实验室检查

大便、尿常规正常，大便OB（＋），血WBC 2.88×10^9/L，Hb 70g/L，MCV 99.5fL，MCH 32.2pg，MCHC 324g/L，RBC 2.22×10^{12}/L，PLT 31×10^9/L。网织红细胞绝对值 0.0370×10^{12}/L，肌酐 210.0μmol/L，ALB 35.9g/L，CRP 26.10mg/L。24 小时尿蛋白 175mg/L。铁蛋白 2277.48ng/mL，血清铁、叶酸、维生素B_{12}、IgG4、补体C3、补体C4、PCT、肝炎全套、甲状腺功能均正常。TP、HIV、CMV-DNA、EBV-DNA、PPD试验、γ干扰素释放试验、大便艰难梭菌、肥达氏试验、3 次血培养、免疫球蛋白全套、ANA、ENA、ANCA、血管炎、血尿免疫固定电泳均阴性。骨髓涂片＋活检提示：骨髓增生活跃，粒系增生活跃，以中晚幼及以下阶段为主，未见异型细胞。巨核细胞增多，可见病态小巨核细胞。

▶ 辅助检查

小肠CT：小肠未见明显异常，脾大 5 个肋单元，肠系膜淋巴结稍显肿大。

小肠镜（经口＋经肛，未对接）（见图 40-1）：空肠下段-回肠多发性、节段性不规则溃疡，溃疡边界清晰，边缘锐利，直径 0.4 ～ 0.7cm，未见增生性隆起。

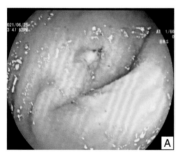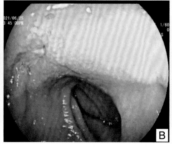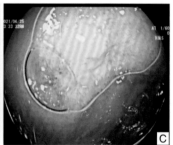

图 40-1 双气囊小肠镜

多点病理活检示：（回肠末端）炎性小肠黏膜组织，局灶糜烂，隐窝形态正常，见一个可疑的肉芽肿结节，间质较多淋巴细胞、浆细胞浸润；（回肠上段）炎性小肠黏膜组织，局灶糜烂，个别隐窝扭曲，间质较多淋巴细胞、浆细胞及粒细胞浸润，未见明显血管炎改变，刚果红染色（－）；（空肠下段）炎性小肠黏膜组织，隐窝形态正常，间质较多淋巴细胞、浆细胞浸润，刚果红染色（－）；（直肠）炎性肠黏膜组织，隐窝形态可，间质较多淋巴细胞、浆细胞浸润，刚果红染色（－）；抗酸染色（－），EBER 免疫组化（－）。病理学考虑慢性活动性肠炎，不排除IBD。

诊断与鉴别诊断

患者中老年男性，慢性病程，以腹痛、黑便为主要表现，检查发现血细胞减少、脾大、小肠多发溃疡、回肠末端可疑肉芽肿结节，刚果红染色阴性。腹痛、黑便症状可用小肠多发溃疡来解释，但是难以解释血细胞减少。因此，本例以"血细胞减少＋小肠多发溃疡"作为关键点进行深入分析。

需与以下疾病进行鉴别诊断。

1.药物性或中毒性肠炎：各种药物（如非甾体类抗炎药）或中毒可以引起血细胞减少、消化道多发溃疡，但很少引起脾大。本患者尽管有服用 5- 氨基水杨酸制剂，该药物的少见个别不良反应有WBC减少，但不能解释患者的整体病情变化。此外，无其他可疑药物或毒物接触史。

2.克罗恩病：小肠节段性溃疡并回肠末端可疑肉芽肿，激素治疗部分有效，需要考虑克罗恩病可能，但患者发病年纪偏大，非克罗恩病高发人群，既往无肛周病变，小肠镜表现不典型，无纵向或偏心侧溃疡，无增生性或卵石样隆起，无全层病变，小肠CTE表现不典型，均未达到克罗恩病诊断标准。

3.感染性肠炎：从病程来看，单一的肠道感染难以解释病情全貌，该患者多种病毒、细菌及病理检查均无感染证据，糖皮质激素治疗后症状好转，这与肠道感染不符，可排除。

4.结缔组织疾病：患者病程中出现口腔溃疡、血细胞减少及小肠多发溃疡，需要考虑结缔组织疾病，但该患者结缔组织全套抗体均阴性，不符合结缔组织疾病诊断。

诊治经过

患者主要表现为"血细胞减少＋小肠多发溃疡"病因不明，建议进一步骨髓及染色体检查，患者拒绝，MDT会诊认为小肠多发溃疡，且回肠末端病理见可疑肉芽肿，不排除克罗恩的可能性，可尝试予以甲泼尼龙 40mg 静脉滴注治疗，患者腹痛症状好转，予以"甲泼尼龙＋沙利度胺"带药出院。出院后，甲泼尼龙规律减量，未再发腹痛。停用甲泼尼龙后，沙利度胺维持治疗，因出现四肢末端麻木疼痛自行停药。此后腹痛、黑便症状反复。

2021 年 10 月第二次入住我科，复查血涂片：淋巴细胞 31%，单核细胞 3%，原始细胞 0%，中性分叶 65%；骨髓涂片：增生活跃，原始粒细胞 1%；铁染色：未见环形铁粒幼红细胞；骨髓染色体核型分析：47，XY，＋8[1]/47，idem，del（5）（q15），[q14]；进一步髓系血液病基因突变分析显示：*ASXL1* 基因上检测到一个移码突变：c.934dup（p.Gly646TrpfsTer12）（杂合），*TP53* 基因上检测到一个错义突变：C799C＞T（p.Arg267Trp）（杂合），*ZRSR2*基因上检测到一个错义突变：c.53G＞A（p.Gly179Glu）（杂合），总计三处突变；FISH 分析示：P2 占有核细胞 1.8%，表达 CD34，CD117，CD33dim，CD13 时动，HLA-部分表达 CD7，CD38，CD19，不表达 CD56，为异常原始髓系细胞。

血液内科医生会诊考虑骨髓增生异常综合征伴＋8 染色体异常诊断明确，小肠多发溃疡考虑骨髓增生异常综合征相关，既往患者沙利度胺不能耐受，且复查骨髓涂片可见原始粒细胞，建议去甲基化治疗或异基因造血干细胞移植治疗。

治疗及随访：患者回当地医院血液内科专科治疗期间出现消化道大出血，抢救治疗无效死亡。

最后诊断：＋8 染色体异常并骨髓增生异常综合征、肠白塞病。

总结与思考

患者为中年老年男性，病程长，表现为腹痛、黑便、小肠多发溃疡、脾大伴血细胞减少，回肠末端病理见可疑肉芽肿，缺乏典型的CTE和内镜表现，但也无其他疾病的依据，经MDT会诊，不排除克罗恩病可能，尝试予以激素＋沙利度胺治疗症状有好转，停激素后症状反复，进一步骨髓及染色体分析、基因突变分析、FISH分析等检查明确诊断为骨髓增生异常综合征（MDS）伴＋8 染色体异常，小肠多发溃疡考虑累及消化道所致。

小肠多发溃疡并血细胞减少，需要考虑结缔组织疾病、感染性疾病、药物或中毒性肠炎、血液系统疾病（如MDS、多发性骨髓瘤、淋巴瘤、白血病等）累及消化道可能，骨髓检查往往难以确诊，需要结合染色体检查、FISH分析及基因检测等帮助诊断。

MDS是一种克隆性造血恶性肿瘤，可引起骨髓增生异常伴贫血、中性粒细胞减少或PLT减少。MDS 与急性髓系白血病（acute myeloid leukemia，AML）风险增加相关[1]。白塞病（BD）是一种病因不明的多系统血管炎，典型表现为复发性口腔溃疡、生殖器溃疡和葡萄膜炎，也可以累及血管、胃肠道和神经系统。白塞病胃肠道受累以胃肠道溃疡为特征，回盲部多见[2]。既往认为BD和MDS是两种不同的疾病，但现在认为两者之间可能存在一定的联系，BD可以在MDS诊断之前、之后或同时发生[2, 3]。一些病例报道和回顾性研究结果显示，8 号染色体三体与肠 BD、MDS 之间存在关联。MDS 患者可出现 8 号染色体三体异常，约占 79.1%，可合并 BD 或者类似 BD 的消化道溃疡，回盲部是最常受累部位，表现为典型椭圆形或类圆形、边界清楚溃疡。

该例患者仅累及小肠，虽病程中出现口腔溃疡，但无生殖器溃疡、眼部及皮肤病变，小肠溃疡不典型，病理未见血管炎表现，BD 证据不充分，故考虑 MDS 伴＋8 染色体异常相关小肠炎。MDS 伴＋8 染色体异常合并 BD 的发病机制尚不明确。研究显示，BD 高细胞因子刺激可能有助于 MDS 的发展，＋8 染色体异常可能在其中起重要作用，导致多种细胞因子过度表达，促炎细胞因子和活性氧的产生可能是肠溃疡的原因。治疗上主要兼顾治疗 MDS 和小肠溃疡治疗，但预后欠佳[4]。也有文献报道，＋8 染色体异常相关小肠炎患者可不合并 MDS，多表现反复发作的非感染性发热、皮疹、关节痛，炎症指标增高和小肠多发溃疡，激素治疗有效，停药后复发，JAK 抑制剂有一定疗效，临床应答率 66.7%（4/6）[5]。

总之，MDS、＋8 染色体三体与 BD 之间的关联导致多学科之间的交叉。与单纯 MDS 或 BD 患者相比，＋8 染色体三体和肠白塞样表现是这种关联的显著特征。血液内科医生诊治 MDS 患者需要警惕＋8 染色体三体异常及胃肠道受累；消化内科医生诊治肠道 BD 患者，特别是合并有血细胞减少或脾大的，需要警惕血液系统疾病，如 MDS。

专家点评

本例患者是老年男性，病程长，主要表现为腹痛和大便异常等消化道症状，有反复口腔溃疡和肠道溃疡、外周血三系降低和脾大。经过可及性较好的检查（如骨髓学、小肠胶囊内镜等，这些检查很多医院都有能力完成），很明显，该患者存在肠白塞病和骨髓增生不良综合征。

此时，用"一元论"还是"多元论"来解释患者的表现呢？"多元论"：该患者罹患 2 种疾病：肠白塞病和骨髓增生不良综合征，这种分析"简单、明了、不费力"，但是可能导致疾病本质的遗漏，这不是我们所愿意看到的。"一元论"解释，有 3 种方向：①肠白塞病是原发疾病，因为疾病本身或者相关药物的影响，出现继发性骨髓增生不良综合征；②骨髓增生不良综合征是原发病，某种尚不明了的机制引起消化道损伤；③肠白塞病和骨髓增生不良综合征有同样的发病机制或病理学背景，即它们是某种我们尚未掌握或不清楚的疾病的两个方面，这方面的探索是非常引人入胜的。

经过遗传学研究，结果发现本例患者是 8 号染色体 3 倍体异常：47，XY，＋8[1]/47，idem del（5）（q15）[q14]，即 8 号染色体 3 倍体异常伴骨髓增生不良综合征和肠白塞病！尽管其发病机制尚不明确，但全球范围内的个案报道逐渐增多。此类疾病缺乏有效的治疗药物，干细胞移植是目前有效的方法。

福建医科大学附属第一医院　王承党

参考文献

[1] Mikkael A Sekeres, Justin Taylor. Diagnosis and treatment of myelodysplastic syndromes: a review[J]. JAMA, 2022, 328(9): 872-880.

[2] Mendes D, Correia M, Barbedo M, et al. Behet's disease: a contemporary review[J]. Journal of Autoimmunity, 2009, 32(3-4): 178-188.

[3] Sakane T, Takeno M, Suzuki N, et al. Behçet's disease[J]. Gastroenterologia Japonica, 1999, 26(5): 685.

[4] Zhaoshi Liu, Chen Yang, Hong Yang, et al. Clinical features and prognosis of patients with gastrointestinal Behçet's disease-like syndrome and myelodysplastic syndrome with and without trisomy 8[J]. Semin Arthritis Rheum, 2022, 55: 152039.

[5] Yakai Fu, Wanlong Wu, Shuang Ye, et al. Trisomy 8 associated clonal cytopenia featured with acquired auto-inflammation and its response to JAK inhibitors [J]. Front Med (Lausanne), 2022, 25: 9: 895965.

Case 41

肠白塞病合并 + 8 染色体异常相关骨髓增生异常综合征一例

／刘瑾　山东省立医院／

／刘瑾　山东省立医院／

病　史

患者，男性，70岁，因"反复口腔溃疡30年，腹泻伴发热2月，便血4天"于2022-03-02入山东省立医院。1992年前后，患者反复出现口腔溃疡；1996年前后，患者因右下腹痛及腹泻，在当地医院因"阑尾炎"行"阑尾切除术"，术后症状仍不见缓解；2001年，因"回盲部结肠占位"，在当地区医院行"回盲部结肠占位根除"，术后病理为肠溃疡伴慢性增生性炎症，术后再次出现腹痛，伴便血，曾诊断为"克罗恩病"，间断口服强的松、柳氮磺胺吡啶片或美沙拉秦治疗；2016—2019年，间断出现腹痛伴黑便，于当地医院对症治疗后好转，效果一般；2020年，因腹痛伴便鲜血，在当地医院行"回肠横结肠切除吻合术、肠粘连松解术"，病理提示溃疡，术后症状不缓解，仍反复出现腹泻，大便呈糊状黄褐色稀便，伴黏液，无便血；2022年1月，出现腹泻、肛周疼痛及发热，最高体温39.2℃，曾在当地医院予以抗生素及对症治疗后，体温波动在36.6～38.5℃，腹泻及肛周疼痛症状仍不见好转；4天前，出现间断便血。

▶ **既往史**

既往三系减低病史3年，间断对症处理，未予以特殊治疗。

▶ **入院查体**

T 37.9℃，P 85次/min，R 20次/min，BP 100/65mmHg，BMI 18.4kg/m²。腹正中及右腹有两处长度15cm手术瘢痕，肠鸣音4～5次/min。全腹轻压痛，以左下腹为著，无反跳痛。肝、脾肋下未触及，墨菲征、肝区叩击痛阴性，移动性浊音阴性。肛门周围及会阴部可见0.3～1.0cm溃疡2处，周围皮肤破溃，可见脓性分泌物。

▶ **实验室检查**

血常规：WBC 0.38×10^9/L，Hb 60g/L，PLT 29×10^9/L，NEUT# 0.24×10^9/L。
ESR 116mm/h，CRP 262.70mg/L，PCT 0.79 ng/mL；ALB 28.5g/L，钾 2.82mmol/L。
抗 Ro-52 抗体阳性，抗核抗体 1∶100 阳性，核型胞质型，余抗核抗体谱均阴性；
HIV、CMV、EB、T-SPOT、PPD试验、艰难梭菌检测、血培养、凝血、血管炎抗
体系列、免疫球蛋白、免疫固定电泳、自免肝抗体谱均阴性。

▶ **影像学检查**

全腹部及肛周盆底MR（见图41-1）：回肠与横结肠吻合处、横结肠、降结肠
及乙状结肠节段性肠壁增厚、明显强化，结肠带消失；双侧胸腔积液；肛管病变
并肛瘘。

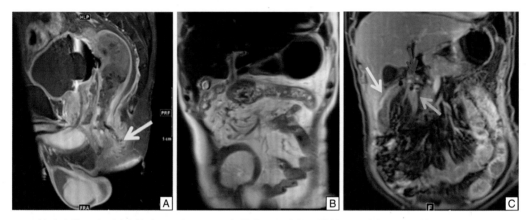

A：肛管病变并肛瘘形成（箭头所示）；B：回肠与横结肠吻合处、横结肠、降结肠节段性肠壁增厚、明显强
化，结肠带消失；C：回肠与横结肠吻合处见多处瘘口（箭头所示）。

图 41-1　患者影像学图像

▶ **内镜检查**

肠镜（见图41-2）：进镜 90cm 达小肠，见环形溃疡，底部平坦干净，边缘规
整，并见一瘘口，邻近溃疡处另见 2 处较大溃疡，一处溃疡见瘘口，对侧为小肠
黏膜。30cm 结肠见一 0.5cm×0.5cm 溃疡，余结肠黏膜苍白肿胀，肛门处见一溃
疡，底部平坦，边缘整齐。

▶ **骨髓相关检查**

骨髓常规：骨髓增生活跃，三系病态造血。骨髓病理：骨髓增生大致正常，粒
红巨三系增生，未见原始细胞增多，巨核细胞异型不明显。流式细胞学：粒细胞
比例减低，发育模式异常，可疑存在骨髓增生异常。MDS-FISH阳性＋8：44%，
染色体核型分析示 47，XY，＋8[20]。

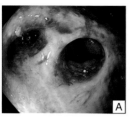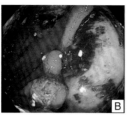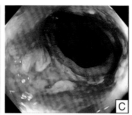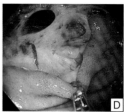

肠镜示回肠结肠吻合口处见多处环周或不完全环周样溃疡，溃疡底部较：平坦干净，边缘较规整，并可见多处瘘口，其中一瘘口对侧：小肠黏膜。

图41-2　内镜

诊治经过

　　患者曾诊断为克罗恩病20余年，本次肠道溃疡方面考虑白塞病可能性大；进一步送检手术"回肠"切除标本（见图41-3），镜示肠壁全层炎症伴淋巴滤泡增生，淋巴管扩张，黏膜萎缩伴幽门腺化生，溃疡形成，黏膜下平滑肌及神经纤维增生，局灶致黏膜下层闭塞，见静脉闭塞，见淋巴细胞血管炎，部分黏膜淋巴细胞密集浸润，出血，淋巴结反应性增生。病理因见到淋巴细胞血管炎，静脉闭塞，黏膜出血，密集淋巴浸润，肠壁全层结构消失纤维化，未见肉芽肿，首先考虑白塞病。患者有"口腔溃疡、生殖器溃疡及肠道溃疡"，按照2013年BD国际诊断标准（international criteria for Behcet's disease，ICBD）评分为4分，可诊断为BD。三系减低考虑合并骨髓增生异常综合征。经血液科会诊后，诊断为骨髓增生异常综合征，中危型，结合患者年龄及身体状况，以支持治疗为主。

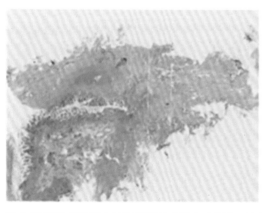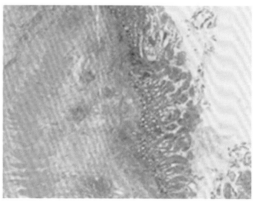

手术"回肠"切除标本镜下示肠壁全层炎症伴淋巴滤泡增生，淋巴管扩张，黏膜萎缩伴幽门腺化生，溃疡形成，黏膜下平滑肌及神经纤维增生，局灶致黏膜下层闭塞，见静脉闭塞，见淋巴细胞血管炎，部分黏膜淋巴细胞密集浸润，出血，淋巴结反应性增生。

图41-3　组织标本

经风湿免疫科、血液科、病理科及影像科多学科会诊讨论后，该患者最终诊断为肠白塞病合并骨髓增生异常综合征，并 8 号染色体三体。治疗方面，给予瑞白、巨和粒、特比澳、特尔立来升 WBC、PLT 治疗；先后给予头孢哌酮钠舒巴坦钠、亚胺培南西司他丁抗感染治疗；并给予 RBC、PLT、血浆成分输血；美沙拉秦缓释片 2g po bid ＋甲泼尼龙琥珀酸钠 80mg 治疗，8 天后，患者便血及三系减低情况仍不好转。遂应用乌司奴单抗 390mg 治疗，治疗后患者大便次数、便血情况较前好转。WBC 升至 0.77×10^9/L，Hb 73g/L，PLT 60×10^9/L，患者后续自动出院。

总结与思考

肠白塞病为白塞病（Behçet's disease，BD）的一个亚型，临床上较少见，可累及全消化道，主要表现为腹痛、腹泻、便血及穿孔。其与克罗恩病（Crohn's disease，CD）临床表现及内镜表现相似，鉴别诊断比较困难。BD 典型的肠镜表现为回盲部的节段性黏膜炎症、穿孔、单发或多发的溃疡，管腔狭窄较少见，但常观察到跨壁炎症和瘘口[1]。这些内镜表现与克罗恩病非常相似。然而，在肠白塞病中，纵向溃疡、铺路石样外观和肉芽肿形成是罕见的。病理方面，CD 与 BD 均可观察到大量淋巴细胞浸润，不同之处在于 CD 以非干酪样肉芽肿为特征，BD 则以小血管炎为特征[2]。然而，相当一部分病变不一定能够见到典型的病理表现，而仅呈现出非特异性的慢性炎症性的表现，导致鉴别诊断困难。

结合本病例患者的肠镜和病理表现，诊断首先倾向于肠型白塞。由于肠白塞病与炎症性肠病的治疗药物及治疗原则大致相同，所以该患者早年间诊断为克罗恩病时应用的 5- 氨基水杨酸制剂及激素治疗亦获得了阶段性的疗效。

BD 患者的骨髓染色体检查中，最常见的染色体异常为 8 号染色体三体，其次为 7 号染色体单体和 9 号染色体三体[3, 4]。8 号染色体三体异常是 BD 合并 MDS 患者最常见的染色体异常。在骨髓染色体检查中存在 8 号染色体三体异常的 BD 患者中，肠道溃疡较为常见。研究发现，8 号染色体三体的 BD 合并 MDS 患者消化道溃疡的发生率（75%）明显高于单纯 BD 患者[5]。目前，对于 BD 合并 8 号染色体三体异常的患者尚无特效的治疗方法。BD 合并 MDS 患者常用的药物治疗方法包括非甾体类抗炎药、糖皮质激素、免疫抑制剂、单克隆抗体等。单纯药物治疗患者的存活率较低，手术切除病变部位能够在一定程度上缓解肠白塞病；骨髓移植、外周血干细胞移植或脐血移植等方法可能能够达到治疗目的[6]。该患者年龄超出了造血干细胞移植的适应范围，并且骨髓增生异常综合征 IPSS-R 评分 4.5 分，指南推荐支持治疗，无特殊处理。另外，考虑到英夫利昔单抗、阿达木单抗有导致淋巴瘤、白血病等血液系统肿瘤的风险，在相关文献中发现乌司奴单抗应用于BD的治疗能够改善患者的症状，该患者在治疗上选择应用乌司奴单抗。

综上所述，临床上部分肠白塞病患者系统表现不典型，可出现与CD相似的肠道溃疡表现，导致鉴别诊断相当困难。在BD合并MDS、8号染色体三体异常的患者中，肠道损害较为常见，病情重且治疗困难。提示我们在BD患者出现一系或多系血细胞异常时，应及时进行骨髓细胞形态学、染色体以及FISH检查，有助于早期诊断MDS；而MDS患者出现肠道症状、口腔及外阴生殖器溃疡时，也要及时进行肠道以及BD相关检查，警惕BD合并MDS并＋8染色体异常的发生。

专家点评

该患者为老年男性，慢性病程，临床表现为反复口腔溃疡、外阴溃疡和肠道溃疡，疾病过程中出现腹泻、便血、发热、肠瘘和肛瘘等；同时患者有三系减低的血液系统表现的病史。因此，该患者主要是围绕肠道多发溃疡、腹泻、发热进行分析，同时需考虑三系减低血液系统情况是否可以一元论解释。结合病史首先需与克罗恩病进行鉴别。克罗恩病主要表现为肠壁增厚，纵向溃疡、节段性分布、增生性病变等，病理可见非干酪样肉芽肿，本患者诊断依据不足，镜下溃疡形态不支持。其次，需除外感染性肠炎，该患者病程长，且筛查感染指标均未见异常，暂不考虑。此外，还需排除系统性红斑狼疮、淋巴瘤等疾病。患者肠道病理提示血管炎，结合白塞病诊断标准，患者肠白塞病诊断成立。如果能如完善上中消化道及相关血管等检查，对了解把握整体病情更加有益。

BD和MDS尽管是两种不同的疾病，但相关研究均显示两者之间可能存在一定的联系，尤其是＋8号染色体三体与肠BD、MDS之间存在关联，MDS合并BD患者出现＋8染色体异常的比例明显高于单纯的MDS或BD患者。然而，二者之间的原发、继发及伴发关系目前尚不明确，BD可以在MDS之前、之后或同时发生。该患者经外周血及骨髓检测证实存在伴＋8染色体异常的MDS。

治疗上，需要兼顾BD和MDS的治疗。针对BD可以根据病情选择氨基水杨酸制剂、糖皮质激素联合免疫抑制剂或应用抗肿瘤坏死因子单克隆抗体。我国诊断和共识意见也对IL-12/23拮抗剂等其他生物制剂做了相关推荐，但数据有限，该患者有肠瘘、肛瘘，结合患者营养状况，肠内营养是特别需要关注的治疗；常用于治疗MDS的药物有阿糖胞苷、地西他滨等。关于治疗上的侧重性，与BD相关治疗相比，针对MDS的治疗获益可能会更大，骨髓移植可能是最有效的治疗方法，对于该患者需要进行后续的密切随访评估病情，根据病情制定进一步的治疗方案。综上，对于BD合并了血细胞异常或者MDS出现了口腔、外阴溃疡及肠道溃疡、发热等情况时均需提高警惕。

河北医科大学第二医院　张晓岚

参考文献

[1] Lee CR, Kim WH, Cho YS, et al. Colonoscopic findings in intestinal Behçet's disease[J]. Inflamm Bowel Dis, 2001, 7(3): 243-249.

[2] Wu QJ, Zhang FC, Zhang X. Adamantiades Behcet's disease complicated gastroenteropathy[J]. World J Gastroenterol, 2012, 18(7): 609-615.

[3] Toyonaga T, Nakase H, Mastuura M, et al. Refractoriness of intesetinal Behçet's disease with myelodysplastic syndrome involving trisomy 8 to medical therapies-our case experience and review of the literature[J]. Digestion, 2013, 88(44): 217-221.

[4] Kawano S, Hiraoka S, Okada H, et al. Clinical features of intestinal Behçet's disease associated with myelodysplastic syndrome and trisomy 8[J]. Acta Med Okayama, 2015, 69(6): 365-369.

[5] Ahn JK, Cha HS, Koh EM, et al. Behçet's disease associated with bone marrow failure in Korean patients: clinical characteristics and the association of intestinal ulceration and trisomy 8[J]. Rheumatology (Oxford), 2008, 47: 1228-1230.

[6] Yamato k. Successful cord blood stem cell transplantation for myolodysplastic syndrome with l Behçet disease[J]. Int J Hematol, 2003, 771: 82-85.

Case 42

以便秘腹泻交替为主要表现的转甲状腺素蛋白淀粉样变性一例

／王杰炜　陈春晓　沈哲　浙江大学医学院附属第一医院／

病　史

患者，女性，66岁，农民，因"反复便秘腹泻交替伴消瘦1年余"，于2021年入住浙江大学医学院附属第一医院。1年余前，患者无明显诱因下出现排便习惯改变，表现为无便意、排便费力，开塞露辅助下偶有黄烂便，持续1～2周后自发腹泻，日解黄稀便10～20次、白天明显，持续2～3周后再发便秘，如此便秘腹泻交替，无其他不适。2022年4月，外院胃镜示"非萎缩性胃炎、食管乳头状瘤钳除术"，病理示"慢性萎缩性胃炎、重度活动性炎、Hp（＋）"，肠镜及小肠CTE未见异常，胰腺增强MR示"胰腺体尾部两枚小囊性灶，考虑IPMN"，Hp根除期间腹泻次数稍减少，停药后症状再发。起病以来，神情，精神可，胃纳如常，小便无殊，大便如上述，体重减轻20kg余。

▶ 既往史

患者既往有高血压3年，服用氯沙坦1片/d，血压控制可；右臂骨折手术史；花粉过敏、表现为咳嗽。已婚已育，儿子体健。父亲死因不详，母亲因心脏病、尿毒症去世，有兄弟姐妹6人，其中1姐有下肢无力、1哥1弟有心脏病、1弟1妹有老年痴呆，具体均不详。

▶ 入院查体

消瘦貌，未见明显皮疹淤斑，腹膨软，无明显压痛反跳痛，未触及明显包块，肠鸣音3～4次/min。

▶ 辅助检查

血常规：WBC $3.69×10^9$/L，N 36.8%，RBC $3.45×10^{12}$/L，Hb 108g/L，PLT $102×10^9$/L。生化：ALB 35.7g/L，总蛋白56g/L，极低密度脂蛋白0.12mmol/L。

免疫：IgM 29mg/dL，补体C3 60.4mg/dL，ANA、ANCA、AECA、APS、ASO＋RF＋CCP＋IgG4 阴性。

感染：CMV抗原阳性，CMV IgG阳性，EB IgG阳性，大便常规＋OB＋虫卵、钙卫蛋白、粪涂片无异常，粪培养、沙门志贺菌、艰难梭菌毒素、血CMV-DNA＋EBV-DNA、常规四项、PPD试验、T-SPOT阴性。

内分泌：糖化Hb、甲状腺功能、垂体功能正常范围；肿瘤：肿瘤标志物、免疫固定电泳（血＋尿）、轻链（血＋尿）正常范围。

其他：pro-BNP 544pg/mL，凝血功能＋D-二聚体、心肌酶谱＋TNI正常范围。

心电图（见图 42-1）：窦性心律，ST段改变，QTc延长，电轴左偏，前间壁异常Q波。

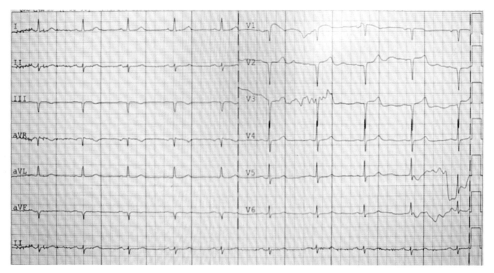

图 42-1　心电图

肺HRCT：右肺上叶水平裂旁结节，增殖灶倾向，右肺中叶少许纤维灶，附见右侧第4前肋骨折伴骨痂形成，右侧第6前肋骨质欠规整，心脏增大，心包少量积液，胸壁软组织水肿。

腹部增强CT：脾脏小脉管瘤考虑，格林森鞘稍水肿，两肾多发小囊肿，盆腔少量积液，附见皮下水肿。

MRCP：胆总管稍增宽。

重阅小肠CTE：未见明显异常。附见：主动脉、两侧髂动脉及分支多发钙化/非钙化斑，右髂总动脉局部瘤样扩张，胆囊腺肌症可能，左肾囊肿，脾小脉管瘤考虑。

▶ **内镜**

胃镜（见图 42-2）：慢性非萎缩性胃炎。

病理：（十二指肠降部）黏膜轻度炎，（胃窦小弯）黏膜慢性轻度炎，Hp（－）。

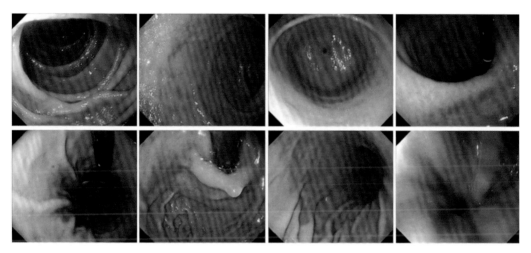

图 42-2　胃镜

肠镜（见图 42-3）：直肠炎（距肛门 4cm 以下点片状充血）。

病理：（回肠末端、升结肠、横结肠、降结肠、乙状结肠、直肠）黏膜轻度炎，间质少量淋巴细胞浸润，未见明确淀粉样沉积物，CD3 散在＋，CD8 散在＋，CD7 散在＋，CD45RO 散在＋，刚果红－。

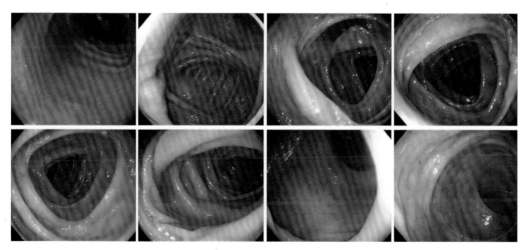

图 42-3　肠镜

胶囊内镜：所见小肠黏膜大致正常。

诊断和鉴别诊断

患者老年女性，高血压病史，慢性起病，以腹泻便秘交替和明显消瘦为主要临床表现，但辅助检查未见明显恶病质表现，仅有轻度贫血、轻度低蛋白，且胃肠道黏膜未见明显异常，此外似乎还有不严重心脏异常（proBNP稍高、心脏增大、少量积液、心电异常）。

鉴于患者便秘腹泻交替的特点突出，拟从此入手进行鉴别诊断。

常出现便秘腹泻交替症状的疾病如下。

1.器质性疾病：①炎性疾病，如结核、IBD；②代谢性疾病，如桥本甲状腺炎、垂体功能不全；③神经肌肉性疾病，如糖尿病性自主神经病变、淀粉样变性、系统性硬化、MNGIE；④肿瘤性疾病。

2.功能性疾病：肠易激综合征。

3.外因影响：饮食、药物。

前期检查结果已基本排除结核、代谢性因素、肿瘤性因素、饮食药物因素；患者没有糖尿病、系统性硬化临床表现。此外，全消化道黏膜未见明显淀粉样变性特征性黏膜改变、多点活检病理刚果红染色阴性，故常见淀粉样变性依据也不足，但尚需排除线粒体神经胃肠型脑肌病（mitochondrial neurogastrointestinal encephalopathy，MNGIE）可能；如明确排除器质性疾病，肠易激综合征亦有可能。

诊疗经过

MNGIE又称多发性神经病伴眼肌麻痹、白质脑病、假性肠梗阻。常见症状：胃肠动力障碍；眼睑下垂和（或）眼外肌麻痹；周围神经病变；肌肉活检发现破碎红边纤维。患者有胃肠动力障碍，但尚需进一步检查排除有无其他肌病表现。

完善上下肢周围神经病肌电图（见图42-4），发现：上下肢部分周围神经损害，感觉纤维损害为主。MCV：左侧腓神经运动波幅降低，右侧尺神经跨肘段MCV轻度减慢。SCV：双侧正中、尺、腓肠神经及左侧腓浅神经感觉波幅不同程度降低，左侧正中神经SCV轻度减慢。说明患者存在周围神经病变。

SNC

神经 / 部位	Rec. Site	Onset Lat	Peak Lat	NP Amp	PP Amp	段	Distance	Velocity
		ms	ms	μV	μV		mm	m/s
R 正中神经 - Digit III (Antidromic)								
Wrist	Dig III	3.49	4.01	5.3	9.0	Wrist - Dig III	155	44
L 正中神经 - Digit III (Antidromic)								
Wrist	Dig III	4.22	4.69	3.5	5.5	Wrist - Dig III	160	38
R 尺神经 - Digit V (Antidromic)								
Wrist	Dig V	2.29	2.86	5.5	9.1	Wrist - Dig V	120	52
L 尺神经 - Digit V (Antidromic)								
Wrist	Dig V	2.50	3.07	4.8	10.3	Wrist - Dig V	125	50
R 腓肠 - Ankle (Calf)								
Calf	Ankle	1.77	2.45	7.6	7.7	Calf - Ankle	95	54
L 腓肠 - Ankle (Calf)								
Calf	Ankle	1.77	2.29	4.3	7.1	Calf - Ankle	105	59
R 腓浅神经 - Ankle								
Lat leg	Ankle	1.72	2.40	11.4	12.3	Lat leg - Ankle	90	52
L 腓浅神经 - Ankle								
Lat leg	Ankle	1.98	2.40	5.0	6.9	Lat leg - Ankle	95	48

MNC

神经 / 部位	Latency	Duration	Amplitude	Area	段	Distance	Lat Diff	Velocity
	ms	ms	mV	mVms		mm	ms	m/s
R 正中神经 - APB								
Wrist	4.48	7.86	6.6	20.7	Wrist - Mid palm			
Elbow	8.23	7.86	6.3	22.2	APB - Wrist			
					Elbow - Wrist	205	3.75	55
L 正中神经 - APB								
Wrist	4.79	6.51	7.1	25.5	Wrist - Mid palm			
Elbow	8.91	6.61	6.9	24.7	APB - Wrist			
					Elbow - Wrist	220	4.11	53
R 尺神经 - ADM								
Wrist	2.81	7.92	6.8	28.5	Wrist - ADM	70		
B.Elbow	5.68	8.33	6.5	28.6	B.Elbow - Wrist	165	2.86	58
A.Elbow	8.02	8.54	5.8	27.3	A.Elbow - B.Elbow	108	2.34	46
Axilla	9.22	9.06	5.4	25.9	Axilla - A.Elbow	60	1.20	50
L 尺神经 - ADM								
Wrist	2.50	7.81	8.9	35.3	Wrist - ADM	70		

神经 / 部位	Latency	Duration	Amplitude	Area	段	Distance	Lat Diff	Velocity
	ms	ms	mV	mVms		mm	ms	m/s
B.Elbow	5.89	8.07	7.9	33.5	B.Elbow - Wrist	190	3.39	56
A.Elbow	7.86	8.13	5.7	25.8	A.Elbow - B.Elbow	90	1.98	45
Axilla	8.96	8.07	7.2	32.0	Axilla - A.Elbow	65	1.09	59
R 腓神经 - EDB								
Ankle	3.02	5.94	3.5	12.2	Ankle - EDB	80		
Fib head	9.17	6.09	3.1	10.9	Fib head - Ankle	288	6.15	47
Pop fossa	10.89	6.09	3.4	11.6	Pop fossa - Fib head	80	1.72	47
					Pop fossa - Ankle		7.86	
L 腓神经 - EDB								
Ankle	3.33	7.81	1.3	5.2	Ankle - EDB	80		
Fib head	9.69	7.86	0.9	3.9	Fib head - Ankle	310	6.35	49
Pop fossa	11.35	7.76	1.1	4.2	Pop fossa - Fib head	80	1.67	48
					Pop fossa - Ankle		8.02	
L 胫神经 - AH								
Ankle	3.44	5.00	9.9	19.2	Ankle - AH	80		
Pop fossa	11.72	5.47	7.5	16.7	Pop fossa - Ankle	355	8.28	43
R 胫神经 - AH								
Ankle	3.80	5.16	6.9	17.1	Ankle - AH	80		
Pop fossa	12.24	5.63	5.1	15.1	Pop fossa - Ankle	360	8.44	42

F Wave

神经	F Lat ms	M Lat ms	最小F反应时间 ms	最大F反应时间 ms	平均F反应时间 ms	最小M反应时间 ms	最大M反应时间 ms	平均M反应时间 ms	最小M波幅 mV	最大M波幅 mV	平均M波幅 mV	%F %
R 正中神经 - APB	25.2	4.9	25.2	28.6	26.4	4.1	8.2	4.9	5.75	6.61	6.27	100
R 尺神经 - ADM	25.6	2.8	27.3	30.3	29.0	2.7	2.9	2.8	6.23	6.84	6.57	87.5
L 胫神经 - AH	39.9	3.5	44.2	51.0	48.8	3.5	3.5	3.5	9.85	10.16	9.99	90.9
R 胫神经 - AH	27.7	4.4	46.0	51.7	49.6	3.8	4.5	4.4	5.41	6.94	5.64	100
L 正中神经 - APB	21.6	5.3	24.8	36.0	28.6	4.7	8.9	5.3	6.71	7.12	6.95	80
L 尺神经 - ADM	26.2	2.4	26.2	29.4	27.8	2.3	2.5	2.4	8.79	8.98	8.86	88.9

图 42-4　上下肢周围神经病肌电图

患者无眼睑下垂、眼外肌麻痹，仅有胃肠动力障碍和周围神经病变，根据2002年Bernier诊断标准或2006年Morava线粒体肌病评分系统，尚不能达到可能诊断标准。

考虑到MNGIE可有心脏受累，患者心脏增大、心包少量积液、心电异常、proBNP稍高需进一步排除有无心脏受累可能。完善组织声向超声心动图（见图42-5）示：左心室增大、左室心肌增厚伴回声改变。心脏淀粉样变性首先考虑，二尖瓣、三尖瓣瓣体增厚伴少量反流，左室舒张功能减低Ⅰ级，左室纵向应变减低（呈心尖保留型），少量心包积液。在超声心动图中患者心肌呈颗粒样、闪烁样外观。上述结果高度提示患者有心脏淀粉样变性可能，而非MNGIE。

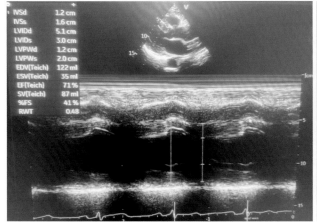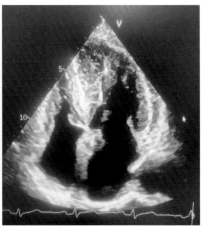

图 42-5　超声心动图

进一步心脏增强MR：左室壁心肌增厚伴明显延迟强化，左心房扩大，左室舒张功能减弱，心包及两侧胸腔少量积液。急性心肌梗塞灶显像（见图42-6）：心肌可见弥漫性显像剂明显摄取，其摄取程度高于肋骨（Grade 3），H/CL=1.82，结合病史，提示ATTR型心肌淀粉样变性可能。

患者ATTR高度可疑，遂行基因检测，发现TTR基因有1个突变：c.349G＞T p.Ala117Ser，为错意突变，常染色体显性遗传，genomAD数据库频率0.000007（见图42-7）。

患者最终诊断：转甲状腺素蛋白淀粉样变性transthyretin amyloidosis（ATTR）。

转归：因经济原因拒绝氯苯唑酸治疗，自动出院。

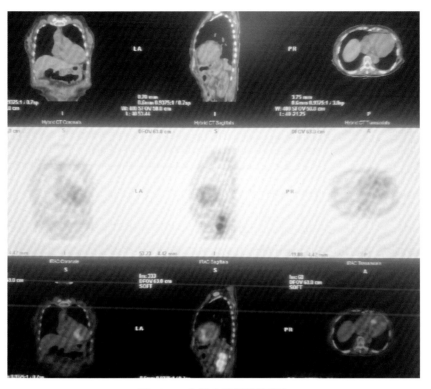

图 42-6　急性心肌梗死灶显像

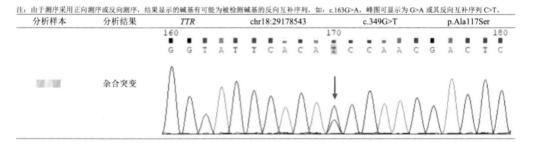

注：由于测序采用正向测序或反向测序，结果显示的碱基有可能为被检测碱基的反向互补序列，如：c.163G>A，峰图可显示为 G>A 或其反向互补序列 C>T。

图 42-7　基因检测

总结和思考

ATTR 是成人发病的罕见系统性疾病，欧洲年发病率 0.003/10000 例，全球患者约 10186 人。

TTR 基因位于 18q12.1，4 个外显子，已知 130 ＋个点突变，其蛋白为四聚体结构，肝脏（主要）和脉络丛上皮表达、分泌，转运甲状腺素和视黄醇结合蛋白-维生素 A 复合物的生理蛋白。

ATTR分类：野生型（ATTRwt），突变型（ATTRv，常染色体显性遗传，*Val30Met*、*Val122lIle* 最常见）。

ATTR症状取决于淀粉样沉积物的类型、沉积部位和沉积量。根据症状又可分为ATTR-CM（心肌病型）和ATTR-PN（多发神经病型）。

1. ATTR-CM：呈浸润性心肌病变，系统性、渐进性、致命性，多在确诊4年内发生心衰、死亡。主要临床表现为心衰、心律失常、体位性低血压、心源性栓塞、主动脉瓣狭窄。

（1）警示征：①65岁及以上射血分数≥40%的心力衰竭，左心室无扩大且左心室肥厚原因不明；②心电图无QRS高电压表现；③肌钙蛋白持续低水平升高；④老年人低压差、低流速的主动脉瓣狭窄，特别是合并右心室肥厚；⑤低血压（特别是体位性低血压）不耐受血管紧张素系统抑制剂和（或）β受体阻滞剂；⑥多发周围神经病变，特别是伴有自主神经功能异常（不明原因腹泻及便秘、体位性低血压，尿潴留、尿失禁等）；⑦家族性周围神经病变；⑧老年人双侧腕管综合征和（或）腰椎管狭窄；⑨反复双眼白内障。

（2）特征性影像改变：①心电图提示QRS波低电压及Q波或T波的假性梗死征象；②超声心动图提示双房增大、心室壁增厚（左右室壁均可）而心室腔无扩大、心肌内颗粒样强回声、房室瓣增厚、房间隔增厚、少量心包积液，以及限制性舒张功能异常等，这些征象不具有特异性，但如同时出现多个征象，要考虑CA可能；③心脏磁共振提示典型的"淀粉样LGE模式"是广泛的心内膜下LGE（钆延迟增强），不符合冠状动脉供血的区域分布，也表现为弥漫性透壁或者心肌内片状LGE；④放射性核素骨闪烁扫描提示 $^{99}Tc^m$-焦磷酸盐（PYP）诊断ATTR-CA具有较高的特异性和敏感性，心肌摄取 2～3 级考虑ATTR-CA可能，2级是指心肌摄取等于肋骨摄取，3级是指大于肋骨摄取，伴有肋骨摄取明显减低/肋骨无摄取。

2. ATTR-PN：根据发病年龄分早发型、晚发型（50岁以后），平均生存时间 6～12 年。受累部位包括周围神经、中枢神经和其他系统。

（1）周围神经受累：①自主神经病：体位性低血压、排便障碍（便秘腹泻交替）、排尿障碍（尿失禁和尿潴留）、排汗障碍（唾液腺汗腺）、性功能障碍；②感觉运动神经病：首发下肢、自远向近端的疼痛/感觉异常、继而运动功能受损、肌无力（慢性长度依赖性感觉运动神经病）；椎管狭窄、双侧腕管综合征。

（2）中枢神经系统损害：脑出血、脑梗死、癫痫、痴呆、局灶性神经功能缺损。

（3）其他系统损害：①心脏。②眼，如白内障、玻璃体混浊、青光眼、角膜炎；③肾：鲜有受累；④其他，如舌体肥大、阵发性干咳等。

值得注意的是，ATTR 是一种影响感觉运动和自主神经功能以及心脏和胃肠道的全身性疾病。因而胃肠道症状较为常见（63%），部分病例早于 ATTR-PN 发病前出现。腹泻、消瘦、恶心、便秘是最常见症状。此外，也可有早饱、恶心和呕吐，吞咽困难、烧心和呃逆等上消化道症状，便秘、腹泻、便秘腹泻交替、大便失禁等下消化道症状，其他消化道症状包括消瘦、脂肪和胆汁酸吸收不良、胃潴留、小肠细菌过度生长等。此外，ATTR 肝移植后也可有腹痛、腹胀症状。

已有研究发现，通过 24 小时小肠动力检查，与对照组患者相比，遗传性转甲状腺素蛋白淀粉样变性患者在白天时会出现更多的移行性复合运动 III 相（这可能是迷走神经去神经支配的特征），且小肠的收缩幅度更低。这也解释了本患者腹泻白天较夜间明显。

ATTR 患者的胃肠道症状与基因型相关：*Val30Met* 未经治者均有胃肠道症状；*L111M*、*V122I* 突变者鲜有胃肠道症状（10%～27%）；54% 的 *Glu89Gln* 突变者有至少一种胃肠道症状；*Gly47Glu* 突变者只有胃肠道症状（侵袭性突变，发病早，进展快）

ATTR 患者胃肠道症状机制尚未完全阐明，认为可能与自主神经病变引起的胃肠道运动障碍、Cajal 的肠内分泌细胞和间质细胞数量减少、肠道内局部淀粉样蛋白沉积，伴随的蛋白质毒性作用和血管变化、SIBO 和胆汁酸吸收不良、肠黏膜中性粒细胞浸润等有关。

回顾性研究发现：在大多数 ATTR 病例中，内镜和病理检查未能证实。猜测原因可能是：ATTR 蛋白很少沉积在黏膜中，多在黏膜下沉积，因此当活检标本不包括黏膜下层时，ATTR 采样误差风险大。这也能解释本例患者胃、结肠多点活检染色均阴性。

目前 ATTR 的治疗包括对症及对因治疗。对症即心衰、心律失常、腹泻等常规处理。对因治疗包括稳定 TTR 药物（氯苯唑酸是唯一有证据显示可改善预后的药物、AG10）、抑制 TTR 合成、移植（肝移植、肝-心脏联合移植）、抑制 TTR 基因表达药物。

本例患者*TTR*基因杂合突变，结合其母亲心脏病、1姐有下肢无力、1哥1弟有心脏病、1弟1妹有老年痴呆，需怀疑家族遗传可能，建议家系基因筛查，但很遗憾患者及其家属鉴于经济问题拒绝进一步筛查诊治。

专家点评

便秘腹泻交替是消化科临床非常常见的症状，大多数在内镜、影像、实验室检查没有阳性发现时，会被归类于功能性胃肠病，但该病例的诊疗团队没有止步于常见病因的筛查，而是对其少见病因也进行关注，先从外周神经病变着手，再根据超声心动图、心脏磁共振的表现，抽丝剥茧，最终通过基因检测，确诊患者为基因突变所致的罕见病。

该病例的诊疗过程说明，临床医生思维不能仅仅局限于常见检查结果正常，对所谓功能性的胃肠道症状，尤其是反复出现的症状，应拓宽思路，寻找系统性病因；同时，对于检查中发现的一些轻微异常，也需要有足够的职业敏感性，进行追踪和思考，并具备较宽的临床知识面，了解先进的检测手段，才能最终找到这些常见症状的罕见病因。

南京大学医学院附属鼓楼医院　张晓琦